U0212310

胆道肿瘤临床诊疗聚焦

吴孟超

胆道肿瘤临床诊疗聚焦

Clinical Diagnosis and Treatment of Biliary Tumors in Focus

主　审　吴孟超　张柏和

主　编　姜小清　李　斌

副主编　刘　辰　罗祥基　易　滨

编　者　（以姓氏汉语拼音为序）

海军军医大学胆道恶性肿瘤专病诊治中心/海军军医大学第三附属医院（上海东方肝胆外科医院）胆道肿瘤诊疗中心

敖建阳　程庆保　储开健　丁卫萍　冯飞灵　高庆祥
胡舒阳　黄　耀　姜小清　李　斌　李之帅　李志臻
刘　辰　罗祥基　马文聪　马兴涛　邱智泉　沈　洋
王敬晗　吴　越　吴小兵　吴英俊　伍　睿　徐　畅
杨晓宇　易　滨　于　勇　袁　磊　仲冬梅

海军军医大学第一附属医院（上海长海医院）　朱　焱

图片手绘　吴小兵

病理图片校订　朱　焱

人民卫生出版社
·北京·

图书在版编目（CIP）数据

胆道肿瘤临床诊疗聚焦/姜小清,李斌主编. —北京:人民卫生出版社,2021.4

ISBN 978-7-117-31418-3

Ⅰ. ①胆… Ⅱ. ①姜…②李… Ⅲ. ①胆肿瘤－诊疗

Ⅳ. ①R735.8

中国版本图书馆 CIP 数据核字（2021）第 054680 号

人卫智网	www.ipmph.com	医学教育、学术、考试、健康,
		购书智慧智能综合服务平台
人卫官网	www.pmph.com	人卫官方资讯发布平台

胆道肿瘤临床诊疗聚焦

Dandao Zhongliu Linchuang Zhenliao Jujiao

主　　编：姜小清　李　斌
出版发行：人民卫生出版社（中继线 010-59780011）
地　　址：北京市朝阳区潘家园南里 19 号
邮　　编：100021
E - mail：pmph @ pmph.com
购书热线：010-59787592　010-59787584　010-65264830
印　　刷：北京汇林印务有限公司
经　　销：新华书店
开　　本：787 × 1092　1/16　印张：12
字　　数：292 千字
版　　次：2021 年 4 月第 1 版
印　　次：2021 年 4 月第 1 次印刷
标准书号：ISBN 978-7-117-31418-3
定　　价：188.00 元

打击盗版举报电话：010-59787491　E-mail：WQ @ pmph.com
质量问题联系电话：010-59787234　E-mail：zhiliang @ pmph.com

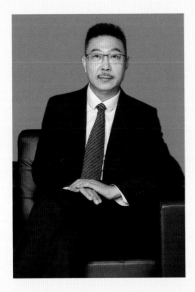

姜小清，海军军医大学第三附属医院（上海东方肝胆外科医院）胆道一科 / 海军军医大学胆道恶性肿瘤专病诊治中心主任，主任医师、教授，外科学博士，海军军医大学博士研究生导师。

从医 30 余年，擅长肝癌、肝门部胆管癌、胆囊癌、肝内胆管癌、壶腹周围癌、肝癌伴胆管癌栓等肝胆恶性肿瘤的外科治疗，提出了计划性肝切除在肝胆外科疾病中的应用、第四肝门、改良胰肠端 - 侧 Jiang 式吻合等新理念；截至 2018 年已完成 300 余例肝移植手术。

在肝胆外科诸多领域作出了探索，临床经验丰富，开展了胆道肿瘤的多学科联合诊治，并身体力行地推动了计划性肝切除、肝胆恶性肿瘤的腹腔热灌注化疗、胆道肿瘤精准医疗等新技术、新理念在肝胆外科领域的应用。

牵头制定了中国抗癌协会《肝门部胆管癌规范化诊治专家共识（2015）》《胆囊癌规范化诊治专家共识（2016）》和《远端胆管癌规范化诊治专家共识（2017）》等。

截至 2019 年，获得军队科学技术进步奖二等奖 1 项，上海市科技进步奖三等奖 1 项，承担科技部国家科技重大专项的子课题 1 项；主持国家自然科学基金面上项目 3 项，"科技创新行动计划"项目 1 项，原上海市卫生局局级科研重点项目 1 项，军队"十二五"重大军事医学项目的子课题 1 项，获得各类基金资助 1 000 余万元。获得上海市科学技术委员会优秀学术带头人、2016—2018 大国医匠及第三届"国之名医·卓越贡献"称号。

近年来，作为通讯（共同通讯）作者于 *Gut*、*Hepatology* 等期刊发表 SCI 论文、论著近 100 篇，累计影响因子大于 100 分；主译、参编学术专著多部。

主要学术任职：中国抗癌协会胆道肿瘤专业委员会第一、二届主任委员；国家卫生健康委能力建设和继续教育外科学专业委员会委员；中国医药生物技术协会精准医疗分会常务委员；中华预防医学会肝胆胰疾病预防与控制专业委员会常务委员；国际肝胆胰协会中国分会微创介入专业委员会常务委员；中国临床决策辅助系统计划性肝切除专家委员会主任委员；上海市抗癌协会胆道肿瘤专业委员会主任委员；上海市抗癌协会肝胆肿瘤综合治疗专业委员会副主任委员；上海市医学会肿瘤专科分会委员；*Hepatoma Research*、《中华肝胆外科杂志》《中国普外基础与临床杂志》等专业期刊编委。

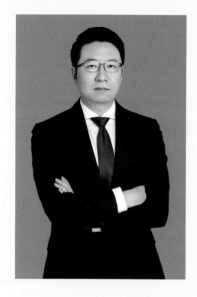

李斌，海军军医大学第三附属医院（上海东方肝胆外科医院）胆道一科／海军军医大学胆道恶性肿瘤专病诊治中心副主任医师、副教授，外科学博士，生物学博士后，海军军医大学硕士研究生导师。

从事临床外科医疗工作 21 年，长期致力于肝胆肿瘤及肝胆系统癌前病变的规范化诊疗工作，并在计划性肝切除、胆道肿瘤外科规范化诊疗、胆道癌前病变、先天性胆管囊状扩张症的外科治疗策略等方面具有较丰富的临床经验。

作为主要参与及执笔人，分别完成中国抗癌协会《肝门部胆管癌规范化诊治专家共识（2015）》《胆囊癌规范化诊治专家共识（2016）》和《远端胆管癌规范化诊治专家共识（2017）》的制订、撰写等工作。

科研工作长期聚焦肝胆肿瘤表观遗传学、肝再生等临床及基础研究等方向，以第一作者／通讯作者发表 SCI 及中文核心期刊论文 30 余篇；申报国家发明专利 2 项，获得国家实用新型专利授权 1 项。

作为副主译翻译《肝门部和肝内胆管癌的综合治疗》；参编《癌症进化发育学》。

主持国家自然科学基金面上项目及上海市科学技术委员会科技创新行动计划、医学引导类科技支撑等科研项目。

学术任职：中国抗癌协会青年理事；中国抗癌协会胆道肿瘤专业委员会常务委员；中国研究型医院学会数字医学临床外科专业委员会数字化肝门部胆管癌学组委员；中国临床决策辅助系统计划性肝切除专家委员会委员；上海市医师协会外科医师分会胆道学组委员；上海市抗癌协会胆道肿瘤专业委员会委员等。此外，还担任《中华肝胆外科杂志》编委会（第六届）、《中国普外基础与临床杂志》编委会（第六届）、《中华肝脏外科杂志（电子版）》编委会（第一届）等专业期刊通讯编辑委员或青年编辑委员。

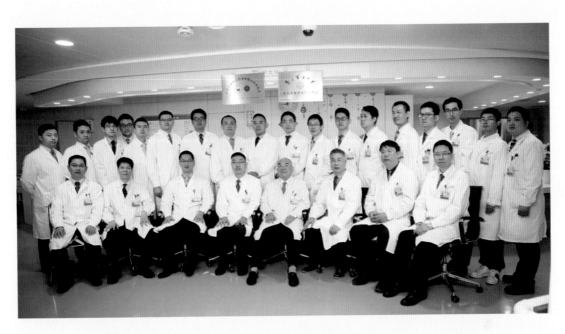

海军军医大学胆道恶性肿瘤专病诊治中心外科团队

前排左起：储开健　阙　彤　易　滨　姜小清　张柏和　罗祥基　刘　辰　李　斌
后排左起：袁　磊　邱智泉　粟玉龙　高庆祥　杨新伟　吴　越　黄　耀　程庆保
　　　　　吴小兵　徐　畅　于　勇　李志臻　冯飞灵　李之帅　吴英俊　伍　睿
　　　　　胡舒阳　沈　洋

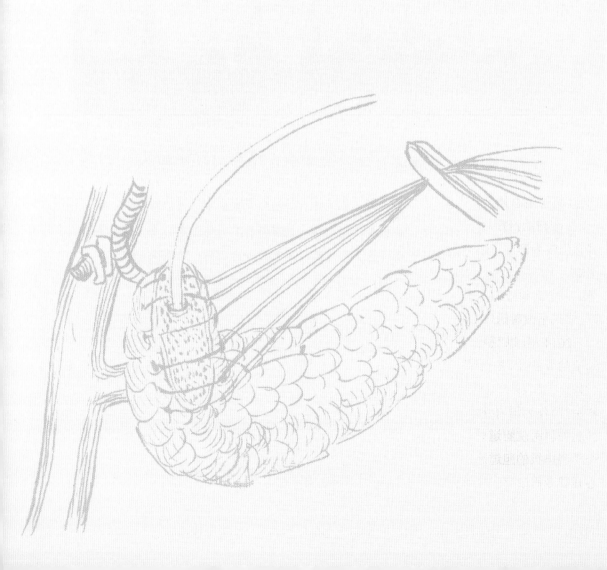

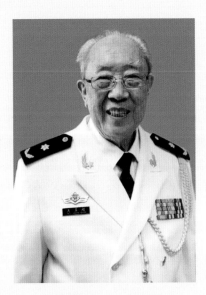

吴孟超　院士

　　胆道恶性肿瘤是严重威胁人类健康的疾病。胆囊癌患者的五年生存率长期徘徊于 5%～10%，胆管癌总体五年生存率亦难以突破 40%。胆道肿瘤早期诊断困难，有效治疗手段单一，传统辅助治疗总体有效率远未理想，临床上胆道恶性肿瘤及其癌前病变的规范化诊疗理念仍较为薄弱，是胆道恶性肿瘤患者总体治疗效果不良的主要原因。此外，目前国内普遍缺乏胆道肿瘤专科医师和学科团队，基层医疗单位的胆道肿瘤规范化诊疗能力参差不齐，势必又会对诊疗质量造成不利影响。因此，专科化临床研究的开展和规范化诊疗体系的推广，有助于改善国内胆道肿瘤的临床整体诊疗现状。

　　2014 年，以"整合学校各种资源，使临床科室进一步聚焦疾病诊治方向，不断提高疾病诊治的专业性、规范性，催生培育新的学科增长点"为目的，第二军医大学（现海军军医大学）启动了"校级专病诊治中心"建设工作。海军军医大学第三附属医院（上海东方肝胆外科医院）作为国内外规模最大的肝胆临床医疗、科研中心，患者资源较为丰富。由上海东方肝胆外科医院胆道外科联合内镜科、介入科、放疗科及病理诊断、实验诊断、影像诊断等多个学科申报的胆道恶性肿瘤专病诊治中心，获批成为海军军医大学首批专病诊治中心。中心开展专病治疗床位逾 200 张，年诊疗专科病例逾 2 000 例，已成为国内外规模最大的胆道肿瘤治疗中心及医师培训基地，为国内外医疗单位培养逾300名胆道专科医师。中心在姜小清教授带领下，聚焦胆道肿瘤规范化诊疗体系的建立和新技术应用，在多年来的工作基础上陆续开展了胆道肿瘤及胆道癌前病变规范化治疗体系的建立，进展期胆道恶性肿瘤的精准医疗、消融治疗、光动力治疗、精准放疗、腹腔热灌注治疗，以及肝胆系统肿瘤病理生物学诊断技术、胆道肿瘤早期诊断技术等临床探索性研究和实践工作。

《胆道肿瘤临床诊疗聚焦》由姜小清教授带领团队编写。编者结合近年来国内外研究进展和团队的阶段性临床实践结果，分别对胆道肿瘤的病理组织学分类、流行病学特点、发病机制、通用性治疗方案的原则以及胆道肿瘤癌前病变和恶性肿瘤的诊疗等内容，进行了要点的梳理、系统阐述。本书紧扣胆道肿瘤系统化治疗理念，条理清晰，着重展现了依据疾病特点、规范化治疗原则和患者整体情况制订个体化治疗方案的循证医学证据和价值。此外，本书中的"计划性肝切除"外科体系化方案等内容特色鲜明，具有较好的临床参考性、实用性。因此，我高兴地向胆道专科医师推荐这部专著。

2020年3月于上海

前　言

　　胆道上接肝脏、下连胰腺和肠道，具有特殊的胚胎发育和解剖学特点。胆道疾病随着病程的迁延，往往因黄疸、感染、营养不良等引发肝肾功能不全以及循环、呼吸、免疫等系统功能失衡，增加了病情的复杂性及治疗的难度。胆道肿瘤的临床诊疗涉及外科、内镜、介入、放疗、影像等多个学科，而外科治疗又多需涉及肝脏、胆道、胰腺、肠道等脏器的联合处理，因此是消化系统肿瘤临床诊治的难点领域，治疗胆道肿瘤需要建立整体化的临床思维和诊疗体系。

　　2014年，我们以胆道外科为核心、多学科联合申报成立的胆道恶性肿瘤专病诊治中心，获批成为第二军医大学（现海军军医大学）首批专病中心之一。专病中心成立后，在吴孟超院士及海军军医大学第三附属医院（上海东方肝胆外科医院）各级领导的大力支持下，我们团队依据专科疾病特点和中心学科发展特色不断实践，逐步建立、形成了系统性的胆道肿瘤诊治思维和临床路径。胆道肿瘤的规范化诊疗，以及如何将胆道肿瘤诊疗这一复杂临床问题进行简单有效的处理，始终贯穿于我们的临床诊治理念中，也是本书力图展现的核心内容和主旨。

　　作为一本目标读者群体为肝胆专科医师、研究生的临床专科参考书，本书并不追求涵盖胆道肿瘤领域的各个方面，阐述的重点着眼于外科临床诊疗的原则及关键技术体系的要点问题，以突出内容的实用性。对涉及的临床焦点争议问题，我们尝试对国内外相关临床研究的动态报道进行客观分析，并力求体现我们团队的实践经验、思考及观点，以供读者参考。我们亦希望通过必要的文献梳理，帮助读者了解近年来胆道肿瘤临床诊治理念及技术体系的发展脉络和循证医学依据。希冀本书的内容能够满足专科领域多层次医师的需求。

　　胆道肿瘤临床诊疗的复杂性，决定了多学科协同诊疗的必要性。相关学科诊疗理念和技术的发展也为构建胆道肿瘤综合治疗体系贡献了重要的力量。在本书出版之际，编者团队感谢海军军医大学胆道恶性肿瘤专病诊治中心的多学科团队，是他们多年来的支持、保障和辛勤付出，给予了我们外科团队勇于实践的信心。海军军医大学胆道恶性肿瘤专病诊治中心多学科团队包括：杨业发教授带领的胆道及血管介入治疗团队，胡冰教授带领的胆道内镜治疗团队，孟岩教授带领的放射治疗团队，以及分别由丛文铭教授、高春芳教授、郭佳教授、程红岩教授和贾宁阳教授带领的病理、实验室、超声影像和放射影像团队。

　　向多年来就诊于上海东方肝胆外科医院的患者，表达我们的尊重和感谢！是广大患者的信任，使我们得以拥有大量的、宝贵的临床实践机会。

　　学术求索之道，贵在实践、总结、交流、学习。唯有集思广益，方能取长补短。多年来我们团队得到了吴孟超院士、刘允怡院士、陈孝平院士、王学浩院士、王红阳院士、Henri Bismuth 教授、Masato Nagino 教授等众多国内外前辈及同道的悉心指教和帮助，书籍内容、观点如能继续得到师、友的批评指正，将是对我们工作的莫大鼓励和鞭策！

2020 年 3 月于上海

目　　录

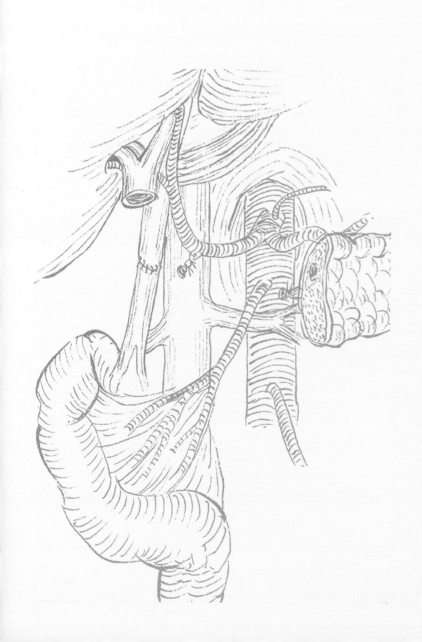

第一章

胆道肿瘤病理组织学分类、流行病学特点及发病机制

一、胆道肿瘤的病理组织学分类

胆道肿瘤是指原发于胆管系统的肿瘤，依据原发肿瘤起源的解剖部位不同，分为肝内、外胆道系统及胆囊良、恶性肿瘤。依据"2019 世界卫生组织（WHO）肿瘤分类及诊断标准系列"的分类标准，胆道肿瘤主要由良性上皮性肿瘤及癌前病变和恶性上皮性肿瘤构成（表 1-0-1），患者人群中以胆管腺癌或胆囊腺癌占主要比例[1, 2]。诸如腺瘤、囊腺瘤、乳头状瘤等胆囊或胆管系统良性肿瘤均有恶变倾向，2019 WHO 分类标准中已将其归于癌前病变。

表 1-0-1　世界卫生组织胆囊及胆管肿瘤组织学分类（2019）

	良性上皮性肿瘤及癌前病变	恶性上皮性肿瘤
肝内胆管系统[1]	胆管腺瘤	胆管癌（大胆管型；小胆管型）
	NOS 腺纤维瘤	未分化癌
	胆管上皮内瘤变（低级别；高级别）	肝细胞 - 胆管细胞型混合性肝癌
	导管内乳头状瘤伴低浸润性癌	神经内分泌型肿瘤（1 级、2 级、3 级）
	黏液囊性肿瘤伴上皮内瘤变（低级别；高级别）	神经内分泌癌（大细胞型；小细胞型）
	黏液囊性肿瘤伴浸润性癌	混合性神经内分泌 - 非神经内分泌瘤
胆囊及肝外胆管系统[2]	NOS 腺瘤	NOS 腺癌
	胆管上皮内瘤变（低级别；高级别）	肠型腺癌
	囊内乳头状瘤伴上皮内瘤变（低级别；高级别）	NOS 透明细胞腺癌
	囊内乳头状瘤伴浸润性癌	黏液囊性肿瘤伴侵袭性癌
	导管内乳头状瘤伴上皮内瘤变（低级别；高级别）	黏液腺癌
	导管内乳头状瘤伴浸润性癌	低黏合性癌
		囊内乳头状瘤伴侵袭性癌
		NOS 鳞状细胞癌
		NOS 未分化癌
		腺鳞癌
		胆管癌
		NOS 神经分泌肿瘤（1 级、2 级、3 级）
		NOS 神经分泌癌（大细胞性；小细胞性）
		混合性神经内分泌 - 非神经内分泌瘤

注：NOS: Not Otherwise Specified，非特指型。

胆管系统平滑肌瘤、颗粒细胞瘤、平滑肌肉瘤、横纹肌肉瘤、卡波西（Kaposi）肉瘤、恶性淋巴瘤等非上皮性肿瘤发病率较低。

二、胆道肿瘤流行病学特点

胆道恶性肿瘤是一类恶性程度高、预后较差的消化系统常见恶性肿瘤。肝内胆管癌是指肿瘤起源于肝内胆管上皮的恶性肿瘤，自美国癌症联合委员会（AJCC）癌症分期系统第7版起，对肝内胆管癌、混合性肝癌（包含肝细胞-胆管上皮细胞二者起源的恶性肿瘤）与肝细胞肝癌进行了明确的划分，肝内胆管癌、混合性肝癌均归为胆管癌的范畴；肝外胆道系统恶性肿瘤分为胆囊癌与肝外胆管癌，后者又分为肝门部胆管癌、远端胆管癌（胆总管中段及下段胆管癌）等类型。胆道恶性肿瘤发病率仅次于原发性肝癌，是肝胆系统第二大恶性肿瘤。胆囊癌约占胆道恶性肿瘤的70%以上。胆管癌中以肝门部胆管癌最多见，约占胆管癌的50%，远端胆管癌约占40%，而肝内胆管癌构成比少于10%[3, 4]。

世界范围内，东亚地区是胆管癌的相对高发区[4]。根据国家癌症中心发布的2017中国肿瘤登记年报数据，2014年全国339个肿瘤登记地区胆囊及肝外胆管癌新发病例11 238例，发病率为3.90/10万，占全部恶性肿瘤发病的1.36%；死亡8 370例，死亡率2.90/10万，中标死亡率女性为男性的1.05倍，城市为农村的1.38倍；年龄别发病率和死亡率在50岁之前处于较低水平，50岁以后显著上升，80岁及以上年龄组达到高峰；各年龄组发病率和死亡率城市均高于农村[5]。

三、胆道肿瘤"炎-癌转化"机制

目前对胆道恶性肿瘤确切的发病机制还存在诸多未知。随着对胆道恶性肿瘤发病机制研究的深入，胆道系统慢性炎症在胆道恶性肿瘤的发生中所发挥的关键性作用已得到重视。

炎症与肿瘤是人类的两大基本病理学现象。研究发现，炎症与肿瘤存在密切的联系，慢性炎性疾病与癌症的明确关系[6, 7]表明，"炎-癌转化"在恶性肿瘤发病机制中占据重要的地位[8-11]。流行病学的研究发现，病毒感染（乙肝病毒、丙肝病毒等慢性肝炎病毒）[12-21]、胆道结石[22-29]、寄生虫[30-35]、细菌感染（螺杆菌、沙门氏菌等）[36-51]、胆管先天性发育异常[52-62]、长期吸烟及环境毒物（黄曲霉素、石棉、二氧化钍、亚硝胺等）[63-65]等因素是胆道恶性肿瘤发病的危险因素。在上述危险因素中，慢性炎症始终贯穿于胆道恶性肿瘤的发生、发展、转归等环节。

机体在高血糖的慢性炎症状态下，会增加组织细胞恶性变的病理生理趋势，糖尿病与癌症发生的相关性已得到共识。糖尿病会导致发生肝内胆管癌的风险增加，应用降血糖药物二甲双胍能够显著降低糖尿病患者发生胆管癌的风险，对于其确切机制尚未有明确的结论。在乳腺癌、肺癌、胰腺癌和结直肠癌等多种人类癌症中存在肝脏激酶B1（*LKB1*）基因突变，*LKB1/AMPK/mTOR/S6K1*信号通路可能是抑制肿瘤发生的重要通路。在*LKB1*表达缺失的条件下，二甲双胍抑制肿瘤细胞生长的能力大为下降[66-69]。*LKB1*在胆管癌中也存在突变现象，这可能是二甲双胍能够保护糖尿病患者胆管癌发生风险降低的主要原因。编者团队的研究发现，*LKB1*在约12%的胆管癌组织中表达水平降低，而且*LKB1*的降低可明显促进肿瘤的转移和进展，但*LKB1*的表达异常是否与肿瘤的发生相关还需进一步探索[70]。编者团队进行的体外实验和体内实验均证实，降血糖药物苯乙双胍能诱导胆管癌细胞发生凋亡和自噬、抑制胆管癌细胞的增殖和生长。其机制与苯乙双胍部分激活 *LKB1*/5'*AMP*- 活化蛋白激酶信号通路有关，敲除 *LKB1* 基因后，苯乙双胍的上述生物学效应消失[71]。

　　胆道系统慢性炎症导致胆管上皮癌变，可能遵循以下途径：**胆管上皮细胞发生慢性炎症→机体免疫失衡状态→炎症介质释放紊乱→刺激胆管上皮细胞发生基因突变→胆管上皮细胞异常发育→胆道肿瘤发生**（图 1-0-1）。及时、有效地对胆道系统慢性炎症进行治疗干预，是避免其发展至胆道恶性肿瘤的有效手段。

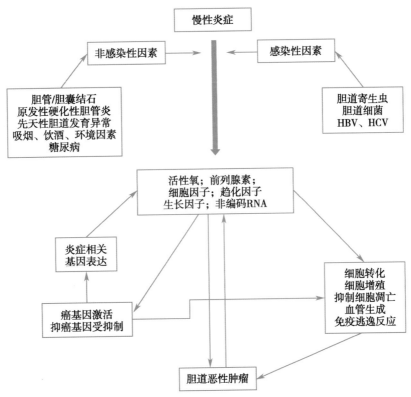

图 1-0-1　胆道恶性肿瘤"炎 - 癌转化"机制模式图

HBV. 乙型肝炎病毒；HCV. 丙型肝炎病毒。

四、胆道肿瘤相关术语

（一）胆道肿瘤及癌前病变的中英文名称

本书中涉及的胆囊肿瘤及其癌前病变的中英文名称见表 1-0-2。

（二）肝切除术的规范化称谓

依据肝脏 Couinaud 解剖分段法[72, 73] 及中华医学会外科学分会肝脏外科学组制订的肝切除手术命名法（2017 年第 1 次修订，第 2 版）[74]，在本书中对胆道肿瘤外科治疗涉及的肝切除术进行下述规范性命名：

1. 非解剖性肝切除

（1）肝肿瘤剜除术（enucleation of hepatic tumor）：在肝实质中沿肿瘤包膜外分离，直至将肿瘤完整地剜除，最大限度保留肝实质，常用于肝血管瘤等肝内良性肿瘤。

表 1-0-2 胆道肿瘤及其癌前病变中英文名称

中文名称	英文名称
胆囊结石	gallstone
胆石症	cholelithiasis
胆囊息肉	gallbladder polyps
胆囊腺瘤性息肉	gallbladder adenoma polypi
黄色肉芽肿性胆囊炎	xanthogranulomatous cholecystitis
胆管结石	bile duct stone /calculus of bile duct
肝内胆管结石	hepatolithiasis
胆管上皮内瘤变	biliary intraepithelial neoplasia
先天性胆管囊状扩张症	congenital cystic dilatation of the bile duct
胆管导管内乳头状肿瘤	intraductal papillary neoplasm（IPN）
胆管黏液囊性肿瘤	biliary mucinous cystic neoplasm
胆管腺瘤	biliary cystadenoma
胆囊癌	gallbladder carcinoma
胆管癌	cholangiocarcinoma
肝外胆管癌	extrahepatic cholangiocarcinoma
围肝门区域胆管癌	perihilar cholangiocarcinoma（PHCC）
肝内胆管癌	intrahepatic cholangiocarcinoma（ICC）
肝门部胆管癌	hilar cholangiocarcinoma
远端胆管癌	distal extrahepatic cholangiocarcinoma
黏液型导管内乳头状肿瘤	intraductal papillary mucinous neoplasms（IPMN）

肝内胆管癌、胆囊癌肝侵犯或肝内转移等胆道肿瘤外科治疗术式，不应采用肝内肿瘤剜除的术式。

（2）限制性肝切除术（limited hepatectomy）：通常是指为保留更多的肝实质，肝实质离断切缘距离肿瘤边界小于 1cm。

胆道肿瘤外科治疗术式不建议常规应用限制性肝切除术。

（3）局部性肝切除术（local hepatectomy）：是在距肿瘤边缘≥1cm 的正常肝组织处离断肝实质，以达到既能将肿瘤完全切除，又可以更多保留残肝组织的目的。

部分肝内胆管癌、胆囊癌肝侵犯或肝转移等适用于局部性肝切除术。

（4）其他特殊类型的非解剖性肝切除术

1）肝楔形切除术（wedge hepatectomy）：肝楔形切除术是肝部分切除术的一种类型，主要适用于肝边缘部肿瘤的切除。

对于 T3 期、无肝内广泛转移的胆囊癌，可行距胆囊床 3cm 的肝楔形切除术。

2）围肝门切除术：围肝门区域是指第一肝门附近、包含血管及胆管的狭小空间解剖区域，随着肝脏外科临床实践及解剖的发展，在肝胆外科学界逐渐形成了这一约定俗成的称谓，其范围界定于肝脏脏面 H 形横沟区域内[75]。董家鸿等认为围肝门区域涵盖经过第一肝门的脉管及其周围组织结构，包括肝十二指肠韧带、尾状叶、肝脏 4b 段和 5 段、肝门板等[76]。围肝门切除术即指在围肝门区域内实施的肝切除术，也有人称之为中央型肝切除

（central hepatectomy）[77]，其本质是一种保留功能肝实质的肝切除术（parenchyma-preserving hepatectomy），主要应用于部分肝门部胆管癌及胆囊癌的手术方案中[78,79]。

2．解剖性肝切除

（1）肝段切除术（hepatic segmentectomy）：将某一肝段全切除，称肝段切除术。

（2）半肝切除术（hemi-hepatectomy）：正常以肝正中裂为界将肝脏分为左、右两半，沿着正中裂切开肝包膜、离断肝实质，将左半肝或右半肝予以完全切除，称为半肝切除术。右半肝的完全切除（Ⅴ、Ⅵ、Ⅶ、Ⅷ肝段），称为右半肝切除术。左半肝的完全切除（Ⅱ、Ⅲ、Ⅳ肝段），称为左半肝切除术，Ⅰ肝段切除可独立命名为肝尾状叶切除术。

（3）肝三叶切除术（hepatic trilobectomy）：同时切除肝右后叶、右前叶及左内叶（Ⅳ、Ⅴ、Ⅵ、Ⅶ、Ⅷ段），称肝右三叶切除术；同时切除肝左外叶、左内叶及右前叶（Ⅱ、Ⅲ、Ⅳ、Ⅴ、Ⅷ肝段），称肝左三叶切除术。

3．根据肝切除范围命名

（1）肝部分切除术（partial resection）：指仅切部分肝脏，包括解剖性和非解剖性肝切除，可分为小范围肝切除和大范围肝切除两种。

（2）小范围肝切除（minor hepatectomy）：<3个肝段的肝切除。

（3）大范围肝切除（major hepatectomy）：≥3个肝段的肝切除。国内也有"大部肝切除"的称谓，在本书中统一为表述"大范围肝切除"。

参 考 文 献

[1] PARADIS V，FUKAYMA M，PARK Y N，et al. WHO Classification of Tumours Editorial Board. Tumours of the liver and intrahepatic bile ducts[M]//World Health Organization. WHO Classification of Tumours-Digestive System Tumours. 5th ed. Lyon：International Agency for Research on Cancer，2018：216.

[2] KLIMSTRA D S，LAM A K，PARADIS V，et al. WHO Classification of Tumours Editorial Board. Tumours of the gallbladder and extrahepatic bile ducts[M]//World Health Organization. WHO Classification of Tumours-Digestive System Tumours. 5th ed. Lyon：International Agency for Research on Cancer，2018：266.

[3] DEOLIVEIRA M L，CUNNINGHAM S C，CAMERON J L，et al. Cholangiocarcinoma: thirty-one-year experience with 564 patients at a single institution[J]. Ann Surg, 2007，245（5）：755-762.

[4] CHARBEL H，AL-KAWAS F H. Cholangiocarcinoma: epidemiology, risk factors, pathogenesis, and diagnosis[J]. Curr Gastroenterol Rep, 2011，13（2）：182-187.

[5] 赫捷，陈万青. 2017中国肿瘤登记年报[M]. 北京：人民卫生出版社，2018：113.

[6] HUSSAIN S P，HARRIS C C. Inflammation and cancer: an ancient link with novel potentials[J]. Int J Cancer, 2007，121（11）：2373-2380.

[7] OKADA F. Inflammation-related carcinogenesis: current findings in epidemiological trends，causes and mechanisms[J]. Yonago Acta Med, 2014，57（2）：65-72.

[8] WU Y，ANTONY S，MEITZLER J L，et al. Molecular mechanisms underlying chronic inflammation-associatedcancers[J]. Cancer Lett, 2014，345（2）：164-173.

[9] ZHANG R，KANG K A，KIM K C，et al. Oxidative stress causes epigenetic alteration of CDX1 expression incolorectal cancer cells[J]. Gene, 2013，524（2）：214-219.

[10] CHIBA T，MARUSAWA H，USHIJIMA T. Inflammation-associated cancer development in digestive organs：mechanisms and roles for genetic andepigenetic modulation[J]. Gastroenterology，2012，143（3）：550-563.

[11] COLOTTA F，ALLAVENA P，SICA A，et al. Cancer-related in flammation，the seventh hallmark of cancer：links to genetic instability. Carcinogenesis，2009，30（7）：1073-1081.

[12] WU Y，WANG T，YE S，et al. Detection of hepatitis B virus DNA in paraffin-embedded intrahepatic and extrahepatic cholangiocarcinoma tissue in the northern Chinese population[J]. Hum Pathol，2012，43（1）：56-61.

[13] FUJII T，ZEN Y，NAKANUMA Y. Perihilar cholangiocarcinoma arising in hepatitis C virus-related liver cirrhosis with hepatocellular carcinoma [J]. J Gastroenterol，2007，42（8）：698-702.

[14] ZENG B，LI Z，CHEN R，et al. Epigenetic regulation of miR-124 by hepatitis C virus core protein promotes migration and invasion of intrahepatic cholangiocarcinoma cells by targeting SMYD3[J]. FEBS Lett，2012，586（19）：3271-3278.

[15] LIU W，CHEN J R，HSU C H，et al. A zebrafish model of intrahepatic cholangiocarcinoma by dual expression of hepatitis B virus X and hepatitis C virus core protein in liver[J]. Hepatology，2012，56（6）：2268-2276.

[16] ZHOU H，WANG H，ZHOU D，et al. Hepatitis B virus-associated intrahepatic cholangiocarcinoma and hepatocellular carcinoma may hold common disease process for carcinogenesis[J]. Eur J Cancer，2010，46（6）：1056-1061.

[17] FWU C W，CHIEN Y C，YOU S L，et al. Hepatitis B virus infection and risk of intrahepatic cholangiocarcinoma and non-Hodgkin lymphoma：a cohort study of parous women in Taiwan[J]. Hepatology，2011，53（4）：1217-1225.

[18] ARZUMANYAN A，REIS H M，FEITELSON M A. Pathogenic mechanisms in HBV- and HCV-associated hepatocellular carcinoma[J]. Nat Rev Cancer，2013，13（2）：123-135.

[19] BOONSTRA A，WOLTMAN A M，Janssen H L. Immunology of hepatitis B and hepatitis C virus infections[J]. Best Pract Res Clin Gastroenterol，2008，22（6）：1049-1061.

[20] TAROCCHI M，POLVANI S，MARRONCINI G，et al. Molecular mechanism of hepatitis B virus-induced hepatocarcinogenesis[J]. World J Gastroenterol，2014，20（33）：11630-11640.

[21] READ S A，DOUGLAS M W. Virus induced inflammation and cancer development[J]. Cancer Letters，2014，345（2）：174-181.

[22] LIN C C，LIN P Y，CHEN Y L. Comparison of concomitant and subsequent cholangiocarcinomas associated with hepatolithiasis：Clinical implications[J]. World J Gastroenterol，2013，19（3）：375-380.

[23] MATHUR S K，DUHAN A，SIBGH S，et al. Correlation of gallstone characteristics with mucosal changes in gall bladder[J]. Trop Gastroenterol，2012，33（1）：39-44.

[24] TEWARI M. Contribution of silent gallstones in gallbladder cancer[J]. J Surg Oncol，2006，93（8）：629-632.

[25] LI Y，ZHANG J，MA H. Chronic inflammation and gallbladder cancer[J]. Cancer Lett，2014，345（2）：242-248.

[26] RANDI G，FRANCESCHI S，LA V C. Gallbladder cancer worldwide：geographical distribution and risk factors[J]. Int J Cancer，2006，118（7）：1591-1602.

[27] SHRIKHANDE S V，BARRETO S G，SINGH S，et al. Cholelithiasis in gallbladder cancer：coincidence，cofactor，or cause![J]. Eur J Surg Oncol，2010，36（6）：514-519.

[28] HUNDAL R, SHAFFER E A. Gallbladder cancer: epidemiology and outcome[J]. Clin Epidemiol, 2014, 6: 99-109.

[29] MAEMURA K, NATSUGOE S, TAKAO S. Molecular mechanism of cholangiocarcinoma carcinogenesis[J]. J Hepatobiliary Pancreat Sci, 2014, 21(10): 754-760.

[30] HOU P C. The relationship between primary carcinoma of the live and infestation with Clonorchis sinensis[J]. J Pathol Bacteriol, 1956, 72(1): 239-246.

[31] HONJO S, SRIVATANAKUL P, SRIPLUNG H, et al. Genetic and environmental determinants of risk for cholangiocarcinoma via Opisthorchis viverrini in a densely infested area in Nakhon Phanom, northeast Thailand[J]. Int J Cancer, 2005, 117(5): 854-860.

[32] SRIPA B, KAEWKES S. Localisation of parasite antigens and inflammatory responses in experimental opisthorchiasis[J]. Int J Parasitol, 2000, 30(6): 735-740.

[33] OHSHIMA H, TATEMICHI M, SAWA T. Chemical basis of inflammation-induced carcinogenesis[J]. Arch Biochem Biophys, 2003, 417(1): 3-11.

[34] SRIPA B, KAEWKES S, SITHITHAWORN P, et al. Liver fluke induces cholangiocarcinoma[J]. PLoS Med, 2007, 4(7): 1148-1155.

[35] NINLAWAN K, O'HARA S P, SPLINTER P L, et al. Opisthorchis viverrini excretory/secretory products induce toll-like receptor 4 upregulation and production of interleukin 6 and 8 in cholangiocyte[J]. Parasitol Int, 2010, 59(4): 616-621.

[36] LANZONI A, FAUSTINELLI I, CRISTOFORI P, et al. Localization of Helicobacter sppin the fundic mucosa of laboratory Beagle dogs: an ultrastructural study[J]. Vet Res, 2011, 42: 42.

[37] MARINI R P, MUTHUPALANI S, SHEN Z, et al. Persistent infection of rhesus monkeys with 'Helicobacter macacae' and its isolation from an animal with intestinal adenocarcinoma[J]. J Med Microbiol, 2010, 59: 961-969.

[38] SJÖDIN S, TROWALD-WIGH G, FREDRIKSSON M. Identification of Helicobacter DNA in feline pancreas, liver, stomach, and duodenum: comparison between findings in fresh and formalin-fixed paraffin-embedded tissue samples[J]. Res Vet Sci, 2011, 91(3): 28-30.

[39] HAMADA T, YOKOTA K, AYADA K, et al. Detection of Helicobacter hepaticus in human bile samples of patients with biliary disease[J]. Helicobacter, 2009, 14(6): 545-551.

[40] PARK M J, HYUN M H, YANG J P, et al. Effects of the interleukin-1β-511 C/T gene polymorphism on the risk of gastric cancer in the context of the relationship between race and H. pylori infection: a meta-analysis of 20, 000 subjects[J]. Mol Biol Rep, 2015, 42(1): 119-134.

[41] DE KORWIN J D. Epidemiology of Helicobacter pylori infection and gastric cancer[J]. Rev Prat, 2014, 64(2): 189-193.

[42] OSWALD E, TAIEB F, SUGAI M, et al. Bacterial toxins that modulate host cell-cycle progression[J]. Curr Opin Microbiol, 2005, 8(1): 83-91.

[43] SHENKER B J, DEMUTH D R, ZEKAVAT A. Exposure of lymphocytes to high doses of Actinobacillus actinomycetemcomitans cytolethal distending toxin induces rapid onset of apoptosis-mediated DNA fragmentation[J]. Infect Immun, 2006, 74(4): 2080-2092.

[44] LIYANAGE N P, MANTHEY K C, DASSANAYAKE R P, et al. Helicobacter hepaticus cytolethal distending toxin causes cell death in intestinal epithelial cells via mitochondrial apoptotic pathway[J]. Helicobacter, 2010, 15(2): 98-107.

[45] NAGARAJA V, ESLICK G D. Systematic review with meta-analysis: the relationship between chronic Salmonella typhi carrier status and gall-bladder cancer[J]. Aliment Pharmacol Ther, 2014, 39(8): 745-750.

[46] BOONYANUGOMOL W, CHOMVARIN C, SRIPA B, et al. Helicobacter pylori in Thai patients with cholangiocarcinoma and its association with biliary inflammation and proliferation. HPB (Oxford), 2012, 14 (3): 177-184.

[47] SHIMOYAMA T, TAKAHASHI R, ABE D, et al. Serological analysis of Helicobacter hepaticus infection in patients with biliary and pancreatic diseases[J]. J Gastroenterol Hepatol, 2010, 25 (Suppl.1): 86-89.

[48] MISHRA R R, TEWARI M, SHUKLA H S. Helicobacter pylori and pathogenesis of gallbladder cancer[J]. J Gastroenterol Hepatol, 2011, 26 (2): 260-266.

[49] VIVEKANANDAN P, TORBENSON M. Low frequency of Helicobacter DNA in benign and malignant liver tissues from Baltimore, United States[J]. Hum Pathol, 2008, 39 (2): 213-216.

[50] LIU Z, RAMER-TAIT A E, HENDERSON A L, et al. Helicobacter bilis colonization enhances susceptibility to Typhlocolitis following an inflammatory trigger[J]. Dig Dis Sci, 2011, 56 (10): 2838-2848.

[51] HARADA K, OHIRA S, ISSE K, et al. Lipopolysaccharide activates nuclear factor-kappa B through toll like receptors and related molecules in cultured biliary epithelial cells[J]. Lab Invest, 2003, 83: 1657-1667.

[52] KEPLINGER K M, BLOOMSTON M. Anatomy and embryology of the biliary tract[J]. Surg Clin North Am, 2014, 94 (2): 203-217.

[53] MORINE Y, SHIMADA M, TAKAMATSU H, et al. Clinical features of pancreaticobiliary maljunction: update analysis of 2nd Japan-nationwide survey[J]. J Hepatobiliary Pancreat Sci, 2013, 20 (5): 472-480.

[54] FUNABIKI T, MATSUBARA T, MIYAKAWA S, et al. Pancreaticobiliary maljunction and carcinogenesis to biliary and pancreatic malignancy[J]. Langenbecks Arch Surg, 2009, 394 (1): 159-169.

[55] YAMAGUCHI J, SASAKI M, HARADA K, et al. Papillary hyperplasia of the gallbladder in pancreaticobiliary maljunctionrepresents a senescence-related lesion induced by lysolecithin[J]. Lab Invest, 2009, 89 (9): 1018-1031.

[56] DENG Y L, CHENG N S, LIN Y X, et al. Relationship between pancreaticobiliary maljunction and gallbladdercarcinoma: meta-analysis[J]. Hepatobiliary Pancreat Dis Int, 2011, 10 (6): 570-580.

[57] KAMISAWA T, TU Y, KUWATA G, et al. Biliary carcinoma risk in patients with Pancreaticobiliary maljunction and the degree of extrahepatic bile duct dilatation[J]. Hepatogastroenterology, 2006, 53 (72): 816-818.

[58] TAZUMA S, KANNO K, SUGIYAMA A, et al. Nutritional factors (nutritional aspects) in biliary disorders-bile acid and lipid metabolism in gallstone diseases and pancreaticobiliary maljunction[J]. J Gastroenterol Hepatol, 2013, 28 (Suppl. 4): 103-107.

[59] XU Y, YU J, ZHANG R, et al. The Perinatal Infection of Cytomegalovirus Is an Important Etiology for Biliary Atresia in China[J]. Clin Pediatr (Phila), 2012, 51 (2): 109-113.

[60] YARUR A J, CZUL F, LEVY C. Hepatobiliary manifestations of inflammatory bowel disease[J]. Inflamm Bowel Dis, 2014, 20 (9): 1655-1667.

[61] BOONSTRA K, WEERSMA R K, VAN ERPECUM K J, et al. Population-based epidemiology, malignancy risk, and outcome of primary sclerosing cholangitis[J]. Hepatology, 2013, 58 (6): 2045-2055.

[62] EATON J E，TALWALKAR J A，LAZARIDIS K N，et al. Pathogenesis of primary sclerosing cholangitis and advances in diagnosis and management[J]. Gastroenterology，2013，145（3）：521-536.

[63] KOSHIOL J，GAO Y T，DEAN M，et al. Association of aflatoxin and gallbladder cancer[J]. Gastroenterology，2017，153（2）：488-494.e1.

[64] SONGSERM N，PROMTHET S，PIENTONG C，et al. Gene-environment interaction involved in cholangiocarcinoma in the Thai population：polymorphisms of DNA repair genes，smoking and use of alcohol[J]. BMJ Open，2014，4（10）：e005447.

[65] TYSON G L，EL-SERAG H B. Risk factors for cholangiocarcinoma[J]. Hepatology，2011，54（1）：173-184.

[66] GIOVANNUCCI E，HARLAN D M，ARCHER M C，et al. Diabetesand cancer：a consensus report[J]. Diabetes Care，2010，33（7）：1674-1685.

[67] CHAITEERAKIJ R，YANG J D，HARMSEN W S，et al. Risk Factors for Intrahepatic Cholangiocarcinoma：Associationbetween Metformin use and Reduced Cancer Risk[J]. Hepatology，2013，52（2）：648-655.

[68] MARTIN-CASTILLO B，VAZQUEZ-MARTIN A，OLIVERAS-FERRAROS C，et al. Metformin and cancer：doses，mechanisms and the dandelion and hormetic phenomena[J]. Cell Cycle，2010，9（6）：1057-1064.

[69] KORSSE S E，PEPPELENBOSCH M P，VAN VEELEN W. Targeting LKB1 signaling in cancer[J]. Biochim Biophys Acta，2013，1835（2）：194-210.

[70] WANG J，ZHANG K，WANG J，et al. Underexpression of LKB1 tumor suppressor is associated with enhanced Wnt signaling and malignant characteristics of human intrahepatic cholangiocarcinoma[J]. Oncotarget，2015，6（22）：18905-18920.

[71] HU M T，WANG J H，YU Y，et al. Tumor suppressor LKB1 inhibits the progression of gallbladder carcinoma and predicts the prognosis of patients with this malignancy[J]. Int J Oncol，2018，53（3）：1215-1226.

[72] COUINAUD C. Definition of hepatic anatomical regions and their value during hepatectomy（author's transl）[J]. Chirurgie，1980，106（2）：103-108.

[73] COUINAUD C. Liver anatomy：portal（and suprahepatic）or biliary segmentation. Liver anatomy：portal（and suprahepatic）or biliary segmentation[J]. Dig Surg，1999，16（6）：459-467.

[74] 中华医学会外科学分会肝脏外科学组. 肝脏解剖和肝切除手术命名及肝切除术中控制出血方法和选择原则（2017 年第 1 次修订，第 2 版）[J]. 腹部外科，2017，30（2）：75-78.

[75] 黄志强，黄晓强，周宁新. 围肝门外科：概念与实践［J］. 消化外科，2002，1（3）：153-159.

[76] 董家鸿，杨世忠，冯晓彬. 论围肝门外科［J］. 中国实用外科杂志，2019，39（2）：110-112.

[77] NAGINO M，NIMURA Y，KAMIYA J，et al. A cholangiocellular carcinoma radically resected by central hepatic bisegmentectomy with en bloc resection of the caudate lobe and extrahepatic bile duct[J]. J Hep Bil Pancr Surg，1995，2：72-76.

[78] KAWARADA Y，ISAJI S，TAOKA H，et al. S4a + S5 with caudate lobe（S1）resection using the Taj Mahal liver parenchymal resection for carcinoma of the biliary tract[J]. J Gastrointest Surg，1999，3（4）：369-373.

[79] MIYAZAKI M，ITO H，NAKAGAWA K，et al. Parenchyma-preserving hepatectomy in the surgical treatment of hilar cholangiocarcinoma[J]. J Am Coll Surg，1999，189（6）：575-583.

第二章

胆道肿瘤通用性治疗方案的原则

一、实施胆肠吻合术的决策依据

胆汁由肝细胞分泌，经过胆管、胆囊、十二指肠乳头进入肠道内，并通过肠肝循环再次吸收入血返回肝内。在这一生理过程中胆管动力系统运动发挥着重要作用，其调控涉及复杂的神经 - 体液调节及压力动力学机制[1]。因此，在胆囊、胆管、十二指肠 Oddi 括约肌之间必然存在精密的胆管动力系统调控轴，实施胆囊切除、胆管切除、十二指肠乳头括约肌切开、胆肠吻合等术式，都会引发胆道运动障碍（biliary dyskinesia），势必应慎重决策，在疾病治疗的方式、效果、并发症或影响方面综合考量，在治疗疾病的同时，避免给患者带来更大的手术创伤和不良并发症。因此，在考量胆道疾病实施胆肠吻合术时，应遵循以下两点：

1. 是否具有实施胆肠吻合术的必要性？
2. 能否实现病灶（胆管瘢痕性狭窄、胆管肿瘤性病灶、肝脏病灶）的彻底切除？

二、胆肠吻合术的术式选择

胆总管 - 十二指肠吻合术[2] 曾在临床流行多年，后续发现此术式极易发生食物残渣经吻合口反流入胆总管内加剧胆管炎症，近 20 年来临床已普遍摒弃胆总管 - 十二指肠吻合术。目前临床实施胆肠吻合术基本意指胆管 - 空肠吻合术。

胆肠吻合术意味着胆道系统失去了十二指肠乳头括约肌这一在胆肠间实施精细调控的"阀门"，术后反流性胆管炎是胆肠吻合需要重点避免的并发症，因此胆肠吻合术应首选 Roux-en-Y 吻合法，并确保足够长度的肠袢，以防止肠道内容物反流入胆道系统。

三、胆肠吻合术操作要点

实施胆肠吻合术应保证狭窄变性的胆管壁组织、原胆肠吻合口及胆管肿瘤组织彻底切除，胆管和肠壁"黏膜对黏膜"单层缝合，做到吻合口血供好、无张力。胆肠吻合口缝合不宜过密，以免影响吻合口血供。据编者的经验，采用"间断缝合、线结打在吻合口外"的方法，能够有效规避术后吻合口狭窄、吻合口腔内结石的形成。

对于胆肠吻合的材料，目前各种吻合器无法避免胆肠吻合术后吻合口的狭窄，不应使用。不可吸收单股滑线、PDS 可吸收线等缝合线的差异对胆肠吻合口术后发生狭窄的影响，学术界仍存在不同观点。有观点认为聚对二氧环己酮缝线（如 PDS Ⅱ）等单股可吸收缝线或聚乳酸羟基乙酸（PGLA910）抗菌涂层多股可吸收缝线，能够有效降低术后胆肠吻合口狭窄的发生率 [3]。但肝移植胆管吻合时采用 prolene 血管缝合线并未显著增加术后胆管狭窄并发症 [4]，表明相较于吻合口血供状态、吻合技术方法等因素，采用不同材质的细针缝线对胆肠吻合口的影响并非至关重要。

参 考 文 献

[1] LONOVICS J，MADAÂCSY L，SZEPES A，et al. Humoral mechanisms and clinical aspects of biliary tract motility[J]. Scand J Gastroenterol，1998，33（Suppl.228）：73-89.

[2] SASSE F. Ueber choledocoduodenostomie. Sintzung der mitteldheinischen churirgenvereini-ung[J]. Zentralbl，Chir，1913，40：91.

[3] 赵玉沛，陈亚进. 中华医学会外科学分会. 胆道手术缝合技术与缝合材料选择中国专家共识（2018 版）[J]. 中国实用外科杂志，2019，39（1）：15-20.

[4] 文天夫，严律南，李波，等. 同种原位肝移植术的胆管重建及其术后并发症的防治 [J]. 中华器官移植杂志，2005，26（8）：458-460.

第二节 肝功能及肝储备功能评估要点

由于胆道肿瘤对肝细胞功能和胆管上皮细胞均可造成较为严重的影响，对胆道肿瘤患者的肝功能状况的评估，与肝细胞肝癌、转移性肝癌等恶性肿瘤存在较大的不同，应依据其病理生理特点对肝功能和肝储备功能进行系统性评估。

一、合并梗阻性黄疸的评估要点

患者未合并梗阻性黄疸时，临床多采用 Child-Pugh 评分 [1] 和吲哚菁绿滞留率试验（ICG-R15）[2] 对肝功能进行评估。Child-Pugh 评分能够评估肝脏合成和分泌功能（表 2-2-1），吲哚菁绿滞留率试验可对肝脏储备功能进行评估。

表 2-2-1 肝功能 Child-Pugh 评分

评分因子（实验室指标和临床症状）	评分		
	1 分	2 分	3 分
血清总胆红素 /（mg·dl⁻¹）	<34	34～50	>50
血清白蛋白 /（g·dl⁻¹）	>35	28～35	<28
凝血酶原时间延长 /s	<4	4～6	>6
或国际标准化比值（INR）	<1.7	1.7～2.3	>2.3
腹水	无	轻度（或药物治疗可控制）	中度至重度（或顽固性腹水）
肝性脑病	无	Ⅰ～Ⅱ级	Ⅲ～Ⅳ级
肝功能分级	A 级	B 级	C 级
（分值）	5～6 分	7～9 分	10～15 分

对于无慢性肝炎等基础肝病背景的患者，术前 Child-Pugh 评分提示 A 级（肝功能正常），结合吲哚菁绿 15 分钟滞留率 <15%，行肝切除后剩余肝实质最小量应达到肝切除前体积的 30% 以上。

在合并慢性肝炎、严重脂肪肝、酒精性肝病的患者，或术前经过多个疗程的化疗、大范围肝脏放疗的患者，提示肝储备功能及肝再生功能均较正常低下，剩余肝实质最小体积须保留达肝切除术前的 40%～50% 以上[3-5]；对于肝切除术前 Child-Pugh 评分提示 A 级、但吲哚菁绿 15 分钟滞留率≥15% 时，提示肝脏储备功能有限，不宜行大范围肝切除术，即肝切除范围应<3 个肝段。

当患者合并梗阻性黄疸时，由于受到高胆红素血症的干扰，采用 Child-Pugh 评分和吲哚菁绿滞留率试验（ICG-R15）均难以精准评估肝脏合成功能和储备功能[6, 7]。

梗阻性黄疸导致的高胆红素血症，胆道内压力的增高导致肝细胞和胆管细胞连接的破坏，进而导致胆汁逆流入肝血窦引起肝实质炎症反应；有胆盐淤积的毒性反应激活了肝细胞凋亡；门静脉血流的减少影响肝脏有效血供（肝动脉缓冲反应仅能增加约 50% 的动脉血供）；肝细胞的生长因子生成减少；肝细胞的胆汁排泌功能受到抑制，肝细胞及毛细胆管炎症水肿，肠道黏膜水肿、菌群移位将会诱发全身炎症反应的发生。在上述级联反应的相互累加效应下，肝功能逐步恶化。

因此，在梗阻性黄疸未解除时，目前临床应用的各种肝功能评估方法均存在局限性。当胆道引流后，如血清总胆红素浓度及胆管压力降至正常范围，可明显改善肝功能，肝切除范围扩大至 70% 的安全性大为提高[8-11]。但考虑到术前多个限制性因素，如选择性肝段胆管引流而非全肝充分引流导致血清总胆红素浓度难以降至正常水平，加之肿瘤性疾病术前准备时间不宜过久等综合因素，编者建议依照下述路径选择手术时机：当患者无慢性肝炎等肝病背景时，如果手术拟残留肝体积 / 术前总肝体积（FLR/TLV）>50%，可于胆道引流、总胆红素降至 85μmol/L 以下时，进行大范围肝切除术；如果拟残留肝体积 / 术前总肝体积（FLR/TLV）<50%，可通过选择性门静脉栓塞（portal vein embolization，PVE）等措施，增加拟残留肝体积至 FLR/TLV > 50% 时，再进行肝切除术。实施 PVE 需评估肿瘤恶性进展速度，考量实施 PVE 的可行性及合理性，以及联合实施 TAE、放疗等措施控制肿瘤生长速度的必要性和可行性。

二、合并严重的肝实质炎症和胆管炎症的评估要点

对于肝内胆管结石、胆管囊肿等合并严重肝实质炎症和胆管炎症的患者，即使肝切除术术前无梗阻性黄疸、Child-Pugh 评分和吲哚菁绿滞留率试验（ICG-R15）提示正常，在肝实质炎症和胆管炎症未获得有效改善时，行大范围肝切除发生肝衰竭的风险仍极高，应通过胆道内引流或外引流（对已发生萎缩的肝叶无需此措施）、抗感染治疗、营养支持等综合措施改善肝脏储备功能，提高手术的安全性。

三、胆道系统疾病肝功能及肝储备功能评估流程

胆道系统疾病诊疗往往需涉及肝脏、胆道、胰腺、肠道等多个器官系统。包括 Child-Pugh 评分和吲哚菁绿滞留率试验（ICG-R15）及 ^{13}C- 氨基比林呼气试验、利多卡因清除试验、半乳糖清除容量、白蛋白合成等在内的多种评估方法，目前在评估患者能否耐受肝切除或肝脏可切除量方面均无法体现出全面性和精准性，因此增添了胆道系统疾病患者肝功能和肝储备功能评估的复杂性，编者建议可结合图 2-2-1 的流程评估肝功能及肝储备功能，重点考量以下因素，个体化制订肝切除方案：

1. 有无合并梗阻性黄疸？

2. 有无慢性肝病背景?

3. 有无合并严重的肝实质炎症和胆管炎症?

4. 拟切除肝叶范围,是规则性肝切除或非规则性肝切除?是小范围肝切除或大范围肝切除?

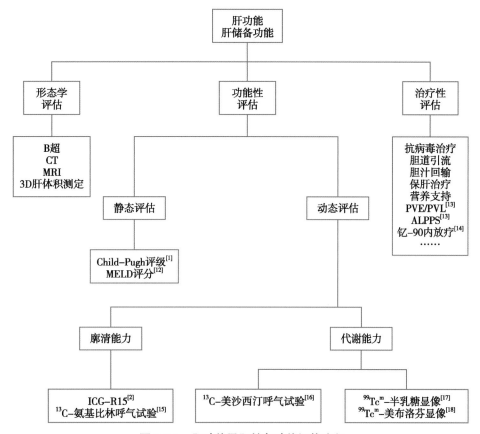

图 2-2-1 肝功能及肝储备功能评估流程

参 考 文 献

[1] PUGH R N, MURRAY-LYON I M, DAWSON J L, et al. Transection of the oesophagus for bleeding oesophageal varices[J]. Br J Surg, 1973, 60: 646-649.

[2] FAN S T, LAI E C, LO C M, et al. Hospital mortality of major hepatectomy for hepatocellular carcinoma associated with cirrhosis[J]. Arch Surg, 1995, 130(2): 198-203.

[3] DE BAERE T, ROCHE A, ELIAS D, et al. Preoperative portal vein embolization for extension of hepatectomy indications[J]. Hepatology, 1996, 24(6): 1386-1391.

[4] KUBOTA K, MAKUUCHI M, KUSAKA K, et al. Measurement of liver volume and hepatic functional reserve as a guide to decision-making in resectional surgery for hepatic tumours[J]. Hepatology, 1997, 26(5): 1176-1181.

[5] ABDALLA E K, HICKS M E, VAUTHEY J N. Portal vein embolization: rationale, technique and future prospects[J]. Br J Surg, 2001, 88(2): 165-175.

[6] WANG Y Y, ZHAO X H, MA L, et al. Comparison of the ability of Child-Pugh score, MELD

score，and ICG-R15 to assess preoperative hepatic functional reserve in patients with hepatocellular carcinoma[J]. J Surg Oncol, 2018, 118（3）: 440-445.

[7] STOCKMANN M, MALINOWSKI M, LOCK J F, et al. Factors influencing the indocyanine green（ICG）test: additional impact of acute cholestasis[J]. Hepatogastroenterology, 2009, 56（91-92）: 734-738.

[8] NIMURA Y, KAMIYA J, KONDO S, et al. Technique of inserting multiple biliary drains and management[J]. Hepatogastroenterolog, 1995, 42（4）: 323-331.

[9] KAWASAKI S, IMAMURA H, KOBAYASHI A, et al. Results of surgical resection for patients with hilar bile duct cancer: application of extended hepatectomy after biliary drainage and hemihepatic portal vein embolization[J]. Ann Surg, 2003, 238（1）: 84-92.

[10] TAKAHASHI T, TOGO S, TANAKA K, et al. Safe and permissible limits of hepatectomy in obstructive jaundice patients[J]. World J Surg, 2004, 28（5）: 475-481.

[11] SEYAMA Y, MAKUUCHI M. Current surgical treatment for bile duct cancer[J]. World J Gastroenterol.2007; 13（10）: 1505-1515.

[12] KAMATH P S, WIESNER R H, MALINCHOC M, et al. A model to predict survival in patients with end-stage liver disease[J]. Hepatology, 2001, 33（2）: 464-470.

[13] 李斌，姜小清. 在"计划性肝切除"的理念下审视联合肝脏分隔和门静脉结扎的二步肝切除术及门静脉栓塞 [J]. 临床外科杂志, 2017, 25（6）: 414-416.

[14] GULEC S A, PENNINGTON K, HALL M, et al. Preoperative Y-90 microsphere selective internal radiation treatment for tumor downsizing and future liver remnant recruitment: a novel approach to improving the safety of major hepatic resections[J]. World J Surg Oncol, 2009, 7: 6.

[15] LEBOSSé F, GUILLAUD O, FORESTIEr J, et al. Prognostic value of metabolic liver function tests: a study on 711 cirrhotic patients[J]. J Gastrointestin Liver Dis, 2016, 25（3）: 337-343.

[16] FESTI D, CAPODICASA S, SANDRI L, et al. Measurement of hepatic functional mass by means of 13C-methacetin and ^{13}C-phenylalanine breath tests in chronic liver disease: comparison with Child-Pugh score and serum bile acid levels[J]. World J Gastroenterol, 2005, 11（1）: 142-148.

[17] MIZUTANI Y, HIRAI T, NAGAMACHI S, et al. Prediction of posthepatectomy liver failure proposed by the International study group of liver surgery: residual liver function estimation with ^{99m}Tc-Galactosyl human serum albumin scintigraphy[J]. Clin Nucl Med, 2018, 43（2）: 77-81.

[18] CIESLAK K P, BENNINK R J, DE GRAAF W, et al. Measurement of liver function using hepatobiliary scintigraphy improves risk assessment in patients undergoing major liver resection[J]. HPB（Oxford）, 2016, 18（9）: 773-780.

第三节　胆道肿瘤区域淋巴结清扫的原则及范围概论

淋巴结转移是进展期胆道恶性肿瘤的重要事件，也是影响患者预后最为重要的危险因素。对于常规实施淋巴结清扫术在胆道恶性肿瘤治疗的积极意义，虽然目前尚未有高级别循证医学证据给出明确的定论，但鉴于胆道肿瘤恶性程度高、淋巴结转移是肿瘤进展过程中的高频伴随事件及肿瘤复发常首先表现为区域淋巴结受累，因此，强调规范化的区域淋巴结清扫具有临床意义。胆道肿瘤的根治性切除（R0 切除），应包含联合区域淋巴结清扫术的规范化操作（肝内胆管癌的淋巴结清扫较为特殊，详见专病章节），力求达到为肿瘤分期提供准确的信息、改善患者预后的目标。

一、胆道肿瘤淋巴结清扫的范围

由于目前对胆囊癌、肝内胆管癌、肝门部胆管癌及远端胆管癌淋巴结转移规律、路径尚未清晰，现阶段推荐可根据日本 JSBS 分期[1]（图 2-3-1），将上述胆道恶性肿瘤的淋巴结转移分为区域淋巴结转移（regional lymph node）和非区域淋巴结转移，不同胆道肿瘤确切的"区

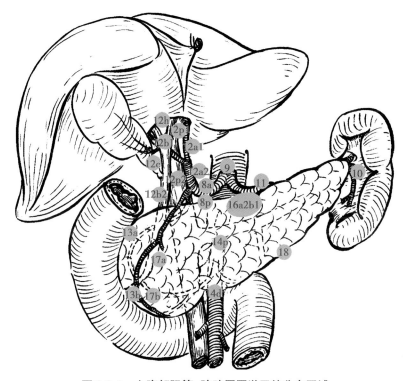

图 2-3-1　上腹部胆管、胰腺周围淋巴结分布区域

8 组，肝总动脉旁淋巴结：8a，肝总动脉前上方淋巴结；8p，肝总动脉后方淋巴结；

9 组，腹腔干周围淋巴结；

10 组，脾门淋巴结；

11 组，沿脾动脉分布的淋巴结，包括胰体尾部后方至门静脉或肠系膜上静脉左侧缘之间的淋巴结；

12 组，肝十二指肠韧带内淋巴结：12h，左、右肝管汇合部肝门横沟内淋巴结；12a1，左、右肝管汇合部至胰腺上缘之间，近肝脏侧肝固有动脉旁淋巴结；12a2，左、右肝管汇合部至胰腺上缘之间，近胰腺侧肝固有动脉旁淋巴结；12p1，左、右肝管汇合部至胰腺上缘之间，近肝脏侧门静脉后方淋巴结；12p2，左、右肝管汇合部至胰腺上缘之间，近胰腺侧门静脉后方淋巴结；12b1，位于左、右肝管汇合部至胰腺上缘之间，近肝脏侧胆管前方、后方及右侧方淋巴结；12b2，位于左、右肝管汇合部至胰腺上缘之间，近胰腺侧胆管前方、后方及右侧方淋巴结；12c，胆囊管旁淋巴结；

13 组，胰头部后方淋巴结：13a，十二指肠乳头上方（头侧）淋巴结；13b，十二指肠乳头下方（足侧）淋巴结；

14 组，肠系膜上动脉的根部淋巴结：14p，肠系膜上动脉根部与结肠中动脉根部之间，近肠系膜上动脉根部侧淋巴结；14d，肠系膜上动脉根部与结肠中动脉之间，近结肠中动脉根部侧淋巴结；

16 组，腹主动脉周围淋巴结：16a2，腹腔干根部至左肾静脉之间淋巴结；16b1，左肾静脉至肠系膜上动脉根部之间淋巴结；

17 组，胰头前方淋巴结：17a，十二指肠乳头上方（头侧）淋巴结；17b，十二指肠乳头下方（足侧）淋巴结，包括肠系膜上静脉旁淋巴结；

18 组，胰腺体尾部下缘淋巴结，不包括肠系膜上动脉根部淋巴结。

域淋巴结范围"应区别定义,并应通过更深入的临床研究和证据进一步明确(详见后述各专病章节)。

当已经确认存在区域淋巴结以外的淋巴结转移,扩大的淋巴清扫范围并不能改善预后,不建议常规实施。

二、胆道肿瘤是否应强调淋巴结清扫数目

在结肠癌的淋巴结清扫规范中,淋巴结清扫数目的意义已得到越来越多的重视,在更新的美国癌症联合委员会/国际抗癌联盟(AJCC/UICC)的TNM分期第8版中也作出了明确性的指导意见。但对胆道肿瘤淋巴结清扫数目,AJCC/UICC的TNM分期第8版仅作出了建议性指导意见[2]。

胆道肿瘤易发生淋巴结转移,必要的淋巴结清扫范围有助于改善患者预后。因此,强调对各种胆道肿瘤实施彻底的区域淋巴结清扫,不仅是肿瘤规范化手术的要求,亦有助于获得大样本的临床资料进行研究、获得高级别循证医学证据,以进一步明确各种胆道肿瘤淋巴结清扫数目的必要性和临床意义。

参 考 文 献

[1] MIYAZAKI M,OHTSUKA M,MIYAKAWA S,et al. Classification of biliary tract cancers established by the Japanese Society of Hepato-Biliary-Pancreatic Surgery:3(rd)English edition[J]. J Hepatobiliary Pancreat Sci,2015,22(3):181-196.

[2] JAMES D. BRIERLEY,MARY K,GOSPODAROWICZ,et al. UNION FOR INTERNA-TIONAL CANCER CONTROL(UICC).TNM classification of malignant tumours[M]. 8th ed. New York:John Wiley & Sons,Ltd,2017:83-90.

第四节 计划性肝切除

肝脏虽具有较为强大的再生功能、能够耐受较大范围的肝体积切除,但慢性病毒性肝炎、重度脂肪肝、肝内胆管结石等导致的长期肝脏炎症状态或组织纤维化,均会导致肝再生能力的显著下降。此外,肝胆系统进展期疾病患者多合并肝功能不良、凝血功能障碍、黄疸、营养状况不佳、免疫功能低下等病理状态,对其实施肝切除术、特别是大范围肝切除手术治疗时,术后发生感染、出血、肝衰竭、肾衰竭等并发症风险较高。因此,有必要预先对手术的目的、手术方案的合理性、手术时机和预期治疗效果进行审慎考量。

一、计划性肝切除的定义

计划性肝切除是指针对涉及大范围肝切除的患者,建立基于肝功能、肝储备功能、患者的身体状况、病灶彻底切除可行性为中心的整体评估方案,对手术方案的必要性、可行性和患者耐受手术打击的能力作出合理化评估,以判断术前实施改善患者肝储备功能和身体状况的综合治疗方案的必要性,达到在顺利实施规划性肝切除方案的同时,尽可能最小化降低手术治疗风险的目的。计划性肝切除的定义包含两个部分:通过系统性术前评估和准备,有计划地保证大范围肝切除手术的安全;有计划地排除无法耐受大范围肝切除的病例。

二、计划性肝切除临床应用目的

临床应用计划性肝切除治疗理念和临床路径的目标包含四个部分：①有计划地排除无法耐受扩大肝切除的病例；②有计划地缩小肿瘤病灶体积、减少肝切除范围；③有计划地增加预保留肝叶功能（>50%）；④有计划地通过扩大肝切除范围，提高病灶根治性切除率。

在肝门部胆管癌、肝内胆管癌、肝内胆管囊肿等胆道肿瘤中应用计划性肝切除理念，有利于形成明确的、易于执行的临床操作路径，提高病灶的根治性切除率、降低术后肝衰竭的风险。

三、计划性肝切除临床理念的建立和发展

计划性肝切除理念是在肝胆外科长期的临床实践中建立和不断完善的，回顾此理念形成的脉络，始于介入治疗在肝胆外科手术治疗前卓有成效的探索应用。

肝门部胆管癌为求根治性切除，往往需联合实施半肝切除或扩大半肝切除，甚至肝三叶切除，但因患者多合并梗阻性黄疸症状，大范围肝切除术后肝衰竭风险巨大。1984 年 Makuuchi M 首先将选择性门静脉栓塞（portal vein embolization，PVE）技术应用于拟实施大范围肝切除手术的肝门部胆管癌患者术前准备的临床实践，成效显著[1]，开启了计划性肝切除在胆道肿瘤治疗的临床应用。

肝肿瘤切除术是治疗肝细胞肝癌最为有效的治疗手段，但由于患者多具有病毒性肝炎、肝硬化等基础疾病背景，限制了手术的应用范围。1985 年，Hiroshashi K 等报道了经肝动脉灌注栓塞（transcatheter arterial embolization，TAE）术后 1 个月左右行肝切除术治疗肝癌的计划性肝切除治疗策略[2]；1989 年，Kinoshita H 报道了将 TAE 联合选择性 PVE 应用于肝细胞肝癌手术前准备的二期肝切除治疗策略[3]；1995 年，Habib NA 等提出计划性肝切除应用于复发或残余肝癌再次切除的可行性策略[4]。2009—2016 年间，编者团队对 29 例肿瘤最大径为 6.0～20.0cm（12.679cm±4.025cm）、影像学检查预判无法通过一期手术获得肿瘤根治性切除（R0）的原发性大肝癌病例，采用序贯性 TACE 联合 PVE 的计划性肝切除策略，有 19 例患者（65.5%）通过半肝切除或肝三叶切除获得了肿瘤二期 R0 切除机会，患者术后 1、3、5 年生存率分别为 58.8%、35.5%、17.6%[5]。上述临床实践的开展，表明原发性肝癌的计划性肝切除理念策略，能够在肿瘤体积较大、邻近重要血管部位、拟残余肝体积严重不足时的手术病例中体现价值。

相对于肝、胆系统恶性肿瘤，结直肠癌、乳腺癌恶性程度较低，手术治疗结合化疗、肿瘤靶向治疗、放疗等辅助治疗手段能够使患者长期生存。但结直肠癌、乳腺癌易发生肝脏转移，当肝脏多发转移时患者将失去手术治疗机会、预后显著下降。2000 年，Adam R 等报道了针对结直肠癌伴双侧肝叶转移的患者，在联合化疗、射频消融、PVE 等治疗的基础上开展"二步分期计划肝切除策略"治疗的临床实践[6]。2008 年对上述工作的阶段性随访结果表明，采用"二步分期计划肝切除"治疗的患者术后 5 年生存率达到 42%，术后 3 年和 5 年无病生存率分别为 26% 和 13%，使部分原本不具备手术治疗机会、预后不良的患者获得了长期生存的希望[7]。

随着介入治疗、放疗、化疗、营养支持治疗等相关治疗手段的发展和丰富，在肝切除术前实现改善患者的肝脏储备能力、身体状况、控制甚或抑制肿瘤病灶的发展，效果已经过临床广泛验证。结合三维可视化数字医学技术在手术规划的应用，建立、完善计划性肝切除临床体系，能够使大范围肝切除手术方案的精确性、安全性得到更好的平衡。对患者进

行肝功能评估、肝脏三维重建及肝体积测定[8, 9]；选择性胆道引流、胆汁回输[10-12]；经肝动脉灌注栓塞化疗（TAE/TACE）[2]、选择性PVE[1, 13]、选择性门静脉结扎（portal vein ligation，PVL）[14]；解剖性肝切除术[15, 16]、联合肝脏离断和门静脉结扎二步肝切除术（associating liver partition and portal vein ligation for staged hepatectomy，ALPPS）[17]等，都可纳入计划性肝切除的体系。计划性肝切除临床应用的理念内涵，可扩展至"有计划地缩小病灶体积或减少手术切除范围、提高手术安全性、降低术后肝衰竭等并发症风险"的较为宽泛的领域。因此，在当今临床治疗技术的新时代下，开展、强化计划性肝切除临床应用的本质目的，是采用多种治疗手段和策略，使原本无法耐受手术打击或不具备手术条件、但没有手术绝对禁忌证的"边缘性患者"获得手术治疗机会，并能够顺利、安全地实施肝切除治疗方案。通过计划性肝切除的策略和体系化路径，在扩大肝切除范围的同时降低术后肝衰竭的风险，以实现治疗方案的"规范性"和手术策略的"个体化"。在后续的章节中，将针对不同胆道疾病对其计划性肝切除的手术原则及方案具体论述。

参 考 文 献

[1] MAKUUCHI M，TAKAYASU K，TAKUMA T，et al. Preoperative transcatheter embolization of the portal venous branch for patients receiving extended lobectomy due to the bile duct carcinoma[J]. J Jpn Soc Clin Surg，1984，45（12）：1558-1564.

[2] HIROSHASHI K，SAKAI K，KINOSHITA H，et al. Hepatectomy after transcatheter arterial embolization（TAE）for hepatocellular carcinomas[J]. Nihon Geka Gakkai Zasshi，1985，86（5）：555-565.

[3] FUJIO N，SAKAI K，KINOSHITA H，et al. Results of treatment of patients with hepatocellular carcinoma with severe cirrhosis of the liver[J]. World J Surg，1989，13（2）：211-217.

[4] MOUSSA M E，BEAN A G，HABIB N A. Repeated resection for malignant liver tumours[J]. Ann R Coll SurgEngl，1995，77（5）：364-368.

[5] 袁磊，罗贤武，姜小清，等. 术前序贯肝动脉化疗栓塞联合门静脉栓塞在临界肝切除肝癌治疗中的应用[J]. 中华肝胆外科杂志，2017，23（10）：649-654.

[6] ADAM R，LAURENT A，AZOULAY D，et al. Two-stage hepatectomy：planned strategy to treat irresectable liver tumors[J]. Ann Surg，2000，232（6）：777-785.

[7] WICHERTS D A，MILLER R，DE HAAS R J，et al. Long-term results of two-stage hepatectomy for irresectable colorectal cancer liver metastases[J]. Ann Surg，2008，248（6）：994-1005.

[8] KUBOTA K，MAKUUCHI M，KUSAKA K，et al. Measurement of liver volume and hepatic functional reserve as a guide to decision-making in resectional surgery for hepatic tumors[J]. Hepatology，1997，26（5）：1176-1181.

[9] TAKAMOTO T，HASHIMOTO T，OGATA S，et al. Planning of anatomical liver segmentectomy and subsegmentectomy with 3-dimensional simulation software[J]. A m J Surg，2013，206（4）：530-538.

[10] 易滨，姜小清. 肝门部胆管癌的计划性肝切除[J]. 中国普外基础与临床杂志，2011，18（6）：576-578.

[11] 张蜀豫，徐玉兵，姜小清，等. 肝门部胆管癌患者术前口服胆汁的疗效研究[J]. 肿瘤代谢与营养电子杂志，2015，2（2）：48-51.

[12] 陈靓，仇毓东，周铁，等. 肝门部胆管癌根治性切除术前行胆汁回输联合肠内营养的临床价值[J]. 中华肝胆外科杂志，2014，20（8）：582-586.

[13] MAKUUCHI M，THAI B L，TAKAYASU K，et al. Preoperative portal embolization to increase safety of major hepatectomy for hilar bile duct carcinoma：a preliminary report[J]. Surgery，1990，107（5）：521-527.

[14] CAPUSSOTTI L，MURATORE A，BARACCHI F，et al. Portal vein ligation as an efficient method of increasing the future liver remnant volume in the surgical treatment of colorectal metastases[J]. Arch Surg，2008，143（10）：978-982.

[15] COUINAUD C. Definition of hepatic anatomical regions and their value during hepatectomy（author's transl）[J]. Chirurgie，1980，106（2）：103-108.

[16] Torzilli G，Makuuchi M. Ultrasound-guided finger compression in liver subsegmentectomy for hepatocellular carcinoma[J]. Surg Endosc，2004，18（1）：136-139.

[17] SCHNITZBAUER A A，LANG S A，GOESSMANN H，et al. Right portal vein ligation combined with in situ splitting induces rapid left lateral liver lobe hypertrophyenabling 2-staged extended right hepatic resection in small-for-sizesettings[J]. Ann Surg，2012，255（3）：405-414.

第五节 选择性门静脉栓塞／门静脉结扎在胆道外科的临床应用

选择性门静脉栓塞（portal vein embolization，PVE）及门静脉结扎（portal vein ligation，PVL）已被证实是一种安全有效促进门静脉血流、保留供应侧肝叶代偿增生的方法[1, 2]。1920 年 Rous P 和 Larimore LD 报道在兔模型上结扎门静脉支后，门静脉阻塞侧肝段进行性萎缩、而通畅侧肝段发生了增生[3]。1982 年，Makuuchi M 将 PVE 作为辅助技术引入到大范围肝切除的术前准备，并于 1984 年首先将 PVE 技术应用于肝门部胆管癌的术前准备[4]。此后 PVE 技术在临床上逐渐广泛应用。

一、选择性门静脉栓塞的临床应用价值

2014 年 Shindoh J 等发布了 MD Anderson Cancer Center 一项持续 18 年、包括结肠癌肝转移、肝细胞肝癌、肝外或肝内胆管癌、神经内分泌肿瘤等的临床治疗研究报道[5]，在拟行"大范围计划性肝切除（planned major or extended hepatectomy）"病例中，术前评估当拟残余肝体积无法满足以下条件时：正常肝脏者不少于 20%、术前已进行全身化疗或病理证实已有肝组织损伤者不少于 30% 及慢性肝病不少于 40%，有 358 例患者进行了术前 PVE 准备（其中 235 例行门静脉右支和第Ⅳ段门静脉支联合栓塞的选择性 PVE）。该研究表明 PVE 技术成熟、成功率较高（97.8%），PVE 术后中位时间 32 天时拟残余肝脏中位增生率达 50.3%（27.0%～77.8%），PVE 术后并发症率（3.9%）及二期手术后 90 天内因肝衰竭导致的死亡率低（3.8%）。虽因肿瘤进展导致 PVE 术后有 44 例（12.6%）患者未能完成二期手术，但作者认为肿瘤进展主要为肝外转移、并无证据表明与未及时一期切除肝内肿瘤有关，PVE 是一种安全有效的、能够显著降低大范围肝切除风险的术前准备手段[5]。

编者团队围绕 PVE 在肝胆外科的临床应用也开展了系列研究。我们早期的研究数据表明，对 16 例肝门部胆管癌患者术前实施 PVE，术后 2 周非栓塞肝叶／全肝体积比较 PVE 术前增加 3.3%±2.6%，肝增生的速度为（5.1±2.7）cm^3/d[6]；我们对 7 例中央型肝内外胆管囊肿实施计划性肝切除的临床研究发现，选择性 PVE 术后 3 周，非门静脉栓塞的拟保留肝叶体积，由术前的 41.0%±8.7% 增至 51.0%±10.0%，拟保留肝叶增生效果明显，能够保障二期半

肝及扩大半肝的大范围肝切除顺利实施[7]。此外，编者团队对 29 例原发性巨大肝癌计划性肝切除的临床研究表明，TACE 联合 PVE 治疗 2～4 周后有 19 例患者拟残留肝明显增大、得以顺利实施二期肝切除手术，拟残留肝由 PVE 术前（395.4±58.7）cm³ 增至（599.2±75.2）cm³。虽然乙肝、肝硬化的患者实施 PVE 后，全肝体积变化无统计学差异（1 249.5cm³±137.3cm³ *vs* 1 240.7cm³±149.1cm³），但拟残留肝/全肝体积比由 31.8%±2.9% 增加至 46.0%±2.4%，统计学分析差异具有显著意义；与有肝硬化背景的患者比较，无肝硬化患者非门静脉栓塞肝叶再生更为明显，其拟保留肝叶/全肝体积比由 PVE 术前的 26.4%±1.1% 增加至 48.0%±5.5%[8]。

通过上述研究，编者发现，虽然从增生数据直观显现 PVE 术后肝再生速率相对 ALPPS 可能较慢，但编者认为选择性肝叶门静脉分流术后肝叶功能的转移是其重要机制，近期的一项研究结果支持编者这一临床实践体会。对 90 例门静脉右支栓塞病例术后通过 99m-mebrofenin 进行肝胆系统显影并计算肝功能响应率和体积响应率，发现门静脉栓塞术后 3 周增生肝叶的功能反应超过容积反应[9]。此外，编者认为，大范围肝切除后剩余肝脏门静脉压力在短期内迅速升高[10, 11]，亦是术后发生肝衰竭的重要血流动力学机制，术前 PVE/PVL 能够为预保留肝叶提供充分的血流动力学改变预适应时间。因此，对拟实施大范围肝切除的患者术前进行 PVE 或 PVL，对防范术后发生肝衰竭具有多重保护机制，具有积极的临床意义。

二、选择性门静脉栓塞的栓塞材料选择

PVE 栓塞材料多样，包括弹簧微钢圈、明胶微球、吸收性明胶海绵、凝血酶、超乳化碘油、纤维蛋白胶、无水乙醇、聚乙烯醇颗粒、氰基丙烯酸正丁酯（N-Butyl cyanoacrylate，NBCA）等，多种材料个体化联合应用能够增强栓塞效果（图 2-5-1）。

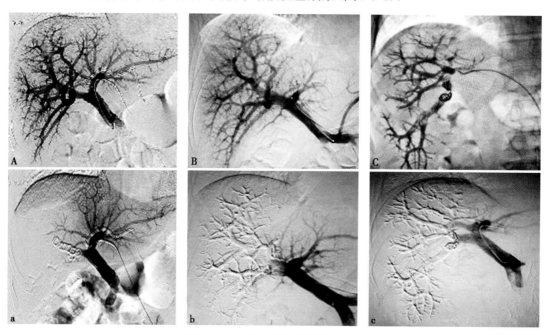

图 2-5-1 采用不同栓塞材料实施 PVE

A、a. 弹簧微钢圈栓塞门静脉右支；

B、b. 氰基丙烯酸正丁酯栓塞门静脉右支和Ⅳ段支；

C、c. 微钢圈联合氰基丙烯酸正丁酯栓塞门静脉右支。

三、选择性门静脉栓塞的并发症

PVE 术后需警惕的并发症包括肝穿刺点出血、胆漏。此外，需警惕术后钢圈等栓塞材料移位导致栓塞对侧门静脉分支或主干栓塞（图 2-5-2）。

PVE 术后应常规监测门静脉血供，了解选择性门静脉栓塞支血管是否再通，是否发生其他门静脉分支血栓等情况，必要时可选用合适的栓塞材料或无水乙醇进行靶血管的再次栓塞。

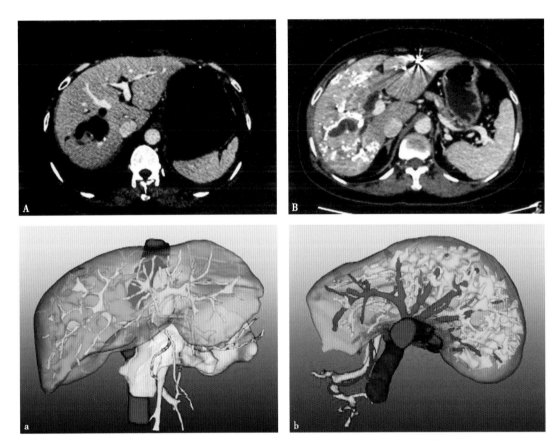

图 2-5-2　选择性门静脉右支栓塞，栓塞材料移位至门静脉左支

A. PVE 术前 CT；a. PVE 术前三维可视化重建；

B. 门静脉右支行弹簧微钢圈联合 NCBA 栓塞，术后 2 周复查 CT 见弹簧微钢圈移位至肝左外叶门静脉末梢支，肝左内叶见 NCBA 分布；b. PVE 术后三维可视化重建，NCBA 自门静脉右支移位至门静脉左内叶分支。

四、选择性门静脉栓塞/门静脉结扎在胆道外科的临床应用要点

对于非肿瘤性胆道疾病，例如肝内胆管结石、先天性胆管囊状扩张症，可根据肝功能评估结果、肝切除范围个体化制订选择性 PVE/PVL 术前准备方案。制订 PVE 的术前准备方案，应在明确肝切除术能够完整切除病灶的原则下实施。双侧肝内胆管结石广泛分布、联

合肝切除术无法取尽结石者；因长期肝内结石已发生"肝叶萎缩 - 增大综合征"者；Todani V型双侧肝内胆管囊状扩张症（Caroli 病）的患者，不具有实施选择性 PVE/PVL 的指征。

对于胆道肿瘤患者，选择性 PVE/PVL 适用于疾病进程相对缓慢的肝门部胆管癌的大范围肝切除术前准备（图 2-5-2）。由于胆囊癌、肝内胆管癌病情往往进展迅速，实施选择性 PVE/PVL 的决策应慎重考量，必要时应在联合放射治疗、控制病灶发展的措施下，酌情实施。实施选择性 PVE 时，应避免在肿瘤侧肝叶实施穿刺、防止肿瘤细胞随针道转移。

此外，实施选择性 PVE/PVL 方案前，应详细了解肝功能、门静脉血管解剖影像，并精确测量各目标肝叶体积，以做到栓塞或结扎目标肝叶的门静脉支确实可靠，避免因门静脉分支解剖异常导致栓塞、结扎失误造成严重并发症，或栓塞后拟残留肝叶代偿增生未达到预期效果。

PVE 术前及术后需动态测算肝脏体积及拟残留肝体积。计算患者拟残留肝体积与体重比，是临床传统的测算人体必需肝实质体积的方法，当比值大于 0.8% 提示拟残留肝或受体移植供肝体积能够发挥必要的肝功能[12]。目前多通过测算拟残留肝体积与全肝体积的方法进行评估。目前临床上有多种标准肝体积计算公式，国际上应用较多的有 Urata 公式[13]和 Vauthey 公式[14]。香港大学范上达团队[15]及四川大学严律南团队[16]分别针对中国香港和内地地区人群，建立了标准肝体积计算公式（表 2-5-1）。随着肝脏三维可视化技术的成熟，利用肝脏三维成像直接测量全肝体积和拟残留肝体积，可在 PVE 术前及术后精准动态评估各项数据，有助于制订更为个体化的肝切除方案。

表 2-5-1 标准肝体积计算公式

公式名称	公式内容
Urata 公式[13]	$706.2 \times BSA + 2.4$
Vauthey 公式[14]	$1\ 267.28 \times BSA - 794.41$
范上达团队公式[15]	$218.32 + BW \times 12.29 + 性别 \times 50.74$（男 = 1，女 = 0）
严律南团队公式[16]	$334.024 + BW \times 11.508$

注：BSA：body surface area，体表面积；BW：body weight，体重。

编者建议可参照拟残留肝体积 / 全肝体积比和肝储备功能，联合制订 PVE 的适应证[11, 12, 17, 18]：

1. 拟残留肝体积 / 全肝体积比 < 50%　具有慢性病毒性肝炎、肝硬化、脂肪性肝炎等肝脏基础疾病者：合并梗阻性黄疸，对拟残留肝叶胆道引流后可实施 PVE；无黄疸及拟残留肝叶胆管扩张且 ICG-R15 = 10%～20%，应实施 PVE。

2. 拟残留肝体积 / 全肝体积比 < 40%　无上述肝脏基础疾病且 ICG-R15 < 10%，应实施 PVE。

参 考 文 献

[1] MAKUUCHI M，THAI B L，TAKAYASU K，et al. Preoperative portal embolization to increase safety of major hepatectomy for hilar bile duct carcinoma：a preliminary report[J]. Surgery，1990，107（5）：521-527.

[2] CAPUSSOTTI L，MURATORE A，BARACCHI F，et al. Portal vein ligation as an efficient method of increasing the future liver remnant volume in the surgical treatment of colorectal metastases[J]. Arch Surg，2008，143（10）：978-982.

[3] ROUS P，LARIMORE L D. Relation of the portal blood to liver maintenance：a demonstration of liver atrophy conditonal on compensation[J]. J Exp Med，1920，31（5）：609-632.

[4] MAKUUCHI M，TAKAYASU K，TAKUMA T，et al. Preoperative transcatheter embolization of the portal venous branch for patients receiving extended lobectomy due to the bile duct carcinoma[J]. J Jpn Soc Clin Surg，1984，45（12）：1558-1564.

[5] SHINDOH J，TZENG C W，ALOIA T A，et al. Safety and efficacy of portal vein embolization before planned major or extended he-patectomy：an institutional experience of 358 patients[J]. J Gastrointest Surg，2014，18（1）：45-51.

[6] 易滨，徐爱民，姜小清，等. 肝门部胆管癌术前行门静脉栓塞 16 例分析 [J]. 中国实用外科杂志，2010，30（6）：477-479.

[7] 李斌，邱智泉，姜小清，等. 计划性肝切除在"中央型"肝内外胆管囊肿治疗中的应用 [J]. 中华肝胆外科杂志，2017，23（9）：619-623.

[8] 袁磊，罗贤武，姜小清，等. 术前序贯肝动脉化疗栓塞联合门静脉栓塞在临界肝切除肝癌治疗中的应用 [J]. 中华肝胆外科杂志，2017，23（10）：649-654.

[9] RASSAM F，OLTHOF P B，VAN LIENDEN K P，et al. Functional and volumetric assessment of liver segments after portal vein embolization：differences in hypertrophy response[J]. Surgery，2019，165（4）：686-695.

[10] CARRAPITA J G，ROCHA C，DONATO H，et al. Portal venous pressure variation during hepatectomy：a prospective study[J]. Acta Med Port，2019，28；32（6）：420-426.

[11] RYU T H，JUNG J Y，CHOI D L，et al. Optimal central venous pressure during the neohepatic phase to decrease peak portal vein flow velocity for the prevention of portal hyperperfusion in patients undergoing living donor liver transplantation[J]. Transplant Proc，2015，47（4）：1194-1198.

[12] DELAND F H，NORTH W A. Relationship between Iiver size and body size[J]. Radiology，1968，191（6）：1195-1198.

[13] URATA K，KAWASAKI S，MATSUNAMI H，et al. Calculation of child and adult standard liver volume for liver transplantation[J]. Hepatology，1995，21（5）：1317-1321.

[14] VAUTHEY J N，ABDALLA E K，DOHERTY D A，et al. Body surface area and body weight predict total liver volume in Western adults[J]. Liver Transpl，2002，8（3）：233-240.

[15] CHAN S C，LIU C L，LO C M，et al. Estimating liver weight of adults by body weight and gender[J]. World J Gastroenterol，2006，14；12（14）：2217-2222.

[16] 李富贵，严律南，李波，等. 中国成人标准肝体积评估公式的临床研究 [J]. 四川大学学报（医学版），2009，40（2）：302-306.

[17] SEYAMA Y，KUBOTA K，SANO K，et al. Long-term outcome of extended hemihepatectomy for hilar bile duct cancer with no mortality and high survival rate[J]. Ann Surg，2003，238（1）：73-83.

[18] 易滨，姜小清. 肝门部胆管癌的计划性肝切除 [J]. 中国普外基础与临床杂志，2011，18（6）：576-578.

第六节 胆道引流的原则

一、胆道肿瘤实施胆道引流的目的

梗阻性黄疸是胆道肿瘤常见的并发症状。黄疸是严重影响机体肝功能、肾功能、肠道功能、心血管系统及免疫系统的病理生理状态。胆道肿瘤存在下述情况时，建议采取胆道引流的措施：

1. 合并有梗阻性黄疸、需要实施 3 个肝段以上的肝切除者，如既往无慢性肝炎等肝病背景，建议将总胆红素降至 85μmol/L 以下进行肝切除术，并根据拟残留肝体积 / 术前总肝体积评估是否需要肝切除术前实施 PVE/PVL 措施；对既往合并慢性肝炎、肝硬化的肝病背景者，建议将总胆红素降至 50μmol/L 以下，并结合血清白蛋白、前白蛋白水平，再次评估患者是否能够耐受肝切除术。

2. 对于无需联合肝段切除的胆囊管癌侵犯肝门部胆管、Bismuth-Corlette Ⅰ型和Ⅱ型肝门部胆管癌及远端胆管癌患者，术前是否需要常规胆道引流减黄目前存在争议[1-3]。编者建议，存在下述情况可考虑术前行胆道引流：①合并严重的黄疸或黄疸持续时间较久；②合并严重的胆管炎症；③高龄、患者全身一般情况差；④远端胆管癌或因胆囊癌肿瘤、淋巴结侵犯远端胆管合并梗阻性黄疸，拟实施胰十二指肠切除术时，术前引流减黄能够有效改善腹腔内组织水肿、减少术中清扫区域淋巴结时术区广泛渗血的风险，提高手术安全性、降低手术难度。

二、胆道引流方式的选择

对于远端胆管癌导致的恶性胆道梗阻或胆管囊状扩张症合并远端胆管炎性梗阻时，通过鼻胆管引流术（ENBD）或经皮经肝胆道穿刺引流术（PTBD）实施胆道引流均可。但 Bismuth-Corlette Ⅲ型肝门部胆管癌、胆囊管癌侵犯肝门部胆管等高位胆管梗阻的患者，由于肝门部双侧肝叶胆管一、二级胆管之间失去交通，此时实施经内镜逆行胆胰管成像（ERCP）及胆道 - 十二指肠内支架引流术应谨慎，因其切开十二指肠乳头的操作、肠道细菌进入胆汁引流失去通畅性的肝内胆管，将有可能引起严重且难以逆转的肝内胆管炎甚或肝脓肿，患者会失去联合大范围肝切除的手术机会。因此，对于高位胆管癌导致的胆道梗阻，如果选择 ENBD 的引流方案，应将 ENBD 引流管放置于肝内二级胆管以上分支内，并应保证较大范围的肝段区域充分引流，以降低引流术后肝内胆管炎的风险。此外，因 ERCP 可能引发肝十二指肠韧带炎症水肿，如果短期内进行肿瘤根治性切除术将会增加术中实施区域淋巴结清扫的难度。通过 PTBD 的胆道引流方式，能够选择性实施多区域的肝段引流。在相关临床经验丰富的中心，在超声或 DSA 引导下实施 PTBD 胆道引流更为便捷、精准，胆道引流减黄迅速、有效。但 PTBD 是否会增加肿瘤细胞转移风险，临床上仅有个案报道，尚缺乏循证医学证据的支持。

实施 PTBD 胆道引流时，如果选择一、二级肝管主干穿刺，有可能造成胆漏及邻近较粗大的门静脉支、肝动脉支误损伤的风险，且由于胆管穿刺角度过于垂直于肝表面穿刺点，不利于后续穿刺导丝及引流管的置入，因此应尽可能寻找目标肝叶胆管的末梢支进行穿刺置管。

三、胆道引流术后管理要点

（一）引流管的管理

引流管应妥善固定、防止脱出。如果是 PTBD 引流，建议引流管在皮肤穿刺点缝合固定，术后腹带包扎有助于限制胸廓运动，以减少因较大幅度的呼吸活动或咳嗽等造成引流管自肝脏脱出，导致胆漏、肝脏撕裂伤的风险。

（二）引流胆汁管理

PTBD 或 ENBD 胆道外引流者，当胆汁引流量较多时，建议将引流胆汁过滤后经鼻肠管（图 2-6-1）或经口回输（图 2-6-2），恢复胆盐的肠肝循环、维护小肠屏障功能，促进肝功能恢复、营养状况改善。

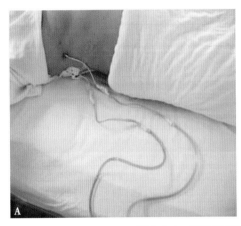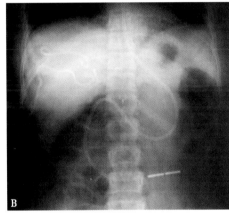

图 2-6-1　胆道外引流，胆汁经鼻肠管回输

A. 肝右前叶、右后叶 PTBD 胆汁外引流；

B. 数字减影血管造影（DSA）透视下置入空肠营养管，外引流胆汁过滤后经空肠营养管回输入肠道。

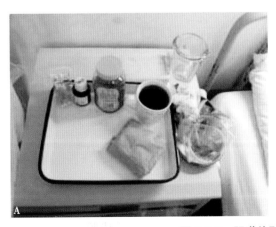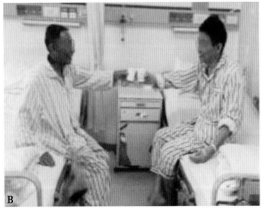

图 2-6-2　胆道外引流，胆汁经口回输

A. 收集外引流胆汁，定量胆汁经纱布过滤；

B. 过滤后胆汁口服。

结合胆汁引流量（每日引流量动态情况）、胆汁色泽（反映胆汁浓度）、（肝叶或全肝胆道引流通畅时）黄疸消退的快慢进度等临床征象，有助于综合评判肝功能受损程度及肝脏储备功能的状况。当胆汁引流量较大、但色泽稀薄，或（结合胆汁回输）黄疸消退较慢时，预示肝脏可能缺乏大范围肝切除的储备耐受能力，应对大范围肝切除的手术予以高度警惕、防范术后肝衰竭的发生。

参 考 文 献

[1] SUGIYAMA H，TSUYUGUCHI T，SAKAI Y，et al. Current status of preoperative drainage for distal biliary obstruction[J]. World J Hepatol，2015，7（18）：2171-2176.

[2] EL NAKEEB A，SALEM A，MAHDY Y，et al. Value of preoperative biliary drainage on post-operative outcome after pancreaticoduodenectomy: a case-control study[J]. Asian J Surg，2018，41（2）：155-162.

[3] MOOLE H，BECHTOLD M，PULI S R. Efficacy of preoperative biliary drainage in malignant obstructive jaundice: a meta-analysis and systematic review[J]. World J Surg Oncol，2016，14（1）：182.

第七节　胆道肿瘤的放射治疗和化疗

一、胆道肿瘤放射治疗临床进展

由于前期国内外不同单位的多项不良临床实践结果，以及高级别循证医学证据的缺乏，单独实施放疗、化疗或放疗联合化疗的方案，对胆道恶性肿瘤的辅助治疗价值未得到广泛共识[1]。对于术后辅助性放疗在胆道肿瘤临床价值的研究显示，已实施规则性手术切除的胆囊癌患者术后进行术区范围放疗并不能得到生存获益[2]。

随着治疗技术的进步，近期陆续有放疗对肝内胆管癌的治疗价值的正面研究结果报道[3,4]。对无法手术治疗的肝内胆管癌实施质子放疗的Ⅱ期临床研究显示，治疗2年内肿瘤局部控制率可达到95%的乐观数据[5]。

对放疗联合卡培他滨或吉西他滨化疗方案在肝外胆管癌和胆囊癌Ⅱ期治疗价值的临床研究也有积极的数据报道[6]。

在对直肠癌、肺癌等进行放疗的研究发现，*KRAS* 突变型肿瘤较野生型的放疗效果不佳，这一临床发现提示 *KRAS* 基因突变可能是肿瘤耐受放射治疗的机制[7]。因此，依据胆道恶性肿瘤的 *KRAS* 基因突变的情况进行个体化放疗研究可能是一个方向。此外，基于部分肿瘤放疗后可由对免疫治疗低应答转为高应答的研究和临床实践[8,9]，胆道肿瘤放疗联合程序性死亡蛋白-1（PD-1）抑制剂等免疫治疗也已成为临床探讨的方向。

二、胆道肿瘤化疗临床进展

由于受限于胆道恶性肿瘤发病率较低但恶性程度高、研究病例较少的临床现实因素，对胆道恶性肿瘤化疗标准方案的循证医学研究历史并不长久，氟嘧啶（5-FU/卡培他滨）、吉西他滨和铂类药物是研究的焦点[10]。目前，胆道恶性肿瘤还缺乏有效的生物标志物来预测对化疗方案的响应情况，所谓的胆道恶性肿瘤"一线化疗方案"，主要是指吉西他滨单药或联合铂类的方案[11-15]。此外，以 S1 为基础的联合化疗方案，也得到相关研究报道的推荐[10,16-19]。

但对于实施吉西他滨方案辅助治疗胆管癌患者的价值，尚待更多的循证医学证据支持。2018 年的一项研究发现，基于 Cochrane 系统肝胆组对照试验登记资料、Central、Medline、EMBASE、Lilac、科学引文索引、会议记录引文索引及文献报道等（截至 2017 年 6 月）的数据，采用 Cochrane 系统的标准分析方法（预先设定偏倚风险域的定义；评估纳入试验的偏倚风险；结合研究结果的临床应用等级等），对吉西他滨单药、或以吉西他滨为基础的化疗方案，纳入 7 个治疗成人进展期胆管癌的临床随机试验项目（共 600 名受试者），由于研究的循证医学证据确定度低（均存在偏倚风险；缺乏充分的信息；可能存在的出版期刊的文章发表偏见等，导致研究质量较低等），尚无法准确评价吉西他滨单药或联合化疗放疗对研究人群死亡率的影响，或得出治疗是否使患者获益的结论[20]。

卡培他滨对胆管癌化疗的临床价值，近年来逐渐引起关注。Primrose JN 等在美国临床肿瘤学会（American Society of Clinical Oncology，ASCO）2017 年会报道了卡培他滨术后辅助治疗胆管癌有效性和安全性的Ⅲ期临床试验（BILCAP 研究），研究人群包括肝内胆管癌、肝门部胆管癌、肿瘤侵犯至肌层的胆囊癌（T1b 期以上）和远端胆管癌，涵盖肿瘤根治性切除（R0）及肉眼完整切除者（R1）共 447 例受试者（英国地区胆管癌人群）。研究病例随机分配入观察组和卡培他滨治疗组（共 24 周、8 个疗程），随访持续 2 年以上，比较两组人群的总生存（overall survival，OS）情况。研究结果表明，术后卡培他滨辅助化疗方案可以改善可切除性胆管癌患者预后，术后总生存期由对照观察组的 36.4 个月延至卡培他滨化疗组的 51.1 个月（虽然两组间差异尚未达到统计学意义），并证明研究周期内患者可以耐受卡培他滨的不良反应[21]。对受试者进行分类统计发现，除肝门部胆管癌组术后卡培他滨辅助化疗未体现治疗获益外，肝内胆管癌、胆囊癌、远端胆管癌受试人群研究期内生存期均优于对照组人群[22]。

新近韩国学者报道的一项开放、随机、非劣效性研究的Ⅲ期试验，随机选择转移性晚期胆管癌患者接受 Gemox 方案（第 1 天和第 8 天为吉西他滨 1 000mg/m²，第 1 天为奥沙利铂 100mg/m²）或 Xelox 方案（第 1~14 天为卡西他滨 1 000mg/m²，第 1 天为奥沙利铂 130mg/m²）作为一线化疗方案（每 3 周为 1 疗程、共 8 疗程）。对比 Xelox 方案和 Gemox 方案治疗 6 个月的疾病无进展生存（progression-free-survival，PFS）方面，Xelox 方案疗效不劣于 Gemox 方案。Gemox 方案组的中位 PFS 为 5.3 个月，Xelox 方案组为 5.8 个月；Gemox 方案组 6 个月时达到 PFS 的受试者比例为 44.5%，Xelox 方案组为 46.7%[23]。据此研究者认为，Xelox 方案亦有望成为胆管癌一线化疗方案。

参 考 文 献

[1] ABOU-ALFA G K，ANDERSEN J B，CHAPMAN W，et al. Advances in cholangiocarcinoma research：report from the third Cholangiocarcinoma Foundation Annual Conference[J]. J Gastrointest Oncol，2016，7（6）：819-827.

[2] CALDOW PILGRIM C H，GROESCHL R T，QUEBBEMAN E J，et al. Recent advances in systemic therapies and radiotherapy for gallbladder cancer[J]. Surg Oncol，2013，22（1）：61-67.

[3] SHEN Z T, ZHOU H, LI A M, et al. Clinical outcomes and prognostic factors of stereotactic body radiation therapy for intrahepatic cholangiocarcinoma[J]. Oncotarget, 2017, 8 (55): 93541-93550.

[4] GKIKA E, HALLAUER L, KIRSTE S, et al. Stereotactic body radiotherapy (SBRT) for locally advanced intrahepatic and extrahepatic cholangiocarcinoma[J]. BMC Cancer, 2017, 17: 781.

[5] HONG T S, WO J Y, YEAP B Y, et al. Multi-institutional phase II study of high-dose hypofractionated proton beam therapy in patients with localized, unresectable hepatocellular carcinoma and intrahepatic cholangiocarcinoma[J]. J Clin Oncol, 2016, 34: 460-468.

[6] BEN-JOSEF E, GUTHRIE K A, EL-KHOUEIRY A B, et al. SWOG S0809: A phase II Intergroup trial of adjuvant capecitabine and gemcitabine followed by radiotherapy and concurrent capecitabine in extrahepatic cholangiocarcinoma and gallbladder carcinoma[J]. J Clin Oncol, 2015, 33: 2617-2622.

[7] WANG M, HAN J, MARCAR L, et al. Radiation resistance in KRAS-mutated lung cancer is enabled by stem-like properties mediated by an Osteopontin-EGFR pathway[J]. Cancer Res, 2017, 77 (8): 2018-2028.

[8] WANG X, SCHOENHALS J E, LI A, et al. Suppression of type I IFN signaling in tumors mediates resistance to anti-PD-1 treatment that can be overcome by radiotherapy[J]. Cancer Res, 2017, 77 (4): 839-850.

[9] ALIRU M L, SCHOENHALS J E, VENKATESULU B P, et al. Radiation therapy and immunotherapy: what is the optimal timing or sequencing?[J]. Immunotherapy, 2018, 10 (4): 299-316.

[10] MIZUSAWA J, MORIZANE C, OKUSAKA T, et al. Randomized phase III study of gemcitabine plus S-1 versus gemcitabine plus cisplatin in advanced biliary tract cancer: Japan Clinical Oncology Group Study (JCOG1113, FUGA-BT)[J]. Jpn J Clin Oncol, 2016, 46 (4): 385-388.

[11] VALLE J, WASAN H, PALMER D H, et al. ABC-02 Trial Investigators. Cisplatin plus gemcitabine versus gemcitabine for biliary tract cancer[J]. N Engl J Med, 2010, 362 (14): 1273-1281.

[12] OKUSAKA T, NAKACHI K, FUKUTOMI A, et al. Gemcitabine alone or in combination with cisplatin in patients with biliary tract cancer: acomparative multicentre study in Japan[J]. Br J Cancer, 2010, 103 (4): 469-474.

[13] VALLE J W, FURUSE J, JITLAL M, et al. Cisplatin and gemcitabine for advanced biliary tract cancer: a meta-analysis of two randomised trials[J]. Ann Oncol, 2014, 25 (2): 391-398.

[14] STEIN A, ARNOLD D, BRIDGEWATER J, et al. Adjuvant chemotherapy with gemcitabine and cisplatin compared to observation after curative intent resection of cholangiocarcinoma and muscle invasive gallbladder carcinoma (ACTICCA-1 trial) - a randomized, multidisciplinary, multinational phase III trial[J]. BMC Cancer, 2015, 15: 564.

[15] MORIWAKI T, YAMAMOTO Y, GOSHO M, et al. Correlations of survival with progression-free survival, response rate, and disease control rate in advanced biliary tract cancer: a meta-analysis of randomised trials of first-line chemotherapy[J]. Br J Cancer, 2016, 114 (8): 881-888.

[16] MORIZANE C, OKUSAKA T, MIZUSAWA J, et al. Randomized phase II study of gemcitabine plus S-1 versus S-1 in advanced biliary tract cancer: a Japan Clinical Oncology Group trial (JCOG 0805)[J]. Cancer Sci, 2013, 104 (9): 1211-1216.

[17] KIM H S, KIM H Y, ZANG D Y, et al. Phase II study of gemcitabine and S-1 combination chemotherapy in patients with metastaticbiliary tract cancer. Cancer Chemother Pharmacol.2015; 75 (4): 711-718.

[18] ARIMA S，SHIMIZU K，OKAMOTO T，et al. A multicenter phase ⅱ study of gemcitabine plus S-1 chemotherapy for advanced biliary tract cancer[J]. Anticancer Res，2017，37（2）：909-914.

[19] LEE D W，IM S A，KIM Y J，et al. CA19-9 or CEA decline after the first cycle of treatment predicts survival in advanced biliary tract cancer patients treated with S-1 and cisplatin chemotherapy[J]. Cancer Res Treat，2017，49（3）：807-815.

[20] ABDEL-RAHMAN O，ELSAYED Z，ELHALAWANI H. Gemcitabine-based chemotherapy for advanced biliary tract carcinomas[J]. Cochrane Database Syst Rev，2018，4: CD011746.

[21] PRIMROSE J N，FOX R P，PALMER D，et al. Adjuvant capecitabine for biliary tract cancer：the BILCAP randomized study[J]. J Clin Oncol，2017，35（15-suppl）：4006.

[22] PRIMROSE J N，FOX R P，PALMER D H，et al. Capecitabine compared with observation in resected biliary tract cancer（BILCAP）：a randomised，controlled，multicentre，phase 3 study[J]. Lancet Oncol，2019，20（5）：663-673.

[23] KIM S T，KANG J H，LEE J，et al. Capecitabine plus oxaliplatin versus gemcitabine plus oxaliplatin as first-Line therapy for advanced biliary tract cancers：a multicenter，open-label，randomized，phase three，non-inferiority trial[J]. Ann Oncol，2019，30（5）：788-795.

第八节　胆道肿瘤靶向治疗进展

根据胆道肿瘤解剖部位的不同，目前的研究显示胆道肿瘤靶基因较为复杂，聚焦于多种基因（表 2-8-1）[1]。相关癌基因及胆道肿瘤信号通路及其调控蛋白，都具有成为胆道肿瘤组织标志物诊断、治疗标志物的可行性。

表 2-8-1　胆道恶性肿瘤相关靶基因[1]

胆道恶性肿瘤分类	基因突变	基因融合
胆囊癌	*EGFR*、*ERBB2/3*、*PTEN*、*ARID2*、*MLL2/3*、*TERT* 启动子	
肝内胆管癌和肝外胆管癌	*KRAS*、*SMAD4*、*ARID1A*、*GNAS*	
肝内胆管癌	*IDH1/2*、*EPHA2*、*BAP1*	*FGFR2*
肝外胆管癌	*ELF3*、*ARID1B*	*PRKACA* 或 *PRKACB*
胆总管癌	*TP53*、*BRCA1*、*BRCA2*、*PI3CA*	

目前的研究发现，*FEGR*[2]、*FGFR*[3]、*IDH*[4] 等是胆管癌的驱动基因，在部分针对驱动基因的临床前研究中，胆管癌的靶向治疗显示出治疗效果[5-9]。随着精准医疗概念的提出及研究的深入，采用癌基因靶向治疗、免疫治疗等的肿瘤个体化治疗，可能会成为胆管癌患者治疗的重要手段[10, 11]。但截至 2018 年，单一应用肿瘤靶向治疗或靶向联合化疗方案的胆道恶性肿瘤相关临床研究，均未取得重大的突破[12-15]。

基于 DNA 测序技术的胆道恶性肿瘤突变基因的临床研究表明，包括 *IDH1/2*、*FGFR2*、*ERBB2*、错配修复蛋白[16-18] 等，均有望成为具有潜在治疗价值的胆道肿瘤靶向分子[19-21]。同时，寻找、发现有效的靶向治疗的分子标志物，建立对应的胆道肿瘤分子分型体系，以及胆道肿瘤靶向治疗联合放疗、化疗及免疫治疗的价值等，是未来探索的方向。

由北京协和医院赵海涛教授作为主要研究者（principal investigator，PI），在中国发起的一项"多中心、非随机、开放性和观察性的肝胆恶性肿瘤靶向 / 免疫治疗的真实世界研究（NCT03892577）"，已于 2017 年 10 月启动。项目拟在 2～3 年内完成 2 000 例进展期肝胆恶性肿瘤患者入组，采用大 panel 的 NGS 二代基因测序方案对其进行检测，收集基因变异 / 免疫治疗生物学标志物信息，并对接受靶向 / 免疫单药或联合治疗人群的客观缓解率和无进展生存期，持续观察 5 年。截至 2019 年 11 月，包括编者团队所在的海军军医大学胆道恶性肿瘤专病诊治中心，共计有 62 家中国境内意向入组中心开放入组，已入组肝胆恶性肿瘤患者 1 800 例。该项目的完成，将有助于从多地域、大样本的角度，描绘出中国人群进展期肝胆恶性肿瘤患者精准治疗的现状和相关表观遗传学信息。

此外，虽然目前根据 DNA 测序发现驱动基因以指导精准治疗已推动肿瘤临床诊疗的显著进步，但仅基于基因层面了解肿瘤特征及指导治疗尚不够全面，还需从肿瘤细胞的蛋白合成及修饰等角度解读相关蛋白质的功能，方能满足肿瘤精准医学的要义。MALDI-TOF/TOF 等质谱新技术的发展加速了肿瘤蛋白组学研究的步伐，2019 年已陆续有多项基于蛋白组学的研究，发现了肝癌 [22, 23]、胰腺癌 [24] 等恶性肿瘤新的诊断及治疗靶标等重要成果。近期一项对结肠癌的研究还发现，通过对肿瘤组织进行蛋白组生物信息学、磷酸化组学等分析，获得的结果能够验证或矫正单纯基于 DNA 测序的基因组分析结果，从而能够为患者提供更为精准的个体化治疗方案 [25]。上述研究有利地表明，整合基因组学 - 蛋白组学 - 代谢组学等研究路径，从多维度对肿瘤细胞及其微环境进行更为全面、清晰的认知，是未来肿瘤基础研究和精准医学发展的重要方向和必由之路，相关领域的进展也必将能够推动胆道肿瘤靶向治疗临床应用的快速进步。

参 考 文 献

[1] NAKAMURA H, ARAI Y, TOTOKI Y, et al. Genomic spectra of biliary tract cancer[J]. Nat Genet, 2015, 47（9）: 1003-1010.

[2] TECHASEN A, NAMWAT N, LOILOME W, et al. Tumor necrosis factor-α（TNF-α）stimulates the epithelial-mesenchymaltransition regulator Snail in cholangiocarcinoma[J]. Med Oncol, 2012, 29（5）: 3083-3091.

[3] HANADA S, HARADA M, KOGA H, et al. Tumor necrosis factor-alpha and interferon-gamma directly impair epithelial barrier function in cultured mouse cholangiocytes[J]. Liver Int, 2003, 23（1）: 3-11.

[4] ELSHARKAWY A M, MANN D A. Nuclear factor-kappa B and the hepatic inflammation-fibrosis-cancer axis[J]. Hepatology, 2007, 46（2）: 590-597.

[5] MENG F, WEHBE-JANEK H, HENSON R, et al. Epigenetic regulation of microRNA-370 by interleukin-6 in malignant human cholangiocytes[J]. Oncogene, 2008, 27（3）: 378-386.

[6] SATO Y, HARADA K, ITATSU K, et al. Epithelial-mesenchymal transition induced by transforming growth factor-{beta}1/Snail activationaggrav-ates invasive growth of cholangiocarcinoma[J]. Am J Pathol, 2010, 177（1）: 141-152.

[7] SPIRLì C, FABRIS L, DUNER E, et al. Cytokine-stimulated nitric oxide production inhibits adenylyl cyclase and cAMP-dependent secretion in cholangiocytes[J]. Gastroenterology, 2003, 124（3）: 737-753.

[8] SPIRLì C, NATHANSON M H, FIOROTTO R, et al. Proinflammatory cytokines inhibit secretion in rat bile duct epithelium[J]. Gastroenterology, 2001, 121（1）: 156-169.

[9] HASITA H, KOMOHARA Y, OKABE H, et al. Significance of alternatively activated macrophages in patients with intrahepatic cholangiocarcinoma[J]. Cancer Sci, 2010, 101(8): 1913-1919.

[10] GU F M, GAO Q, SHI G M, et al. Intratumoral IL-17$^+$cells and neutrophils show strong prognostic significance in intrahepatic cholangiocarcinoma[J]. Ann Surg Oncol, 2012, 19(8): 2506-2514.

[11] HARDING J J, EL DIKA I, ABOU-ALFA G K. Immunotherapy in hepatocellular carcinoma: Primed to make a difference?[J]. Cancer, 2016, 122(3): 367-377.

[12] MALKA D, CERVERA P, FOULON S, et al. Gemcitabine and oxaliplatin with or without cetuximab in advanced biliary-tract cancer(BINGO): a randomised, open-label, non-comparative phase 2 trial[J]. Lancet Oncol, 2014, 15(8): 819-828.

[13] CHEN J S, HSU C, CHIANG N J, et al. A KRAS mutation status-stratified randomized phase II trial of gemcitabine and oxaliplatin alone or in combination with cetuximab in advanced biliary tract cancer[J]. Ann Oncol, 2015, 26(5): 943-949.

[14] LEE J, PARK S H, CHANG H M, et al. Gemcitabine and oxaliplatin with or without erlotinib in advanced biliary-tract cancer: a multicentre, open-label, randomised, phase 3 study[J]. Lancet Oncol, 2012, 13: 181-188.

[15] LEONE F, MARINO D, CEREDA S, et al. Panitumumab in combination with gemcitabine and oxaliplatin does not prolong survival in wild-type KRAS advanced biliary tract cancer: a randomized phase 2 trial(Vecti-BIL study)[J]. Cancer, 2016, 122(4): 574-581.

[16] HEZEL A F, DESHPANDE V, ZHU A X. Genetics of biliary tract cancers and emerging targeted therapies[J]. J Clin Oncol, 2010, 28: 3531-3540.

[17] ROSS J S, WANG K, GAY L, et al. New routes to targeted therapy of intrahepatic cholangiocarcinomas revealed by next-generation sequencing[J]. Oncologist, 2014, 19(3): 235-242.

[18] LI M, ZHANG Z, LI X, et al. Whole-exome and targeted gene sequencing of gallbladder carcinoma identifies recurrent mutations in the ERBB pathway[J]. Nat Genet, 2014, 46(8): 872-876.

[19] FAN B, MELLINGHOFF I K, WEN P Y, et al. Clinical pharmacokinetics and pharmacodynamics of ivosidenib, an oral, targeted inhibitor of mutant IDH1, in patients with advanced solid tumors[J]. Invest New Drugs, 2019 Apr 26. [Epub ahead of print].

[20] JAVLE M, LOWERY M, SHROFF R T, et al. Phase II study of BGJ398 in patients with FGFR-altered advanced cholangiocarcinoma[J]. J Clin Oncol, 2018, 36(3): 276-282.

[21] BRANDI G, FARIOLI A, ASTOLFI A, et al. Genetic heterogeneity in cholangiocarcinoma: a major challenge for targeted therapies[J]. Oncotarget, 2015, 6(17): 14744-14753.

[22] JIANG Y, SUN A, ZHAO Y, et al. Chinese Human Proteome Project(CNHPP) Consortium. Proteomics identifies new therapeutic targets of early-stage hepatocellular carcinoma[J]. Nature, 2019, 567(7747): 257-261.

[23] GAO Q, ZHU H, DONG L, et al. Integrated proteogenomic characterization of HBV-related hepatocellular carcinoma[J]. Cell, 2019, 179(2): 561-577.

[24] SHI Y, GAO W, LYTLE N K, et al. Targeting LIF-mediated paracrine interaction for pancreatic cancer therapy and monitoring[J]. Nature, 2019, 569(7754): 131-135.

[25] VASAIKAR S, HUANG C, WANG X, et al. Proteogenomic analysis of human colon cancer reveals new therapeutic opportunities[J]. Cell, 2019, 177(4): 1035-1049.

第九节 胆道肿瘤免疫治疗进展

近 20 年来，肿瘤的免疫逃逸机制及免疫治疗研究发展迅速，研究结果和临床应用均获得较大的突破。较之肿瘤过继免疫治疗、肿瘤疫苗、细胞因子基因治疗/细胞因子受体基因治疗等其他免疫治疗手段，单克隆抗体治疗肿瘤的研究进展更为迅速，已成为肿瘤临床免疫治疗的重要手段。而新近在抑制 T 细胞激活机制发生的肿瘤免疫逃逸方面，靶向细胞毒性 T 淋巴细胞相关抗原 -4（CTLA-4）和 PD-1 及其配体（PD-1/PD-L1）的单克隆抗体，已在包括恶性黑色素瘤、肾细胞癌、非小细胞癌等恶性肿瘤治疗方面取得确切的效果。针对 CTLA-4 的抗体 ipilimumab 成为首个被 FDA 批准进入临床应用的靶向免疫系统抑制信号通路（免疫检查点）、改善肿瘤微环境免疫状态的药物，标志着肿瘤的临床免疫治疗又进入了新的时代 [1, 2]。

对于胆囊癌、胆管癌等胆道恶性肿瘤的免疫逃逸机制研究，仍存在较多的空白。目前仅有诸如胆囊癌、胆管癌能够通过 Fas/FasL 途径逃避机体监视发生肿瘤生长和转移等少量研究报道 [3-5]。针对胆道恶性肿瘤微环境中的多种关键性炎症介质，包括 TNF-α[6-8]、IFN-γ[9]、IL-6[10, 11]、TGF-β[12]、IL-8[13, 14]、IL-10[15] 以及 IL-17[16] 等，目前已有众多的研究报道。针对这些炎症介质的靶向调控，将可能成为胆道恶性肿瘤个体化辅助性免疫治疗方案。

免疫检查点抑制剂在肝细胞肝癌中的治疗价值已得到观察 [17]。2015 年开始的一项 KEYNOTE-028（ClinicalTrials.gov，NCT02054806）研究是免疫检查点抑制剂 pembrolizumab 单药治疗 PD-L1 阳性晚期实体肿瘤患者 1b 期临床试验，研究表明 pembrolizumab 在表达 PD-L1 的晚期胆道癌患者亚组中表现出抗肿瘤活性和持久的抗肿瘤反应 [18]。免疫检查点抑制剂治疗存在错配修复基因缺陷胆道癌患者的研究，近期临床也有个案报道 [19]。

在编者团队所在分中心参加的 NCT03892577 中国多中心真实世界研究项目中，除对目标入组的 2 000 例中国人群进展期肝胆恶性肿瘤进行基因变异表达谱分析，还将对其免疫治疗有效响应、免疫超进展及免疫耐药等相关生物学标志物进行分析总结，以归纳中国人群的肝胆恶性肿瘤免疫治疗的生物学信息。

编者近期开展的临床实践表明，PD-1 抑制剂单药或联合仑伐替尼靶向治疗方案或联合 S1 化疗的方案，在部分胆道恶性肿瘤患者的治疗中展现出令人振奋的效果。免疫治疗联合手术、放疗、化疗、靶向治疗等综合治疗手段，可能是包括胆道恶性肿瘤在内的多种实体肿瘤极具希望的治疗策略 [20]。

参 考 文 献

[1] BERROCAL A，ARANCE A，LOPEZ MARTIN J A，et al. Ipilimumab for advanced mela-noma: experience from the Spanish expanded access program[J]. Melanoma Res，2014，24（6）：577-583.

[2] CHMIELOWSKI B. Ipilimumab: a first-in-class T-Cell potentiator for metastatic melanoma[J]. J Skin Cancer，2013，2013：423829.

[3] QUE F G，PHAN V A，PHAN V H，et al. Cholangiocarcinomas express Fas ligand and disable the Fas receptor[J]. Hepatology，1999，30（6）：1398-1404.

[4] SHIMONISHI T, ISSE K, SHIBATA F, et al. Up-regulation of fas ligand at early stages and down-regulation of Fas at progressed stages of intrahepatic cholangiocarcinoma reflect evasion from immune surveillance[J]. Hepatology, 2000, 32(4 Pt 1): 761-769.

[5] ZEN Y, HARADA K, SASAKI M, et al. Intrahepatic cholangiocarcinoma escapes from growth inhibitory effect of transforming growth factor-beta1 by overexpression of cyclin D1[J]. Lab Invest, 2005, 85(4): 572-581.

[6] AL-BAHRANI R, ABUETABH Y, ZEITOUNI N, et al. Cholangiocarcinoma: risk factors, environmental influences andoncogenesis[J]. Ann Clin Lab Sci, 2013, 43(2): 195-210.

[7] KOMORI J, MARUSAWA H, MACHIMOTO T, et al. Activation-induced cytidine deaminase links bile duct inflammation to human cholangiocarcinoma[J]. Hepatology, 2008, 47(3): 888-896.

[8] TECHASEN A, NAMWAT N, LOILOME W, et al. Tumor necrosis factor-α(TNF-α) stimulates the epithelial-mesenchymaltransition regulator Snail in cholangiocarcinoma[J]. Med Oncol, 2012, 29(5): 3083-3091.

[9] HANADA S, HARADA M, KOGA H, et al. Tumor necrosis factor-alpha and interferon-gamma directly impair epithelial barrier function in cultured mouse cholangiocytes[J]. Liver Int, 2003, 23(1): 3-11.

[10] ELSHARKAWY A M, MANN D A. Nuclear factor-kappa B and the hepatic inflammation-fibrosis-cancer axis[J]. Hepatology, 2007, 46(2): 590-597.

[11] MENG F, WEHBE-JANEKH, HENSON R, et al. Epigenetic regulation of microRNA-370 by interleukin-6 in malignant human cholangiocytes[J]. Oncogene, 2008, 27(3): 378-386.

[12] SATO Y, HARADA K, ITATSU K, et al. Epithelial-mesenchymal transition induced by transforming growth factor-{beta}1/Snail activation aggravates invasive growth of cholangiocarcinoma[J]. Am J Pathol, 2010, 177(1): 141-152.

[13] SPIRLì C, FABRIS L, DUNER E, et al. Cytokine-stimulated nitric oxide production inhibits adenylyl cyclase and cAMP-dependent secretion in cholangiocytes[J]. Gastroenterology, 2003, 124(3): 737-753.

[14] SPIRLì C, NATHANSON M H, FIOROTTO R, et al. Proinflammatory cytokines inhibit secretion in rat bile duct epithelium[J]. Gastroenterology, 2001, 121(1): 156-169.

[15] HASITA H, KOMOHARA Y, OKABE H, et al. Significance of alternatively activated macrophages in patients with intrahepatic cholangiocarcinoma[J]. Cancer Sci, 2010, 101(8): 1913-1919.

[16] GU F M, GAO Q, SHI G M, et al. Intratumoral IL-17[+]cells and neutrophils show strong prognostic significance in intrahepatic cholangiocarcinoma[J]. Ann Surg Oncol, 2012, 19(8): 2506-2514.

[17] HARDING J J, EL DIKA I, ABOU-ALFA G K. Immunotherapy in hepatocellular carcinoma: Primed to make a difference?[J]. Cancer, 2016, 122: 367-377.

[18] BANG Y J, DOI T, DE BRAUD F, et al. Poster spotlight/Poster 525: Safety and efficacy of pembrolizumab(MK-3475) in patients(pts) with advanced biliary tract cancer: Interim results of KEYNOTE-028[J]. EUR J CANCER, 2015, 51(Suppl.3): 112.

[19] CZINK E, KLOOR M, GOEPPERT B, et al. Successful immune checkpoint blockade in a patient with advanced stage microsatellite-unstable biliary tract cancer[J]. Cold Spring Harb Mol Case Stud, 2017, 3(5). pii: a001974.

[20] BEYRANVAND NEJAD E, WELTERS M J, Arens R, et al. The importance of correctly timing cancer immunotherapy[J]. Expert Opin Biol Ther, 2017, 17(1): 87-103.

第十节 胆道肿瘤介入治疗进展

进展期胆道肿瘤无法手术根治性切除时，或患者合并的恶性梗阻性黄疸，通过射频消融、肝动脉栓塞介入化疗（TAE）、选择性门静脉栓塞或结扎（PVE/PVL）、选择性胆道引流或内支架置入（ERCP/PTCD）等介入方法进行治疗，已逐渐成为临床常规的治疗方案。此外，肝外胆管癌的光动力治疗、内放射治疗也体现出治疗价值[1-3]。

对于无法实施手术切除的肝门部胆管癌、胆囊癌侵犯肝门部胆管等肝门部胆管恶性梗阻病例，内镜下进行胆管内支架置入术是解决患者梗阻性黄疸、进行后续化疗等治疗方案的重要措施，但对于经消化内镜途径对肝门部胆管恶性梗阻患者实施不同胆管支架置入方案的优劣，既往临床决策中尚未取得共识。上海东方肝胆外科医院、空军军医大学西京医院、上海市第一人民医院内镜中心共同发起的一项回顾性平行对照研究[4]，对2002—2018年分别实施胆道双侧金属支架置入术、单侧胆道金属支架置入术、双侧胆道塑料支架置入术及单侧胆道塑料支架置入术的1 239例肝门部胆管恶性梗阻病例进行分析，研究人群最终纳入633例。研究发现，在上述四种经内镜下胆道支架置入术的临床治疗中，双侧胆道金属支架置入术的临床成功率最高，支架通畅期时间最久、后续干预次数最低，且患者术后胆管炎发生率最低、生存时间最久。该研究表明，对失去外科手术治疗机会的肝门部胆管恶性梗阻患者，选择经消化内镜解除胆道梗阻、实施胆道内引流的治疗时，实施双侧胆道金属内支架引流术是临床优选策略[4]。

经内镜途径射频消融治疗无法手术切除的胆管癌，首次报道于2011年[5]。2016年一项荟萃分析研究表明[6]，经内镜射频消融治疗能够明显改善因肿瘤病灶导致的胆管狭窄，胆管直径由术前的平均1.189mm增加到术后的4.635mm，平均增加了3.446mm；术后支架通畅的中位持续时间为7.6个月。2018年的另一项荟萃分析研究发现[7]，与仅采用置入胆管内支架方案及胆管内支架联合化疗的治疗方案相比，接受射频消融治疗联合胆管内支架置入术的患者生存率显著提高。

1991年第一项经内镜实施光动力治疗肝外胆管癌的病例报告发表[8]。经过多年的治疗技术的改进和光敏剂的研发升级，多项临床研究表明，无法实施手术切除方案的肝外胆管癌患者，经内镜光动力治疗后，整体生存率、胆道阻塞缓解率、黄疸症状的改善以及胆管内支架的通畅性等方面，均体现出积极的治疗价值[9, 10]。

20世纪90年代，首个光敏治疗剂在美国、欧洲等国家和地区被批准进入临床。作为一种非热消融的局部治疗方法，光动力治疗在上皮性恶性肿瘤及尖锐湿疣、鲜红斑痣等皮肤疾病的多个领域展现出优势。新型光敏治疗剂的研发在国内外也成为热点领域，近年来陆续已有多个光敏治疗剂进入临床应用。但不同于皮肤等病灶部位表浅或膀胱癌等治疗空间较大、内镜操作较为便捷，在狭小胆管腔内对癌灶进行光动力治疗对内镜技术要求更高。此外，由于胆管癌病灶富含纤维质成分，可能会对光敏剂进入、均匀分布于病灶内产生不利影响。因此在新型光敏剂治疗胆管癌的临床研究中，药物载体的优化、药物注射与内镜光源导入的时机、治疗有效性的评价标准等，应是保障研究结论科学性的重要考量因素。

总体而言，目前上述的介入治疗方法，均尚无法成为胆道恶性肿瘤单一有效的治愈手段，介入治疗作为进展期患者综合治疗体系的内容，以及作为构成胆道肿瘤手术治疗方案综合体系的技术手段，正在发挥越来越重要的作用[11]。

参 考 文 献

[1] PARK D H, LEE S S, PARK S E, et al. Randomised phase II trial of photodynamic therapy plus oral fluoropyrimidine, S-1, versusphotodynamic therapy alone for unresectable hilar cholangiocarcinoma[J]. Eur J Cancer, 2014, 50(7): 1259-1268.

[2] WAGNER A, WIEDMANN M, TANNAPFEL A, et al. Neoadjuvant down-sizing of hilar cholangiocarcinoma with photodynamic therapy—long-term outcome of a phase II pilot study[J]. Int J Mol Sci, 2015, 16(11): 26619-26628.

[3] SCHMIDT A, BLOECHINGER M, WEBER A, et al. Short-term effects and adverse events of endoscopically applied radiofrequency ablation appear to be comparable with photodynamic therapy in hilar cholangiocarcinoma[J]. United European Gastroenterol J, 2016, 4(4): 570-579.

[4] Xia M X, Cai X B, Hu B, et al. Optimal stent placement strategy for malignant hilar biliary obstruction: a large multicenter parallel study. Gastrointest Endosc. 2019 Dec 25. pii: S0016-5107(19)32565-9. [Epub ahead of print]

[5] STEEL A W, POSTGATE A J, KHORSANDI S, et al. Endoscopically applied radiofrequency ablation appears to be safe in the treatment of malignant biliary obstruction[J]. Gastrointest Endosc, 2011, 73(1): 149-153.

[6] ZHENG X, BO Z Y, HU B, et al. Endoscopic radiofrequency ablation may be preferable in the management of malignant biliary obstruction: A systematic review and meta-analysis[J]. J Dig Dis, 2016, 17(11): 716-724.

[7] SOFI A A, KHAN M A, DAS A, et al. Radiofrequency ablation combined with biliary stent placement versus stent placement alone for malignant biliary strictures: a systematic review and meta-analysis[J]. Gastrointest Endosc, 2018, 87(4): 944-951.

[8] MCCAUGHAN J S JR, MERTENS B F, CHO C, et al. Photodynamic therapy to treat tumors of the extrahepatic biliary ducts. A case report[J]. Arch Surg, 1991, 126(1): 111-113.

[9] LEGGETT C L, GOROSPE E C, MURAD M H, et al. Photodynamic therapy for unresectable cholangiocarcinoma: a comparative effectiveness systematic review and meta-analyses[J]. Photodiagnosis Photodyn Ther, 2012, 9(3): 189-195.

[10] MOOLE H, TATHIREDDY H, DHARMAPURI S, et al. Success of photodynamic therapy in palliating patients with nonresectable cholangiocarcinoma: a systematic review and meta-analysis[J]. World J Gastroenterol, 2017, 23(7): 1278-1288.

[11] 李斌, 姜小清. 在"计划性肝切除"的理念下审视联合肝脏分隔和门静脉结扎的二步肝切除术及门静脉栓塞[J]. 临床外科杂志, 2017, 25(6): 414-416.

第十一节　胆道肿瘤患者的营养治疗

营养不良对机体存在多个方面的危害。手术患者发生营养不良的危害主要体现在下述几个方面：局部与全身抵抗力下降，易发生手术切口、区域感染及肺部感染等；术后出现心肺功能不良、疲劳综合征等术后器官功能恢复不良症状；手术切口、各种消化道吻合口愈合不良等表现。因此，改善患者营养状态对其疾病转归具有重要意义，其重要性从相关理念由早期的营养支持（nutrition support）发展至营养治疗（nutrition therapy）可得以体现[1]。

胆道肿瘤患者的营养治疗较为复杂，不仅涉及恶性肿瘤营养代谢的病理生理改变，还具有肝胆疾病的特殊性和消化道外科营养治疗的特殊性。应根据疾病的进展、对应的治疗方案及阶段分别采用个体化营养治疗方案。

一、胆道恶性肿瘤患者围手术期及术后康复阶段营养状况的评估

肿瘤患者在手术、化疗、放疗等过程中不需要常规使用营养支持，当患者存在营养不良或有营养不良的风险时应及时进行营养治疗。目前临床有多种评估量表可用于肿瘤患者的营养不良筛查，编者推荐应用主观整体营养评估（patient-generated subjective global assessment，PG-SGA）评分评估患者营养状况[2]，PG-SGA 评分应用简单，包括患者自评和医务人员评估两部分。其中患者自评包括四个方面：体重、进食情况、症状和身体活动情况，依据患者对上述问题的回答并进行评分；医务人员评估包括三个方面：疾病、应激状态、体格检查，以了解患者属于：有无高分解和高代谢状态；体检有无肌肉和脂肪大量消耗状态。根据上述各评估指标对患者营养状况进行评分：0～1 分为营养良好；2～3 分为可疑营养不良；4～8分为中度营养不良；≥ 9 分为重度营养不良。依据评分结果，患者营养状况经 PG-SGA 整体评估后可划分为 A、B、C 三个等级（表 2-11-1）。

表 2-11-1　主观整体营养评估表

PG-SGA 整体评估分级	A 级（营养良好）	B 级（中度或可疑营养不良）	C 级（严重营养不良）
体重	无丢失或近期增加	1 个月内丢失 5%（或 6 个月10%）或不稳定或不增加	1 个月内丢失 >5%（或 6 个月>10%）或不稳定或不增加
营养摄入	无不足；或近期明显改善	摄入明确减少	严重摄入不足
营养相关症状	无或近期明显改善；摄入充分	存在营养相关症状	存在营养相关症状
功能	无不足或近期明显改善	中度功能减退或近期加重	严重功能减退或近期明显加重
体格检查	无消耗或慢性消耗但近期有临床改善	轻至中度皮下脂肪和肌肉消耗	明显营养不良体征，如严重的皮下组织消耗、水肿

二、胆道肿瘤并发癌性恶病质的临床诊断

恶性肿瘤患者是营养不良的高危人群，超过 50% 的患者合并营养不良状态，当处于肿瘤进展期或终末期、发生癌性恶病质状态严重威胁患者生命。胆道肿瘤是恶性程度极高的消化道肿瘤，且容易因并发梗阻性黄疸导致消化功能严重受限，随着病情的发展，晚期患者易并发癌性恶病质。癌性恶病质（cancer cachexia），或称为癌症恶液质，其定义为以持续性骨骼肌丢失（伴有或不伴有脂肪组织丢失）为特征，不能被常规营养支持完全缓解，逐步导致功能损伤的多因素综合征，其本质是患者因食物摄入量下降和代谢异常等综合因素造成蛋白质和能量呈负平衡[3]。

癌性恶病质诊断标准为：①无节食条件下，6 个月内体重丢失 >5%；或②身体质量指数（body mass index，BMI）<20（欧美人）、BMI<18.5（中国人），以及任何程度的体重丢失 >2%；或③四肢骨骼肌指数（appendicular skeletal muscle index）符合肌肉减少症标准（男性 <7.26，

女性<5.45）和任何程度的体重丢失>2%[3]。

癌性恶病质是一个连续的疾病过程，根据临床表现分为三期，即恶病质前期、恶病质期和恶病质难治期。"恶病质前期"表现为厌食、代谢异常，体重下降<5%；"恶病质期"是指非单纯饥饿因素所致的 6 个月内体重下降>5%，或 BMI<20 伴有持续体重丢失 2% 以上，或四肢骨骼肌指数符合少肌症诊断标准（男性<7.26，女性<5.45）伴有持续体重丢失 2% 以上，且尚未进入恶病质难治期者；"恶病质难治期"指肿瘤持续进展，患者出现治疗抵抗，分解代谢旺盛，难以纠正体重的持续下降，WHO 体力评分 3 或 4 分，预计生存期不足 3 个月，营养支持治疗给患者带来的潜在获益已不足以抵消治疗的负担和风险。缓解症状、减轻患者痛苦，是恶病质难治期的主要治疗目标和考量因素[3]。

三、胆道肿瘤患者围手术期营养治疗的价值

（一）合并慢性肝炎等肝脏疾病时，实施大范围肝切除术围手术期营养治疗的价值

肝脏是人体最重要的消化代谢器官，涉及蛋白质、脂肪和碳水化合物三大营养物质代谢及维生素的储存和激活等复杂的生化过程，处于营养物质消化代谢的中心地位。肝脏疾病，特别是慢性肝病时，可出现复杂的营养代谢改变和不同程度的以蛋白质代谢紊乱为主要表现的营养不良症状[4]。患者营养状态不良又将会影响肝病的发生、发展和预后，形成恶性循环，导致患者不良预后。

慢性肝病患者的临床分型：①代偿期肝硬化：代偿期肝硬化指早期肝硬化，属 Child-Pugh A 级。临床常无明显表现，可有轻度的食欲缺乏、恶心、腹胀、大便不成形等消化系统症状，也可有肝区痛、消瘦、乏力等一般症状。部分患者体格检查可发现蜘蛛痣、肝掌、肝脾大且质较硬，一般无压痛。也有部分患者体格检查无明显阳性体征。肝功能检查可在正常范围内或仅有轻度异常，可有门脉高压症，但无腹水、肝性脑病或上消化道大出血；②失代偿期肝硬化：指中、晚期肝硬化，属 Child-Pugh B、C 级。有明显肝功能异常及失代偿征象，可有腹水、肝性脑病或门静脉高压引起的食管、胃底静脉明显曲张或上消化道大出血；③肝衰竭：肝衰竭是多种因素引起的严重肝脏损害，导致肝脏的合成、解毒、排泄和生物转化等功能发生严重障碍或失代偿，出现以凝血机制障碍、黄疸、肝性脑病、腹水等为主要表现的一组临床综合征。营养不良是慢性肝病患者的一个重要并发症，慢性肝病患者普遍存在蛋白质-能量营养不良。超过 50% 的肝硬化患者存在能量摄入不足的状态[5]，营养不良与肝病患者预后不良有关[6]。

存在手术创伤应激状态的患者，特别是肝胆疾病的患者，手术后给予较高支链氨基酸比例的复方氨基酸制剂，有益于补充外源性支链氨基酸以减少肌肉的分解、促进肝脏和其他器官的蛋白质合成，有利于机体的创伤恢复；由于支链氨基酸在肝外组织中代谢供应能量，不会增加肝脏的负担并具有节氮效应。

虽然营养治疗在肝病患者的治疗中或围手术期中的价值有多项研究报道予以支持[7-9]，但 2014 年 Koretz RL 开展的一项荟萃分析中，纳入了 40 项针对肝病患者（酒精性肝炎、肝硬化、肝癌）的临床治疗（肝切除术、肝移植、梗阻性黄疸的治疗、抗病毒治疗）联合/未联合辅助营养治疗（单用或联合肠外营养、肠内营养、口服营养补充剂）的随机对照研究。在纠正研究设计等偏倚后，荟萃分析结果表明在降低死亡率、肝炎传染性或术后并发症及改善生活质量、住院时间、治疗总费用等方面，营养治疗总体上并未体现显著的治疗优势[10]。分

析此结果，可能与既往开展的多个相关 RCT 研究的样本量较小、数据量有限和研究方法的不足导致结果偏差等有关，亦可反映出肝胆疾病具有复杂的病理生理特点，可能导致营养治疗的价值受到其他因素的干扰和掩盖。

（二）合并梗阻性黄疸时的围手术期营养治疗的价值

恶性梗阻性黄疸是胆道肿瘤患者常见的临床症状，影响患者的肝肾功能、凝血功能、肠道吸收和内屏障功能、循环系统功能及免疫功能，严重影响机体内环境的稳定，使患者的营养状态随着黄疸的程度和疾病的进展而呈现复杂的改变。

恶性梗阻性黄疸患者由于对胰岛素反应降低，以及肝脏处理葡萄糖的功能受损，糖耐量下降，易发生高血糖。同时，患者肌肉和肝脏中内源性糖原储备较正常减少且极易消耗，而机体将脂肪酸转化为酮体为机体供能的能力却大为弱化，机体将加强蛋白质的分解、进行糖异生，以保障神经细胞和红细胞对葡萄糖的需要、维持重要生理活动相应的功能，导致机体肌肉蛋白等大量蛋白消耗。此外，在机体发生严重的黄疸、感染、手术等应激状态下，肝脏利用氨基酸的能力下降，血中支链氨基酸减少，苯丙氨酸和丙氨酸等氨基酸含量增加，尿中尿素氮的排出量明显增加。在上述各种病理生理机制的共同影响下患者更易发生负氮平衡。全肠外营养会导致静脉炎、胃肠道黏膜萎缩、高血糖的发生及免疫功能受到影响，可能加剧感染并发症的发生概率、提高危重症患者病死率的风险[11]。由于恶性梗阻性黄疸患者易合并代谢紊乱、免疫功能抑制状态及发生肠道吸收、屏障功能障碍，此时仅仅给予肠外营养治疗，对机体扭转因梗阻性黄疸导致的代谢偏离正常状态极为不利。此时应根据疾病的进展及患者身体状况，重视给予肠内营养治疗。

对梗阻性黄疸患者进行围手术期肠内营养治疗，具有以下优点：肠内营养保护肠黏膜屏障（为肠黏膜提供营养物质，刺激肠黏膜增殖、促进肠上皮修复；维持和改善肠道黏膜细胞结构和功能的完整性、防范菌群易位和脓毒血症发生；刺激胃肠液分泌、维持体液免疫系统功能；能够供养保护性菌群、维护肠道原籍菌，可从外界补充益生菌刺激其生长，保护肠黏膜屏障、减轻炎症反应）；符合人体生理（增加肝血流、刺激胃肠道激素的分泌；营养物质经门静脉系统至肝脏，有利于肝脏对蛋白质的合成和代谢调节）；能够避免全肠外营养的相关并发症；经济实用、应用简便。在患者肠道具有功能且能安全使用肠内营养治疗时，营养治疗应首选肠内方案。合并梗阻性黄疸时，肠内营养结合外引流胆汁回输治疗方案，可提高肠内营养剂的吸收，有利于肝功能的改善及肝切除术后的肝再生。当肠道运动功能障碍或存在消化功能障碍时，应遵循肠内肠外联合应用的个体化营养治疗原则。

四、胆道肿瘤患者营养治疗的临床应用原则

总体而言，在胆道肿瘤患者治疗方案中营养治疗的价值应予以肯定。对胆道肿瘤患者实施营养治疗应把握以下原则：

1. 评估是否存在明显中重度营养不良；评估基础疾病和营养状况对患者重要器官功能、免疫力、伤口愈合以及生存的影响。

2. 评估在疾病进程和治疗过程中，维持患者机体营养需求的最低量（预计能量和蛋白量的 75%）及是否需要增加额外能量供应。

3. 处于应激状态的患者，应在机体内环境稳定后尽早开始实施系统性营养治疗，并对患者代谢状态及营养状况进行动态监测评估，个体化制订营养治疗方案。

4.此外,在治疗过程中需警惕,无论肠外营养或肠内营养均存在发生治疗并发症的风险,会给患者带来不良后果。在应用营养支持治疗时,临床医师应就以下几种因素,包括疾病的严重程度、患者的意愿和预后、预期是否存在进食不足、营养支持途径和输注的风险以及不提供营养支持的后果等多个方面和环节,对营养治疗方案作出综合判断。

参 考 文 献

[1] JONES N E, HEYLAND D K. Implementing nutrition guidelines in the critical care setting: a worthwhile and achievable goal?[J]. JAMA, 2008, 300(23): 2798-2799.

[2] OTTERY F D. Definition of standardized nutritional assessment and interventional pathways in oncology[J]. Nutrition, 1996, 12(1 Suppl): S15-S19.

[3] FEARON K, STRASSER F, ANKER S D, et al. Definition and classification of cancer cachexia: an international consensus[J]. Lancet Oncol, 2011, 12(5): 489-495.

[4] SASIDHARAN M, NISTALA S, NARENDHRAN R T, et al. Nutritional status and prognosis in cirrhotic patients[J]. Trop Gastroenterol, 2012, 33(4): 257-264.

[5] CAMPILLO B, RICHARDET J P, SCHERMAN E, et al. Evaluation of nutritional practice in hospitalized cirrhotic patients: results of a prospective study[J]. Nutrition, 2003, 19(6): 515-521.

[6] CHEUNG K, LEE S S, RAMAN M. Prevalence and mechanisms of malnutrition in patients with advanced liver disease, and nutrition management strategies[J]. Clin Gastroenterol Hepatol, 2012, 10(2): 117-125.

[7] JOHNSON T M, OVERGARD E B, COHEN A E, et al. Nutrition assessment and management in advanced liver disease[J]. Nutr Clin Pract, 2013, 28(1): 15-29.

[8] SUN Y, YANG Z, TAN H. Perioperative nutritional support and fluid therapy in patients with liver diseases[J]. Hepatobiliary Surg Nutr, 2014, 3(3): 140-148.

[9] WARNER S G, JUTRIC Z, NISIMOVA L, et al. Early recovery pathway for hepatectomy: data-driven liver resection care and recovery[J]. Hepatobiliary Surg Nutr, 2017, 6(5): 297-311.

[10] KORETZ R L. The evidence for the use of nutritional support in liver disease[J]. Curr Opin Gastroenterol, 2014, 30(2): 208-214.

[11] HEY LAND D K, MACDONALD S, KEEFE L, et al. Total parenteral nutrition in the critically ill patient: a meta-analysis[J]. JAMA, 1998, 280(23): 2013-2019.

第三章

胆道肿瘤癌前病变诊疗

第一节　胆囊结石

　　胆囊结石是最为常见的消化系统结石性疾病，在对具有 2 000 多年历史的埃及木乃伊进行解剖学研究就已发现存在胆囊结石病 [1]。结石性胆囊炎是胆囊癌重要的风险因素 [2]，但缺失胆囊是否会对人体造成严重不利影响、切除病态胆囊是否合理，在临床上仍存在争议。辨析上述争议，需要从胆囊的功能、胆囊结石对机体的影响、胆囊切除对人体的影响等多个方面进行系统和全面的梳理，为临床胆囊结石的规范化治疗提供理论依据。

一、人类胆囊的生理功能

　　胆囊、肝脏和腹部胰腺具有共同的胚胎起源。在人胚胎的第 18 天，前肠内胚层增殖发生肝憩室。肝憩室的头部形成肝脏和肝内胆管，尾部形成肝外胆管、胆囊和胰腺的腹胰部 [3]。成人胆囊上皮细胞维持极低的更新率，胆囊结石可诱导上皮细胞增殖 [4]。人类的三层胆囊壁均有确定的神经网络 [5]，胆囊神经支配调节平滑肌张力和上皮细胞功能。胆囊壁也含有外源纤维介导痛觉，胆 - 心反射即是胆囊的牵扯痛投射至丘脑神经元引发的生理现象 [6]。

　　人类肝脏每天产生约 1 000～1 500ml 胆汁，胆囊对肝脏分泌胆汁及胆汁进入肠道均发挥调控作用，空腹期间有 50%～90% 的胆汁进入胆囊浓缩、存储 [7, 8]。肝脏分泌的胆汁是否转入胆囊存储或直接进入十二指肠，主要取决于胆囊的收缩和 Oddi 括约肌张力之间所形成的胆囊的相对阻力状态 [9]。进食间期，上述二者间的压力梯度有利于胆汁进入胆囊储存和浓缩。进食后，胆囊主动收缩导致腔内压力升高、胆汁流出、胆管内压增高的同时 Oddi 括约肌松弛，胆汁释放进入十二指肠。人类胆囊在进食或空腹状态下均可经历交替的胆汁灌注和排空的生理活动 [7]，浓缩的胆囊胆汁持续地与肝脏分泌的新鲜胆汁混合稀释，避免了空腹时胆囊内胆汁浓度过饱和 [10]。

　　胆囊运动功能的调节与消化活动密切相关，其机制非常复杂，涉及中枢神经支配、迷走神经传导、神经激素信号通路、内分泌等多方面、多维度的介导调控机制。在人类消化活动的各个时期，胆囊均可产生生理排空活动 [11, 12]。胆囊平滑肌细胞内钙离子诱导释放和电压依赖性钙通道活化 [13]，是胆囊肌层发生收缩的关键性生理活动。前列腺素 E_2 和血栓素 A_2 的神经激素信号在介导胆囊收缩中发挥重要作用 [14, 15]。胆汁酸也能够直接作用于胆囊黏膜上皮和肌肉组织的 *1/M-BAR/TGR5G* 蛋白耦联膜受体，调节胆囊的充盈 [16, 17]。阿托品、阿片类等多种药物都会对胆囊活动功能产生影响 [18]。例如，生长抑素 [19, 20]、生长抑素类似物等影响血浆胆囊收缩素和胰多肽、神经降压素等胃肠激素 [21]；考来烯胺类胆盐螯合剂影响肝细胞对胆汁酸的合成和胆囊的充盈活动[22]。此外，血糖水平对胆囊排空和血浆激素分泌的影响[23]、肥胖者胆囊收缩功能下降[24]，都表明胆囊排空、充盈调控机制及影响因素的复杂性。

同时，胆囊还具有复杂的分泌功能。胆汁黏蛋白主要由胆囊黏膜上皮细胞受调控分泌[25]，能够保护胆囊和胆管上皮细胞免受高浓度胆汁酸的损伤，但其比例异常会促发结石形成[26]；胆囊是胆汁中碳酸氢盐的主要分泌来源[27]，胆汁中的碳酸氢盐不仅对于消化活动至关重要，也可防止疏水性胆汁酸对胆管细胞的损伤[28]。

二、胆囊结石的流行病学特点

世界范围内胆囊结石在不同的地域和种族间发病率差异较大[29]。已报道的数据中智利发病率最高，在其国内的 50～60 岁南美洲 Mapuche 原住民人群中，胆囊结石的女性和男性发病率分别高达 75% 和 43%[30]，同地区同年龄段拉丁裔人群中胆囊结石的女性和男性发病率也分别达到 60% 和 25%[31]。欧美国家胆囊结石患病率约为 10%～20%[32, 33]。日本男性、女性人群胆囊结石筛查阳性率分别为 4.74% 和 4.11%[34]，而日本裔美国人群胆囊结石、胆囊炎等胆囊疾病筛查阳性率（23.3%）显著高于其他族群，夏威夷土著人群筛查阳性率最低（3.8%）[35]。

目前中国最大样本的胆囊结石超声筛查结果显示，中国城市 20 岁以上人群胆囊结石筛查阳性率为 4.6%，男性及女性人群筛查阳性率分别为 4.8% 和 4.4%。中国南方地区人群中胆囊结石筛查阳性率明显高于北方地区（6.1% vs 3.8%）[36]。此外，中国维吾尔族胆囊结石筛查阳性率高于同地区汉族人群[37]。

三、胆囊结石的发病机制

胆固醇结石（结石中胆固醇的含量超过 95%）是胆囊结石的主要类型。肝脏分泌过多胆固醇进入胆汁内是胆固醇结石形成的主要成因，胆囊调控肝脏分泌胆固醇入胆汁的能力下降[38]、胆囊上皮细胞失去有效吸收胆汁中胆固醇和磷脂的能力[39]可能是重要原因。胆囊运动不足[40]、黏蛋白分泌增多[26]等因素促进了胆固醇结石的形成。胆色素结石占胆囊结石类型的比例很小，结石主要由胆红素钙聚合而成。过量的细菌性 β- 葡糖醛酸酶导致胆红素葡萄糖苷酸水解成更多的游离胆红素和葡糖醛酸，前者与钙结合形成不溶于水的胆红素钙，构成了胆色素结石的主要成分。胆汁内死亡的细菌和寄生虫可以作为结石内核加速胆红素钙在其周围的沉淀和聚集，并与胆汁中的黏蛋白凝胶形成复合物进一步促进结石的生成。

如上所述，胆囊结石形成的病理生理过程基本明确，但促发胆囊结石形成的因素却极其复杂，总体可分为遗传性因素和外源性因素。

遗传易感性是胆结石形成的关键因素[41, 42]，可导致肝脏胆固醇分泌异常、诱发胆固醇结石的形成[43, 44]，肝胆系统胆固醇 ATP 结合盒转运蛋白 G5/G8（hepatobiliary cholesterol transporter, ABCG5/8）调控基因变异是最常见的遗传风险因素[45]。

胆囊结石的外源性风险因素更为复杂，包括①与代谢综合征有关的因素：肥胖、特别是中枢性肥胖，缺乏身体活动，胰岛素抵抗和糖尿病，非酒精性脂肪肝；②饮食因素：高能量、高碳水化合物食物的大量摄入，高血糖，低纤维摄入量；③导致胆囊运动不良的因素：长期禁食，快速减肥或减肥手术，长期肠外营养治疗，脊髓损伤，胃切除术；④增加胆红素肠 - 肝循环的因素：肝硬化，克罗恩病，回肠切除；⑤药物影响：激素替代疗法，噻嗪类利尿剂，奥曲肽，氯贝丁酯类及苯氧醋酸类降血脂药物，非甾体抗炎药物等，都与胆囊结石的形成相关甚或相互影响[29]。

四、胆囊结石对人体的危害

（一）胆囊功能的丧失

胆囊结石患者的胆囊充盈、收缩等动力学功能较健康人群显著下降，即使是没有任何临床症状的"沉默型"胆囊结石人群，胆囊充盈和排空功能也会发生显著损害[46]。胆固醇结石或混合性结石患者胆囊收缩功能下降较胆色素结石患者更为严重，影响胆囊动力学的主要因素是结石中胆固醇含量和结石体积[47]。胆囊运动功能严重受损患者往往伴随肥厚性胆囊平滑肌病变[47]。结石患者胆囊运动功能的改变存在多种机制。胆固醇结石患者空腹时胰多肽的血浆浓度升高[48]和胆囊平滑肌异常肌电活动模式导致的胆囊间歇性排空减少[49]；进食后内源性胆囊收缩素（CCK）的分泌异常[50]或胆囊对CCK应答异常[51]；胆囊肌层中细胞起搏后能够刺激平滑肌束自发收缩的Cajal-like细胞减少[52]等，都会影响患者的胆囊运动功能。此外，体外研究发现结石患者的胆囊平滑肌收缩能力明显下降，胆固醇结石、结晶或息肉的患者此情况较胆色素结石患者更为明显[53]，胆囊平滑肌膜中胆固醇积累导致的肌电活动异常是发生机制，且在结石形成之前就可发生胆囊肌电活动异常[54, 55]。

（二）罹患胆囊癌等消化道肿瘤的风险

多项不同地域和年代的流行病学调查均显示，胆囊结石高发地区具有较高的胆囊癌发病率，二者具有显著相关性，胆囊结石是胆囊癌的首要风险因素[31, 56-58]。2000年对中国3 922例胆囊癌流行病学调查发现49.7%的患者合并胆囊结石[59]。2015年中国西北五省2 379例胆囊癌临床分析显示，57.2%的患者合并有胆囊结石[60]（图3-1-1病例）。

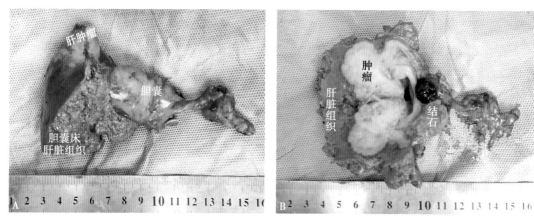

图3-1-1　胆囊结石癌变病例手术标本
A. 胆囊结石、胆囊癌；B. 肿瘤侵及胆囊床肝组织。

在胆囊癌合并胆囊结石患者中，胆固醇结石比胆色素结石更常见（也可能由于胆固醇结石是胆囊结石的主要类型）。研究证实，更高的胆固醇成分[61, 62]和更大的直径[63, 64]是胆囊结石癌变的高风险因素，其机制应与结石中胆固醇含量和结石体积对胆囊动力学产生显著的不良影响密切相关。

对胆囊结石与胃肠道等其他消化道肿瘤之间相关性,流行病学研究也存在不同结论[65, 66]。

长期无症状的、所谓的"沉默型结石"更需引起警惕。当这类患者出现疼痛等症状时,胆囊已发生癌变成为大概率事件,病情往往已发展至进展期、失去手术根治性切除的机会。这意味着患者错失了原本能够治愈胆囊结石这种良性疾病的时机,成为治愈机会渺茫的胆囊癌患者(图3-1-2病例)。

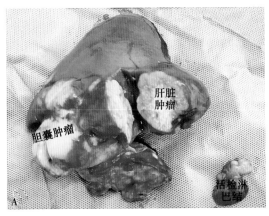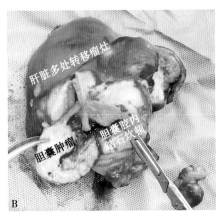

图 3-1-2 "沉默型胆囊结石癌变"病例手术标本

A. 胆囊结石、胆囊癌;B. 肿瘤肝组织多发转移、腹腔16组淋巴结转移。

五、胆囊结石的手术治疗史

早在1676年,Joenisius即实施了第一例胆囊造瘘取石术[1]。当1867年Bobbs首次采用胆囊切除术治疗急性胆囊炎时,遵循"Listerian原则"的保胆造瘘取石术(cholecystolithotomy)是世界范围的主流观点。后续因保留胆囊术后结石复发率高,Langenbuch提出了"胆囊是生成结石的温床"的观点,并于1882年实施了首例慢性结石性胆囊炎的胆囊择期切除术[67]。此术式迅即引发了外科学界持续数十年的对胆囊切除术导致人体失去胆囊功能的激烈争议。直到20世纪20年代,学界普遍达成"胆囊切除术是胆囊结石最适宜的手术方案"的共识。时至今日,切除病态胆囊仍是世界范围内普遍采取的结石性胆囊炎主流临床治疗方案。

六、胆囊切除对人体的影响

失去胆囊会对机体产生多重影响? 术后对胆管系统和Oddi括约肌功能的影响是"胆囊切除术后综合征"的重要机制[5]。但临床实施切除的胆囊均是疾病状态的胆囊,需要理性评判胆囊切除术。例如,胆固醇胆石症患者往往合并代谢综合征,而胆囊切除术后却可能有代谢功能紊乱的风险,该如何客观评价结石胆囊切除术后是会扭转还是加剧代谢失衡的风险[68]?

胆汁中次级胆汁酸比例升高会增高胃肠道发生恶性肿瘤的风险[69, 70]。胆囊切除术后次级胆汁酸含量将增加,是否能够因此直接得出"胆囊切除术会增加消化道肿瘤风险"的结论? 流行病学调查结果无疑最具有说服力。但遗憾的是,多项流行病学研究给出了相对立的结论(支持的研究结论[66, 71],不支持的研究结论[65, 72, 73])。且究竟是胆囊切除术还是胆囊结石病导致罹患结肠癌等消化道肿瘤的风险增高,也有多个矛盾的研究结果[74-76, 1],更增添了问题的复杂性。对高质量队列研究的数据进行荟萃分析、动态更新分析结果，获得的循证医学证据级别将会更高。2017年的一项荟萃分析纳入分析了主要来自结肠癌高发的西方国家的共10项队列研究，并未得出胆囊切除术与结肠癌具有相关性的结论[77]。

Shabanzadeh DM 等2017年发布的一项持续32年的研究结果具有较好的参考价值，虽然其试验设计中"未告知受试者胆囊结石筛查结果"存在伦理瑕疵。为明确胆囊结石或胆囊切除术是否与胃肠道和非胃肠道肿瘤的发生存在相关性，研究者在1982—1992年间对丹麦哥本哈根市3个随机挑选、共7 847例的体检人群展开了队列研究，其中有5 928例进行了胆囊B超体检筛查，发现10%的筛查人群合并有胆囊相关疾病（胆囊结石402例，体检时已因结石性胆囊炎实施胆囊切除术者189例）。筛查发现患有胆囊结石的体检者，均未获悉其胆囊结石阳性的体检结果及结石状况，体检后接受了长期随访（随访持续时间18.9～32.4年，中位随访时间24.7年）。截至2014年12月，研究者通过丹麦国家疾病登记系统，对上述人群进行癌症发生情况的随访结果进行多变量Cox回归分析，以确定胆囊结石与癌症发展的关联性。结果显示，在发生消化道肿瘤的399例人群中，合并胆囊疾病者63例；在未发生消化道肿瘤的1 369例人群中，合并胆囊疾病者168例。研究人群随访期间发生结直肠癌者共249例，对其进行直肠癌、乙状结肠癌、左半结肠癌及右半结肠癌的亚组分析发现，只有右半结肠癌与胆囊结石病、胆结石有显著相关性，但与胆囊切除术无相关性[74]。

结肠腺瘤是结肠癌的重要风险因素，对胆囊结石、胆囊切除术与结直肠腺瘤风险之间的关系也有研究报道。Vinikoor LC 等的队列研究发现，胆囊切除术后患者罹患结肠腺瘤的风险没有增加[78]。Chiong C 等为明确胆囊结石或胆囊切除术与罹患结肠腺瘤的风险，检索了 PubMed、MEDLINE 及 EMBASE 系统中1950—2012年期间发表的1 276项胆石症、胆囊切除术和成人结肠腺瘤相关性的研究，使用 funnel plot、Egger 回归模型及随机效应模型评估发表偏倚和异质性后，有14项研究（4项队列研究和10项病例对照研究）符合研究标准并被纳入最终分析。在253 059例研究人群中，结肠腺瘤共42 543例，胆囊结石或已实施胆囊切除术者共28 281例。研究发现，患有胆囊结石显著增加了发生结肠腺瘤的风险，但胆囊切除术与结肠腺瘤的发生无相关性[79]。

七、当下开展保胆取石术面临的问题

由胆囊结石的手术发展史可知，胆囊结石的外科治疗经历了早期的胆囊造瘘取石术式至目前主流的胆囊切除术式。近年来，随着消化内镜器械的进步，国内的一些临床单位倡议及推广保胆取石术[80, 81]，再次引起了学界的争议[82]。争议的焦点实质上仍是对胆囊切除给患者带来的后续影响存在不同解读。"保胆"强调胆囊功能的重要性，"切胆"强调彻底治愈胆囊炎及消灭胆囊结石癌变的风险。随着微创外科理念的深入，"保胆"势必会受到胆囊结石患者的欢迎，但现阶段是否大范围推广保胆取石术的临床应用，需要解答下述问题。

1. 开展保胆取石术的根本目的是"强调保留胆囊的功能"，但开展此术式的医疗机构术前是否均严格评估患者的胆囊活动功能？评估方法的有效性是否经过科学验证？

2. 结石导致胆囊慢性炎症状态是胆石症的普遍事件，如何判断保胆取石术后胆囊的炎症状态能够得到有效治疗、逆转？如何确保"胆囊壁的切开及缝合"对胆囊造成的损伤不会诱发或加重胆囊炎症状态？流行病学队列研究已经表明，消化系统癌症与胆囊和胆管炎症存在相关性[83]，如果仅仅取出结石而胆囊炎症尚存，是否埋下了患者罹患肿瘤的隐患？

关于保胆取石是否能够改善胆囊慢性炎症状态，有观点认为"结石去除后产生炎症的刺激因素也已消失""胆囊炎症完全可逆"[84]。但该观点文献未详细论述相关研究的患者数量、病史、手术细节、胆囊功能评估的方法和标准、随访方法和标准等信息，对胆囊炎症改善的判断临床证据也较简单，编者认为，结论不仅需要客观分析更需采用循证医学的方法评判。在形成胆囊结石复杂的外源性风险因素中，肥胖、胰岛素抵抗和糖尿病、非酒精性脂肪肝、肝硬化、克罗恩病往往涉及机体多个脏器的慢性炎症状态，结石患者胆囊的炎症可能是多种病理因素共同作用的结果，仅仅去除结石是否能够有效改善胆囊炎症状态需要更多的研究和流行病学证据支持。

3. 保胆取石术后结石复发率约20%～30%甚至更高[85, 86]。倡议"保胆"观点的学者认为，此现象实质是"胆囊壁内结石"的存在[87]和术式早期阶段器械的局限性导致的结石残留[80]。

"胆囊壁内结石"并非新概念、新发现，事实上，早在1929年Rolleston即将其命名为"intramural gallstones"[88]，其研究史则更为久远。Morgagni于1761年[89]、Rokitansky于1855年[90]分别描述了存在于胆囊壁黏膜窦腔内的结石，随后Aschoff研究和报道了这种后来被命名为罗 - 阿窦（Rokitansky-Aschoff sinus）的解剖学特点，认为罗 - 阿窦是胆囊黏膜穿过肌层的疝样突起形态，即一种非胆囊解剖学结构的壁内憩室。Aschoff提出了"胆囊炎症状态时，囊内压力增加和结石是导致罗 - 阿窦形成"的观点。在1927年Halpert发表的300例人胆囊解剖研究报告中，发现231例（77%）合并有胆囊结石，101例（30%）存在罗 - 阿窦，其中98例有窦内结石[91]。上述研究表明胆囊壁内结石是与罗 - 阿窦普遍共存的现象（图3-1-3）。

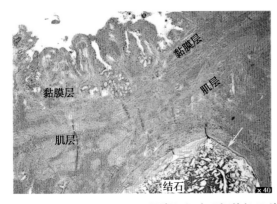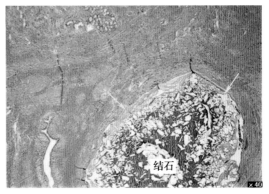

图 3-1-3　胆囊组织病理切片（HE 染色，×40），部分罗 - 阿窦内可见结石
胆囊壁肌层内，可见窦内无结石的罗 - 阿窦（绿色箭头区域），及窦内充满结石的扩张罗 - 阿窦（黄色箭头区域）。

因此，即使当下内镜技术已取得了巨大的进步，但由于操作空间和器械的局限性，力图使用内镜取尽囊壁内众多的微小结石仍无疑面临巨大的挑战。对内镜取石的有效性、彻底性，在临床操作中该通过何种检查予以客观评价？

胆囊结石的非手术治疗包括药物治疗和体外冲击波碎石术。但多年来的临床实践表明，熊去氧胆酸药物溶解率或体外冲击波碎石术对胆囊结石的永久性清除率较低[92-95]。此外，在普通人群中应用降血脂或选择性肠道胆固醇吸收抑制剂等药物预防胆囊结石形成或复发，其确切疗效并未得到临床证实[96, 97]，应用药物治疗预防胆囊结石复发并不具备循证医学证据。因此，目前临床尚无法依靠药物治疗有效预防、避免保胆取石术后胆囊结石复发。

完整的肿瘤组织标本是胆囊癌正确病理诊断的必要条件[98]，腹腔镜意外胆囊癌患者往往预后不良[99]。对结石导致的胆囊 T1、T2 期癌变，保胆取石术中如何保证能够发现并正确处理？术中对胆囊壁内结石采取"挤、推"等内镜取石法、切开或切除部分囊壁癌变组织活检不仅违反了肿瘤 en bloc 理念，还带来了肿瘤细胞播散的风险（图 3-1-4 病例）。

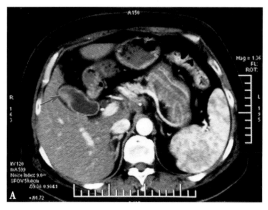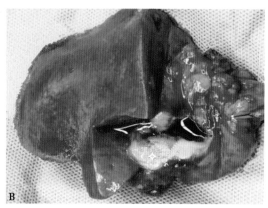

图 3-1-4 胆囊结石行"腹腔镜 + 内镜保胆取石"术后胆囊癌

A."保胆取石"术后 1 个月，CT 发现胆囊占位（红色箭头指向区域）；

B. 术后 3 个月剖腹探查发现：网膜种植转移，胰头后、脾动脉旁、脾门、肠系膜根部淋巴结广泛转移；实施"胆囊 + 肝脏 5 段、部分 4 段姑息性切除联合腹腔热灌注化疗"方案；剖检切除肝脏、胆囊（白色星号区域为肿瘤）标本。

综上所述，鉴于胆囊结石对人体的不良影响，胆囊癌恶性程度极高、治疗效果极差（包括手术、化疗等多手段治疗在内的总体 5 年生存率仍低于 5%～10%）的严峻现状[100]，切除患有结石的胆囊对患者的长期不利影响尚存在不确定性，以及"保胆"术式面临的问题，我们应该清醒地认识到，"对胆囊结石有效的药物预防或治疗时代尚未到来，胆囊癌治愈的曙光远未展现"是当下临床面临的真实现状，采取胆囊切除术仍是现阶段对患者更为有利的医疗决策。流行病学研究观察显示，切除结石胆囊后，胆囊癌及肝内、外胆管的发生率较对照人群显著下降[101]。对胆囊结石非手术人群和胆囊切除人群的多项队列研究也表明，非手术人群罹患肝癌或胆管癌的风险显著高于胆囊切除人群[66, 101, 102]。因此有观点认为，如果能够对胆囊切除术的成本 - 获益进行研究并得到证据支持，对胆囊癌高危地区无症状胆囊结石人群实施预防性切除胆囊，可能是有效的胆囊癌二级预防措施[103]。

编者认为，在上述核心问题尚未解决时，临床广泛开展"保胆取石术"尚不具备充分合理的指征。有效的融石和防范结石复发的药物或非手术治疗手段，统一胆囊功能和炎症状态评估的方法和标准，明确胆囊炎症标志物等流行病学风险因素、建立结石致癌风险预测模型，形成有效的数学评估工具，可能是未来"保胆取石术"应重视的研究方向。

现阶段对于胆囊结石的外科治疗，建议可遵循中国抗癌协会《胆囊癌规范化诊治专家共识（2016）》[104] 的推荐原则：

（一）有腹痛、上腹部闷胀不适等临床症状的胆囊结石患者

不论单发结石或多发结石，均建议行胆囊切除术。

（二）无临床症状的胆囊结石患者，具有以下情况之一者，建议实施胆囊切除术

①单发结石，直径超过 3cm；②多发结石，具有结石脱落入胆总管下段引发胆源性胰腺

炎的风险；③合并瓷化胆囊；④合并糖尿病；⑤影像学检查提示胆囊壁显著增厚，需病理检查排除胆囊癌变，而基于肿瘤外科原则及穿刺活检的局限性，不建议术前胆囊穿刺活检、需手术切除；⑥影像学检查提示合并黄色肉芽肿性胆囊炎，虽无症状，建议立即手术并进行病理检查以排除胆囊癌变；⑦直径小于 3cm 的单发结石，虽无症状及影像学检查无胆囊壁显著增厚，如有以下情况：胆囊结石家族史、患者年龄超过 50 岁，建议手术切除胆囊。

参 考 文 献

[1] BEAL J M. Historical perspective of gallstone disease[J]. Surg Gynocol Obstet，1984，158（2）：181-189.

[2] BOSMAN F T，CARNEIRO F，HRUBAN R H，et al. WHO Classification of Tumours- Digestive System Tumours[M]. 4th ed. Lyon：International Agency for Research on Cancer，2010：266.

[3] ROSKAMS T，DESMET V. Embryology of extra- and intrahepatic bile ducts，the ductal plate[J]. Anat Rec（Hoboken），2008，291（6）：628-635.

[4] LAMOTE J，WILLEMS G. DNA synthesis，cell proliferation index in normal and abnormal gallb-ladder epithelium[J]. Microsc Res Tech，1997，38（6）：609-615.

[5] YI S Q，REN K，KINOSHITA M，et al. Innervation of extrahepatic biliary tract，with special reference to the direct bidirectional neural connections of the gall bladder，sphincter of Oddi and duodenum in suncus murinus，in whole-mount immunohistochemical study[J]. Anat Histol Embryol，2016，45（3）：184-188.

[6] FOREMAN R D，GARRETT K M，BLAIR R W. Mechanisms of cardiac pain[J]. Compr Physiol，2015，5（2）：929-960.

[7] LANZINI A，JAZRAWI R P，NORTHFIELD T C. Simultaneous quantitative measurements of absolute gallbladder storageand emptying duringfasting and eating in humans[J]. Gastroenterology，1987，92（4）：852-861.

[8] KRISHNAMURTHY G T，KRISHNAMURTHY S. Hepatic bile entry into and transit pattern within the gallbladder lumen：a new quantitative cholescintigraphic technique for measurement of its concentration function[J]. J Nucl Med，2002，43（7）：901-908.

[9] TORSOLI A，CORAZZIARI E，HABIB F I，et al. Pressure relationships within the human bile tract. Normal and abnormal physiology[J]. Scand J Gastroenterol Suppl，1990，175：52-57.

[10] HOWARD P J，MURPHY G M，DOWLING R H. Gall bladder emptying patterns in response to a normal meal in healthy subjects and patientswith gall stones：ultrasound study[J]. Gut，1991，32（11）：1406-1411.

[11] FURUKAWA N，OKADA H. Bile evacuation induced by hypothalamic stimulation in dogs[J]. Gastroenterology，1991，101（2）：479-489.

[12] ROHDE U，SONNE D P，CHRISTENSEN M，et al. Cholecystokinin-induced gallbladder emptying and metformin elicit additive glucagon-Like peptide-1 responses[J]. J Clin Endocrinol Metab，2016，101（5）：2076-2083.

[13] BALEMBA O B，SALTER M J，HEPPNER T J，et al. Spontaneous electrical rhythmicity and the role of the sarcoplasmic reticulum in the excitability of guinea pig gallbladder smooth muscle cells[J]. Am J Physiol Gastrointest Liver Physiol，2006，290（4）：655-664.

[14] CONG P，XIAO Z L，BIANCANI P，et al. Reactive oxygen species are messengers in maintenance of human and guinea pig gallbladdertonic contraction[J]. Am J Physiol Gastrointest Liver Physiol，2007，293（6）：1244-1251.

[15] CONG P，XIAO Z L，BIANCANI P，et al. Prostaglandins mediate tonic contraction of the guinea pig and human gallbladder[J]. Am J Physiol Gastrointest Liver Physiol.2007；292（1）：409-418.

[16] RUTISHAUSER S C. Effects of bile salts on the motor activity of the guinea-pig gall-bladder in vitro[J]. Q J Exp Physiol Cogn Med Sci，1978，63（3）：265-276.

[17] XU Q W，FREEDMAN S M，SHAFFER E A. Inhibitory effect of bile salts on gallbladder smooth muscle contractility in the guinea pig in vitro[J]. Gastroenterology，1997，112（5）：1699-1706.

[18] MARZIO L. Factors affecting gallbladder motility：drugs[J]. Dig Liver Dis，2003，35（Suppl.3）：17-19.

[19] GULLO L，BOLONDI L，SCARPIGNATO C，et al. Effect of somatostatin and thyrotropin-releasing hormone on cholecystokinin-induced gallbladder emptying[J]. Dig Dis Sci，1986，31（12）：1345-1350.

[20] KACZMAREK P，SINGH V，CASHEN D E，et al. Somatostatin receptor subtypes 2 and 5 mediate inhibition of egg yolk-induced gall bladder emptying in mice[J]. Neurogastroenterol Motil，2010，22（2）：204-209.

[21] VU M K，VAN OOSTAYEN J A，BIEMOND I，et al. Effect of somatostatin on postprandial gallbladder relaxation[J]. Clin Physiol，2001，21（1）：25-31.

[22] CHOI M，MOSCHETTA A，BOOKOUT A L，et al. Identification of a hormonal basis for gallbladder filling[J]. Nat Med，2006，12（11）：1253-1255.

[23] DE BOER S Y，MASCLEE A A，LAM W F，et al. Hyperglycemia reduces gallbladder emptying and plasma hormone secretion to modified sham feeding and regular feeding[J]. Hepatology，1993，17（6）：1022-1027.

[24] MASCLEE A A，GIELKENS H A，LIEVERSE R J，et al. Gallbladder motility in response to sham feeding and cholecystokinin in lean and obese subjects[J]. Digestion，1997，58（1）：43-49.

[25] DRAY-CHARIER N，PAUL A，COMBETTES L，et al. Regulation of mucin secretion in human gallbladder epithelial cells：predominant role of calcium and protein kinase C[J]. Gastroenterology，1997，112（3）：978-990.

[26] VILKIN A，NUDELMAN I，MORGENSTERN S，et al. Gallbladder inammation is associated with increase in mucin expression and pigmented stone formation[J]. Dig Dis Sci，2007，52：1613-1620.

[27] CHINET T，FOUASSIER L，DRAY-CHARIER N，et al. Regulation of electrogenic anion secretion in normal and cystic fibrosis gallbladder mucosa[J]. Hepatology，1999，29（1）：5-13.

[28] HOHENESTER S，WENNIGER L M，PAULUSMA C C，et al. A biliary HCO_3-umbrella constitutes a protective mechanism against bile acid-ind-uced injury in human cholangiocytes[J]. Hepatology，2012，55（1）：173-183.

[29] LAMMERT F，GURUSAMY K，KO C W，et al. Gallstones. Nat Rev Dis Primers.2016；2：16024.

[30] NERVI F，MIQUEL J F，MARSHALL G. The Amerindian epidemics of cholesterol gallstones：the North and South connection[J]. Hepatology，2003，37（4）：947-948；author reply 948-949.

[31] MIQUEL J F，COVARRUBIAS C，VILLAROEL L，et al. Genetic epidemiology of cholesterol cholelithiasis among Chilean Hispanics，Amerindians，and Maoris[J]. Gastroenterology，1998，115（4）：937-946.

[32] RUSSO M W，WEI J T，THINY M T，et al. Digestive and liver diseases statistics[J]. Gastroenterology，2004，126：1448-1453.

[33] PORTINCASA P, MOSCHETTA A, PALASCIANO G. Cholesterol gallstone disease[J]. Lancet, 2006, 368: 230-239.

[34] TAKAHASHI Y, YAMAMICHI N, SHIMAMOTO T, et al. Helicobacter pylori infection is positively associated with gallstones: a large-scale cross-sectional study in Japan[J]. J Gastroenterol, 2014, 49(5): 882-889.

[35] FIGUEIREDO J C, HAIMAN C, Porcel J, et al. Sex and ethnic/racial-specific risk factors for gallbladder disease[J]. BMC Gastroenterol, 2017, 17(1): 153.

[36] ZENG Q, HE Y, QIANG D C, et al. Prevalence and epidemiological pattern of gallstones in urban residents in China[J]. Eur J Gastroenterol Hepatol, 2012, 24(12): 1459-1460.

[37] WEI C Y, CHUNG T C, CHEN C H, et al. Gallstone disease and the risk of stroke: a nationwide population-based study[J]. J Stroke Cerebrovasc Dis, 2014, 23(7): 1813-1820.

[38] CAI J S, CHEN J H. The mechanism of enterohepatic circulation in the formation of gallstone disease[J]. J Membr Biol, 2014, 247(11): 1067-1082.

[39] CORRADINI S G, ELISEI W, GIOVANNELLI L, et al. Impaired human gallbladder lipid absorption in cholesterol gallstone disease and its effect oncholesterol solubility in bile[J]. Gastroenterology, 2000, 118(5): 912-920.

[40] THOMPSON J C, FRIED G M, OGDEN W D, et al. Correlation between release of cholecystokinin and contraction of the gallbladder in patients with gallstones[J]. Ann Surg, 1982, 195(5): 670-676.

[41] GILAT T, FELDMAN C, HALPERN Z, et al. An increased familial frequency of gallstones[J]. Gastroenterology, 1983, 84: 242-246.

[42] LYONS M A, WITTENBURG H. Cholesterol gallstone susceptibility loci: a mouse map, candidate gene evaluation, and guide to human LITH genes[J]. Gastroenterology, 2006, 131(6): 1943-1970.

[43] KATSIKA D, GRJIBOVSKI A, EINARSSON C, et al. Genetic and environmental influences on symptomatic gallstone disease: a Swedish study of 43, 141 twin pairs[J]. Hepatology, 2005, 41(5): 1138-1143.

[44] LAMMERT F, SAUERBRUCH T. Mechanisms of disease: the genetic epidemiology of gallbladder stones[J]. Nat Clin Pract Gastroenterol Hepatol, 2005, 2(9): 423-433.

[45] STENDER S, FRIKKE-SCHMIDT R, NORDESTGAARD B G, et al. The *ABCG*5/8 cholesterol transporter and myocardial infarction versus gallstone disease[J]. J Am Coll Cardiol, 2014, 63(20): 2121-2128.

[46] CERÇI S S, OZBEK F M, CERÇI C, et al. Gallbladder function and dynamics of bile flow in asymptomatic gallstone disease[J]. World J Gastroenterol, 2009, 15(22): 2763-2767.

[47] PORTINCASA P, DI CIAULA A, BALDASSARRE G, et al. Gallbladder motor function in gallstone patients: sonographic and in vitro studies on the role of gallstones, smooth muscle function and gallbladder wall inflammation[J]. J Hepatol, 1994, 21(3): 430-440.

[48] MONTET J C, CAROLI-BOSC F X, FERRARI P, et al. Gallbladder motility and gut hormone plasma levels in subjects with and without gallstones[J]. Gastroenterol Clin Biol, 2005, 29(5): 569-572.

[49] STOLK M F, VAN ERPECUM K J, PEETERS T L, et al. Interdigestive gallbladder emptying, antroduodenal motility, and motilin release patterns arealtered in cholesterol gallstone patients[J]. Dig Dis Sci, 2001, 46(6): 1328-1334.

[50] MASCLEE A A, JANSEN J B, DRIESSEN W M, et al. Plasma cholecystokinin and gallbladder

responses to intraduodenal fat in gallstone patients[J]. Dig Dis Sci，1989，34（3）：353-359.

[51] ZHU J，HAN T Q，CHEN S，et al. Gallbladder motor function，plasma cholecystokinin and cholecystokinin receptor of gallbladder in cholesterol stone patients[J]. World J Gastroenterol，2005，11（11）：1685-1689.

[52] TAN Y Y，JI Z L，ZHAO G，et al. Decreased SCF/c-kit signaling pathway contributes to loss of interstitial cells of Cajal in gallstone disease[J]. Int J Clin Exp Med，2014，7（11）：4099-4106.

[53] BEHAR J，LEE K Y，THOMPSON W R，et al. Gallbladder contraction in patients with pigment and cholesterol stones[J]. Gastroenterology，1989，97（6）：1479-1484.

[54] CHEN Q，AMARAL J，BIANCANI P，et al. Excess membrane cholesterol alters human gallbladder muscle contractility and membrane fluidity[J]. Gastroenterology，1999，116（3）：678-685.

[55] JENNINGS L J，XU Q W，FIRTH T A，et al. Cholesterol inhibits spontaneous action potentials and calcium currents in guinea pig gallbladder smooth muscle[J]. Am J Physiol，1999，277（5 Pt 1）：1017-1026.

[56] SAMPLINER R E，BENNETT P H，COMESS L J，et al. Gallbladder disease in pima indians. Demonstration of high prevalence and early onset by cholecystography[J]. N Engl J Med，1970，283（25）：1358-1364.

[57] ZATONSKI W A，LOWENFELS A B，BOYLE P，et al. Epidemiologic aspects of gallbladder cancer: a case-control study of the search program of the international gency for research on cancer[J]. J Natl Cancer Inst，1997，89（15）：1132-1138.

[58] EVERHART J E，YEH F，LEE E T，et al. Prevalence of gallbladder disease in American Indian populations: findings from the Strong Heart Study[J]. Hepatology，2002，35（6）：1507-1512.

[59] 邹声泉，张林. 全国胆囊癌临床流行病学调查报告 [J]. 中国实用外科杂志，2000，20（1）：43-46.

[60] 慎浩鑫，宋虎伟，耿智敏，等. 西北五省 17 家医院 2 379 例胆囊癌临床分析 [J]. 中华外科杂志，2015，53（10）：747-751.

[61] SHAFFER E A. Gallstone disease: Epidemiology of gallbladder stone disease[J]. Best Pract Res Clin Gastroenterol，2006，20（6）：981-996.

[62] SHARMA R K，SONKAR K，SINHA N，et al. Gallstones: a worldwide multifaceted disease and its correlations with gallbladder carcinoma[J]. PLoS One，2016，11（11）：e0166351.

[63] DIEHL A K. Gallstone size and the risk of gallbladder cancer[J]. JAMA，1983，250（17）：2323-2326.

[64] LOWENFELS A B，WALKER A M，ALTHAUS D P，et al. Gallstone growth，size，and risk of gallbladder cancer: an interracial study[J]. Int J Epidemiol，1989，18（1）：50-54.

[65] MARINGHINI A，MOREAU J A，MELTON L J 3rd，et al. Gallstones，gallbladder cancer，and other gastrointestinal malignancies. An epidemiologic study in Rochester，Minnesota[J]. Ann Intern Med，1987，107（1）：30-35.

[66] NOGUEIRA L，FREEDMAN N D，ENGELS E A，et al. Gallstones，cholecystectomy，and risk of digestive system cancers[J]. Am J Epidemiol，2014，179（6）：731-739.

[67] HARDY K J. Carl Langenbuch and the Lazarus Hospital: events and circumstances surrounding the first cholecystectomy[J]. Aust N Z J Surg，1993，63（1）：56-64.

[68] GARRUTI G，WANG D Q，DI CIAULA A，et al. Cholecystectomy: a way forward and back to metabolic syndrome?[J]. Lab Invest，2018，98（1）：4-6.

[69] BAYERDÖRFFER E，MANNES G A，RICHTER W O，et al. Increased serum deoxycholic acid

levels in men with colorectal adenomas[J]. Gastroenterology，1993，104：145-151.

[70] NAGATHIHALLI N S，BEESETTY Y，LEE W，et al. Novel mechanistic insights into ectodomain shedding of EGFR ligands amphiregulin and TGF-alpha: Impact on gastrointestinal cancers driven by secondary bile acids[J]. Cancer Res，2014，74：2062-2072.

[71] LAGERGREN J，YE W，EKBOM A. Intestinal cancer after cholecystectomy：is bile involved in carcinogenesis?[J]. Gastroenterology，2001，121（3）：542-547.

[72] Goldacre MJ，Wotton CJ，Abisgold J，et al. Association between cholecystectomy and intestinal cancer: a national record linkage study[J]. Ann Surg，2012，256（6）：1068-1072.

[73] SHANG J，REECE J C，BUCHANAN D D，et al. Cholecystectomy and the risk of colorectal cancer by tumor mismatch repair deficiency status[J]. Int J Colorectal Dis，2016，31（8）：1451-457.

[74] SHABANZADEH D M，SØRENSEN L T，JØRGENSEN T. Association between screen-detected gallstone disease and cancer in a cohort study[J]. Gastroenterology，2017，152（8）：1965-1974.

[75] SØREIDE K. Gallstone disease and cancer risk：finding the bug in the system[J]. Gastroenterology，2017，152（8）：1825-1828.

[76] MARINGHINI A，MARINGHINI M. Gallstones and colon cancer: a result of a wrong study revived[J]. Gastroenterology，2017，153（5）：1453-1454.

[77] ZhANG Y，LIU H，LI L，et al. Cholecystectomy can increase the risk of colorectal cancer: a meta-analysis of 10 cohort studies[J]. PLoS One，2017，12（8）：e0181852.

[78] VINIKOOR L C，ROBERTSON D J，BARON J A，et al. Cholecystectomy and the risk of recurrent colorectal adenomas[J]. Cancer Epidemiol Biomarkers Prev，2007，16（7）：1523-1525.

[79] CHIONG C，COX M R，ESLICK G D. Gallstones are associated with colonic adenoma: a meta-analysis[J]. World J Surg，2012，36（9）：2202-2209.

[80] 张宝善. 内镜微创保胆取石术治疗胆囊结石 [J]. 中国内镜杂志，2002，8（7）：1-4.

[81] 张欢，李明，危少华，等. 术中超声在多镜联合微创保胆取石术中的应用价值 [J]. 中华普通外科杂志，2016，31（11）：904-906.

[82] 张永杰. 对现阶段倡导保胆取石的几点质疑 [J]. 肝胆胰外科杂志，2010，22（5）：355-357.

[83] TSAI T Y，LIN C C，PENG C Y，et al. The association between biliary tract inflammation and risk of digestive system cancers：a population-based cohort study[J]. Medicine（Baltimore），2016，95（31）：e4427.

[84] 张宝善. 腹腔镜微创保胆取石的新思维新概念 [J]. 肝胆胰外科杂志，2009，21（5）：337-339.

[85] JÜNGST D，DEL POZO R，DOLU M H，et al. Rapid formation of cholesterol crystals in gallbladder bile is associated with stone recurrence after laparoscopic cholecystotomy[J]. Hepatology，1997，25（3）：509-513.

[86] 邹玉锋，冯志强，张洪义. 保胆取石术后结石复发危险因素的 Meta 分析 [J]. 东南国防医药，2016，18（3）：230-239.

[87] 李斌辉，董军亚. 胆囊壁内结石研究进展 [J]. 武警医学院学报，2011，20（9）：768-772.

[88] ROLLESTON H，MCNEE J W. Diseases of the liver，gall-Bladder and bile-ducts[J]. The Macmillan Compan，1929：780.

[89] MORGAGNI J B. De sedibus et causis morborum[M]. translated by B. Alexander，London：Millar & Cadell，1769（book.3）：235.

[90] ROKITANSKY C. A Manual of pathological anatomy[M]. translated by E. Sieveking，Philadelphia，Blanchard & Lea，1855（2）：130.

[91] HALPERT B. Morphological studies of the gallbladder[J]. Bull Johns Hopkins Hosp，1927，41：77-103.

[92] MAY G R，SUTHERLAND L R，SHAFFER E A. Efficacy of bile acid therapy for gallstone disso-lution: a meta-analysis of randomized trials[J]. Aliment Pharmacol Ther，1993，7（2）：139-148.

[93] RABENSTEIN T，HAHN E G，SCHNEIDER H T，et al. Ten years experience with piezoelectric extracorporeal shockwave lithotripsy of gallbladderstones[J]. Eur J Gastroenterol Hepatol，2005，17（6）：629-639.

[94] CARRILHO-RIBEIRO L，PINTO-CORREIA A，VELOSA J，et al. A ten-year prospective study on gallbladder stone recurrence aftersuccessful extracorporeal shock-wave lithotripsy[J]. Scand J Gastroenterol，2006，41（3）：338-342.

[95] VENNEMAN N G，BESSELINK M G，KEULEMANS Y C，et al. Ursodeoxycholic acid exerts no beneficial effect in patients with symptomatic gallstones awaiting cholecystectomy[J]. Hepa-tology，2006，43（6）：1276-1283.

[96] DI CIAULA A，WANG D Q，GARRUTI G，et al. Therapeutic reflections in cholesterol homeo-stasis and gallstone disease: a review[J]. Curr Med Chem，2014，21（12）：1435-1447.

[97] ERICHSEN R，LASH T L，PEDERSEN L，et al. Long-term statin use and the risk of gallstone disease: a population-based case-control study[J]. Am J Epidemiol，2011，173（2）：162-170.

[98] PAWLIK T M，GLEISNER A L，VIGANO L，et al. Incidence of finding residual disease for incidental gallbladder carcinoma: implications for re-resection[J]. J Gastrointest Surg，2007，11（11）：1478-1487.

[99] CLEMENTE G，NUZZO G，DE ROSE A M，et al. Unexpected gallbladder cancer after lapa-roscopic cholecystectomy for acute cholecystitis: a worrisome picture[J]. J Gastrointest Surg，2012；16（8）：1462-1468.

[100] HUNDAL R，SHAFFER E A. Gallbladder cancer: epidemiology and outcome[J]. Clin Epide-miol，2014，6：99-109.

[101] NORDENSTEDT H，MATTSSON F，EL-SERAG H，et al. Gallstones and cholecystectomy in relation to risk of intra- and extrahepatic cholangiocarcinoma[J]. Br J Cancer，2012，106（5）：1011-1015.

[102] CHOW W H，JOHANSEN C，GRIDLEY G，et al. Gallstones，cholecystectomy and risk of cancers of the liver，biliary tract and pancreas[J]. Br J Cancer，1999，79（3-4）：640-644.

[103] LAZCANO-PONCE E C，MIQUEL J F，NERVI F，et al. Epidemiology and molecular pathol-ogy of gallbladder cancer[J]. CA Cancer J Clin，2001，51（6）：349-364.

[104] 中国抗癌协会. 胆囊癌规范化诊治专家共识（2016）. 中华肝胆外科杂志，2016，22（11）：721-728.

第二节 胆 囊 息 肉

一、胆囊息肉的病理分类及流行病学特点

胆囊息肉可以分为胆固醇性息肉和腺瘤性息肉。此外，临床上可见将部分胆囊乳头状肿瘤诊断为"胆囊息肉"。

胆囊息肉的总体人群发生率约为 5%，男性较女性多见，随着年龄的增长发生率升高，50 岁年龄段人群较其他年龄段人群高发 [1，2]。研究发现，肥胖、糖尿病、胰岛素抵抗、乙型肝炎等与胆囊息肉的发生具有相关性 [1，3，4]。已经明确，消化道等人体多部位的腺瘤组织具有

癌变的风险。胆囊腺瘤性息肉的癌变风险随息肉的增大而升高,多方研究发现,直径＜5mm的息肉癌变风险总体较低,直径＞10mm的息肉癌变风险增高[5]。

胆囊乳头状肿瘤是一种肉眼可见的、非侵入性的实体上皮性肿瘤,发生于胆囊黏膜层,瘤体突入胆囊腔内生长。胆囊乳头状肿瘤的发病率,女性是男性的两倍,流行病学研究未明确胆囊乳头状肿瘤与胆囊结石有相关性,约6%胆囊癌是由胆囊乳头状肿瘤进展而发生[6]。

二、胆囊息肉临床治疗要点

胆囊腺瘤性息肉及胆囊乳头状肿瘤均有较高的恶变风险,建议按照中国抗癌协会《胆囊癌规范化诊治专家共识(2016)》[7]等对其进行规范化诊疗。

(一)有腹部隐痛、消化功能不良等临床症状者,在排除"息肉"为胆囊胆固醇结晶或胆囊胆固醇结晶经利胆治疗症状无明显缓解,不论息肉具体大小,建议行胆囊切除术。

(二)无临床症状者,具有以下情况者,建议手术切除胆囊:①合并胆囊结石;②息肉最大直径超过10mm(CT或MRI);③息肉基底部宽大;④息肉呈细蒂状囊内生长,血供较好,增强CT检查见息肉明显强化;⑤胆囊颈部息肉或息肉生长部位邻近胆囊管开口。

(三)无临床症状者,当息肉最大直径小于8mm、1年内影像学(CT或MRI)复查息肉呈迅速增大者,建议定期随访、复查,根据复查结果决定是否进行胆囊切除术。

参 考 文 献

[1] XU Q, TAO L Y, WU Q, et al. Prevalences of and risk factors for biliary stones and gallbladder polyps in a large Chinese population[J]. HPB(Oxford), 2012, 14(6): 373-381.

[2] MYERS R P, SHAFFER E A, BECK P L. Gallbladder polyps: epidemiology, natural history and management[J]. Can J Gastroenterol, 2002, 16(3): 187-194.

[3] LIM S H, KIM D, KANG J H, et al. Hepatic fat, not visceral fat, is associated with gallbladder polyps: a study of 2643 healthy subjects[J]. J Gastroenterol Hepatol, 2015, 30(4): 767-774.

[4] JO H B, LEE J K, CHOI M Y, et al. Is the prevalence of gallbladder polyp different between vegetarians and general population?[J]. Korean J Gastroenterol, 2015, 66(5): 268-273.

[5] MYERS R P, SHAFFER E A, BECK P L. Gallbladder polyps: epidemiology, natural history and management[J]. Can J Gastroenterol, 2002, 16(3): 187-194.

[6] ADSAY V, JANG K T, ROA J C, et al. Intracholecystic papillary-tubular neoplasms(ICPN)of the gallbladder(neoplastic polyps, adenomas, and papillary neoplasms that are ≥ 1.0cm): clinicopathologic and immunohistochemical analysis of 123 cases[J]. Am J Surg Pathol, 2012, 36(9): 1279-1301.

[7] 中国抗癌协会. 胆囊癌规范化诊治专家共识(2016)[J]. 中华肝胆外科杂志, 2016, 22(11): 721-728.

第三节　黄色肉芽肿性胆囊炎

一、黄色肉芽肿性胆囊炎的发病机制及病理特点

黄色肉芽肿性胆囊炎是一种特殊类型的胆囊炎性疾病,多由胆囊急性炎症和梗阻等综合因素引起。炎症使胆囊壁形成微小脓肿病灶,胆汁沿着破裂的罗-阿窦或黏膜溃疡病灶

不断渗入至胆囊壁,巨噬细胞聚集,吞噬胆汁中的胆固醇和磷脂,形成富含脂质的泡沫样组织细胞。随着病程发展,病灶扩大,纤维组织大量增生,形成炎性肉芽肿块,使胆囊壁不断增厚,并与肝脏或邻近器官黏连、浸润[1]。多项研究发现,黄色肉芽肿性胆囊炎的形成与细菌感染引发的免疫反应密切相关[2, 3]。

编者对上海东方肝胆外科医院的临床病例回顾分析发现,黄色肉芽肿性胆囊炎患者合并高脂血症、糖尿病的比例较高[4],表明黄色肉芽肿性胆囊炎可能与机体代谢紊乱有一定的相关性。

二、黄色肉芽肿性胆囊炎与胆囊癌的鉴别诊断

编者对上海东方肝胆外科医院 2000—2015 年收治的 190 例黄色肉芽肿性胆囊炎的病例资料进行回顾分析表明,仅有 26.3% 的黄色肉芽肿性胆囊炎在术前能够明确诊断,有12.6% 的病例术前误诊为胆囊癌,61.1% 的病例术前无法鉴别排除胆囊癌的可能[4]。

缺乏特异性症状、体征及影像学特点,与胆囊癌较难区分,是黄色肉芽肿性胆囊炎临床鉴别诊断的困难所在。黄色肉芽肿性胆囊炎的临床表现与慢性胆囊炎、胆囊结石相似,其可能出现的临床症状包括右上腹痛、发热、右上腹包块、黄疸、胆管炎等。黄色肉芽肿性胆囊炎多合并胆囊结石,病程进展可合并 Mirizzi 综合征或胆管炎性狭窄致胆道梗阻产生梗阻性黄疸。黄色肉芽肿性胆囊炎的慢性炎症过程会导致胆囊与周围组织脏器之间形成内瘘,如胆囊胆总管瘘、胆囊十二指肠瘘、胆囊结肠瘘等。此外,黄色肉芽肿性胆囊炎还可并发胆囊壁坏疽、胆囊穿孔等。

黄色肉芽肿性胆囊炎 CT 最具特异性征象是胆囊壁内低密度结节影的出现[5]。但当胆囊癌侵犯肝脏,或黄色肉芽肿性胆囊炎导致胆囊床周围肝组织炎症时,均表现为胆囊与胆囊床肝组织界限不清,二者鉴别较困难。具备以下影像学特点时,应考虑黄色肉芽肿性胆囊炎的可能性更大:胆囊壁显著增厚甚或侵犯肝组织、胆囊壁的弥漫性增厚,但胆囊内壁黏膜面较为光滑、完整,无明显向腔内生长的占位病灶。因此,病变位于胆囊壁内、未破坏胆囊黏膜是黄色肉芽肿性胆囊炎区别于胆囊癌的特异性影像学表现,后者多以占位性病变侵犯胆囊黏膜为特征[6](图 3-3-1)。当表现为上述影像学特点时,应考虑黄色肉芽肿性胆囊炎的可能性,特别是当患者有糖尿病病史时,即便患者肿瘤标志物 CA19-9 升高,仍不能排除黄色肉芽肿性胆囊炎的可能。

虽然 B 超引导下行胆囊病灶穿刺检查对明确黄色肉芽肿性胆囊炎的诊断、排除胆囊癌有价值[7, 8],但在与胆囊癌鉴别诊断尚不明确时,穿刺针道有可能会造成胆囊癌的肿瘤医源性种植转移。此外,若穿刺部位不准确,未采集到肿瘤部位样本,活检阳性率会降低,因此其诊断价值有限。

由于黄色肉芽肿性胆囊炎与胆囊癌难以鉴别,而两者所要采取的手术方式在临床上大相径庭,故需强调术中冷冻切片检查的重要性。如果术前诊断为胆囊癌,而术中发现胆囊的局部病变程度显著,但是无明显淋巴结转移的迹象,需警惕是否为黄色肉芽肿性胆囊炎,特别是术前已明确患者既往有糖尿病病史以及肿瘤标志物正常等情况时。

黄色肉芽肿性胆囊炎是一种胆囊慢性炎症性疾病,是胆囊癌的重要危险因素。图 3-3-2显示编者在临床中发现的 1 例胆囊癌合并黄色肉芽肿性胆囊炎病例。因此,由于胆囊不同部位可能分别存在癌变组织和炎性组织,术中应多个部位取材活检以避免漏诊胆囊癌。

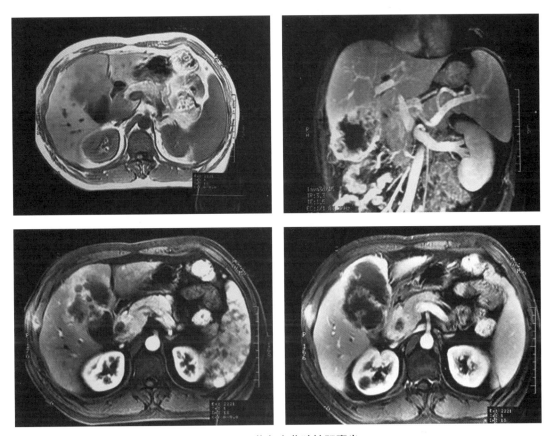

图 3-3-1 黄色肉芽肿性胆囊炎

MRI：胆囊壁显著增厚，不伴有区域淋巴结肿大，与胆囊癌鉴别困难。

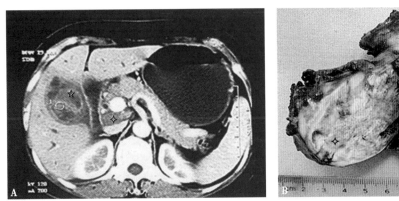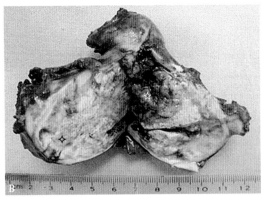

图 3-3-2 胆囊癌合并黄色肉芽肿

A. MRI：胆囊壁显著增厚，胆囊腔内实性占位病灶（红色星号），胆囊外壁尚光滑，胆囊周围肝组织未受肿瘤侵犯，胰头后方淋巴结肿大（蓝色星号）；

B. 胆囊剖检：胆囊底部及体部黄色肉芽肿（黑色星号），合并胆囊颈部腺癌（白色星号），肿瘤于胆囊腔内生长，未突破胆囊浆膜层。

三、黄色肉芽肿性胆囊炎手术方案要点

黄色肉芽肿性胆囊炎多仅需单纯实施胆囊切除术即可得到有效治疗,但对于部分病情复杂的患者,应采取不同的手术方案:

(一)炎症侵犯邻近胆囊床肝脏组织

当术中通过快速病理证实为黄色肉芽肿性胆囊炎,切除过程中发现胆囊向肝面浸润或与周围脏器粘连致密不易剥离者,可尽量切除胆囊壁,残壁黏膜用电刀烧灼使之失活,不宜强行分离或盲目扩大切除,以免造成胆管及周围脏器损伤。如果术中探查难以与胆囊癌侵犯肝组织相鉴别、无法排除胆囊癌时,为避免漏诊胆囊癌以及遵循肿瘤整块切除原则,多需联合行受炎症侵犯肝组织切除,切除后送术中快速病理予以鉴别(图 3-3-3)。

(二)合并胆囊与周围组织脏器之间形成内瘘

如 Mirizzi 综合征、胆囊结肠瘘、胆囊十二指肠瘘等,术中应仔细探查,并根据内瘘的不同采取相应的胆囊切除 / 部分切除、内瘘修补术。

(三)合并胆囊炎症侵犯肝门部胆管、造成胆总管中上段或肝门部胆管炎症

胆管狭窄范围较局限时,可单纯行胆囊切除、胆道探查 T 形管引流术,术中 T 形管短臂应作为胆管狭窄段的内支撑管留置较长一段时间。术后随着炎症的消退,多数患者胆道狭窄症状可改善,无需行胆肠吻合术。

当胆管受累炎症较为严重、胆管狭窄段较为广泛时,具有在狭窄段上方的正常胆管处与空肠行胆肠 Roux-en-Y 吻合的指征。此类患者术前诊断存在较大的困扰。编者团队曾收治 1 例黄色肉芽肿性胆囊炎侵犯肝门部胆管的女性患者,既往胆囊结石病史多年,曾就诊于国内多家大型医院,均诊断高位胆管癌,后就诊于我院,术前及术中诊断胆囊癌侵犯肝门部胆管,遂行胆囊切除、肝门部及肝外胆管切除、区域淋巴结清扫、肝门部胆管整形、胆管空肠 Roux-en-Y 吻合术,术后病理证实为胆囊结石、胆囊管黄色肉芽肿、肝门部胆管炎性病变。术后已随访 10 年,患者恢复良好。

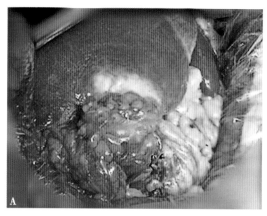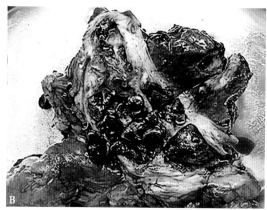

图 3-3-3 黄色肉芽肿性胆囊炎

　A. 术中:胆囊被大网膜粘连、包裹,胆囊壁显著增厚,胆囊床肝组织被炎症侵犯,实施胆囊及胆囊床肝组织切除术;

　B. 胆囊剖检:胆囊壁全层增厚,囊腔内充满大量结石,胆囊黏膜面尚光整。

参 考 文 献

[1] ROS P R，GOODMAN Z D. Xanthogranulomatous cholecystitis versus gallbladder carcinoma[J]. Radiology，1997，203（1）：10-12.

[2] MORI M，WATANABE M，SAKUMA M，et al. Infectious etiology of xanthogranulomatous cholecystitis：immunohistochemical identification of bacterial antigens in the xanthogranulomatous lesions[J]. Pathol Int，1999，49（10）：849-852.

[3] SAWADA S，HARADA K，ISSSE K，et al. Involvement of Escherichia coli in pathogenesis of xanthogranulomatous cholecystitis with scavenger receptor class A and CXCL16-CXCR6 interaction[J]. Pathol Int，2007，57（10）：652-663.

[4] 邱智泉，姜小清，李斌，等. 胆囊癌与黄色肉芽肿性胆囊炎的鉴别诊断及手术治疗策略 [J]. 中华肝胆外科杂志，2017，23（5）：336-338.

[5] LEE E S，KIM J H，JOO I，et al. Xanthogranulomatous cholecystitis：diagnostic performance of US，CT，and MRI for differentiation from gallbladder carcinoma[J]. Abdom Imaging，2015，40（7）：2281-2292.

[6] GOSHIMA S，CHANG S，WANG J H，et al. Xanthogranulomatous cholecystitis：diagnostic performance of CT to differentiate from gallbladder cancer[J]. Eur J Radiol，2010，74（3）：e79-83.

[7] HIJIOKA S，MEKKY M A，BHATIA V，et al. Can EUS-guided FNA distinguish between gallbladder cancer and xanthogranulomatous cholecystitis?[J]. Gastrointest Endosc，2010，72（3）：622-627.

[8] RANA C，KRISHNANI N，KUMARI N. Ultrasound-guided fine needle aspiration cytology of gallbladder lesions：a study of 596 cases[J]. Cytopathology，2016，27（6）：398-406.

第四节　肝内胆管结石

肝内胆管结石多发生于卫生条件尚不完善的农村地区，高发于包括中国在内的东南亚国家。肝内胆管结石是肝胆外科常见的良性疾病，常具有漫长的病理过程。患者受经济条件、医疗条件的限制，往往就医较晚，病程迁延数年至数十年，对患者身体状况造成较大影响。部分患者因多次手术但未得到根治性治愈，导致病情极为复杂。

一、肝内胆管结石的病理特点

现已明确，肝内胆管结石是肝内胆管癌的重要发病诱因 [1, 2]。肝内胆管结石主要位于肝内大胆管管腔内，结石导致胆管腔内上皮长期慢性炎症状态，可引起大胆管扁平上皮内瘤变（Biliary intraepithelial neoplasia，BilIN）发生，是其诱发肝内胆管癌变的主要机制。胆管上皮内瘤变以非典型上皮细胞增生为特征，可形成微乳头状突起进入胆管腔内。根据细胞异型程度，可将胆管上皮内瘤变分为 BilIN-1、BilIN-2、BilIN-3 型，分别对应为低级别、中级别、高级别瘤变，癌变风险相应增高，胆管上皮高级别瘤变即为胆管原位癌。肝门部胆管及肝外胆管结石导致的慢性炎症也可发生上皮内瘤变[3]。

二、肝内胆管结石的临床治疗原则

早期黄志强等提出的肝内胆管结石治疗 12 字原则——"去除病灶、解除梗阻、通畅引流"，是肝内胆管结石治疗的基本原则[4]，其核心是"去除病灶"，即去除结石及所在区域炎症萎缩的肝段组织，是肝内胆管结石临床治疗的重要理论指导依据。后续临床研究发现，因结石造成的胆管黏膜长期慢性炎症损害，会导致胆管黏膜瘢痕化、局部狭窄，这是肝内胆管炎症反复发作及结石复发的重要病理生理机制。近年来对肝内胆管结石的治疗原则细化至"去除病灶、取尽结石、矫正狭窄、通畅引流、防治复发"的20字方针[5]，"矫正胆管狭窄"得到重视及强调，对结石影响区域的肝实质组织及胆管系统的评估提出更高的要求（图3-4-1），相应的外科治疗方案体现出"精准化、个体化"理念的趋势。

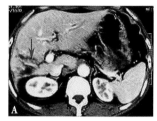
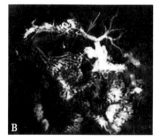
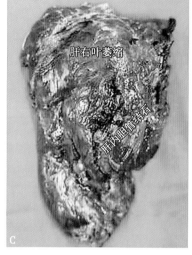
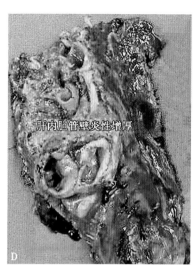

图 3-4-1　肝内胆管结石

A. CT示右半肝萎缩（箭头区域）；

B. 磁共振胰胆管成像（MRCP）示右肝管主干狭窄（箭头处）；

C、D. 肝切除标本（右肝内胆管扩张、大量结石）。

三、计划性肝切除在肝内胆管结石的应用

肝内胆管结石治疗前的评估包括影像学检查、肝功能及肝储备功能：

（一）影像学检查

CT检查明确病灶部位，局部肝段炎症情况，局部胆管有无扩张，局部胆管壁有无炎性增厚或癌变可能，有无肝段萎缩，有无合并肝门转位，拟计划切除的肝段体积及残留肝体积，拟残留肝的血供状态；磁共振胰胆管成像（MRCP）了解肝内外胆管树情况，有无胆管狭窄及狭窄部位，有无胆管解剖变异，有无合并肝外胆管结石。

（二）肝功能和肝储备功能

包括实验室常规肝功能检验、凝血功能、血常规，以及ICG-R15。

经过上述系统性评估，如结石仅分布于一侧的肝段叶内，应力求联合所在肝段的切除、达到"彻底去除病灶、纠正狭窄"的原则。对于结石分布于两侧肝叶内或广泛分布于肝内胆管系统内的患者，长期炎症状态下其肝功能储备能力往往严重降低，此时在术前难以准确有效地评估其肝脏功能的真实状况，因此，对手术方案的制订不能仅仅依据实验室检查和影像学检查资料，应根据病情、病史、术前评估资料、患者身体状况因人而异制订个体化手

术方案。有时寄希望于通过一次手术达到彻底治愈,往往却给患者身心带来更为严重的不良后果。对于复杂肝内胆管结石的外科治疗,应在患者的安全性和治疗方案的有效性间寻求最佳平衡点。在对患者进行详细的评估后制订个体化治疗方案时,如患者需行大范围肝切除,采用计划性肝切除的理念和技术体系能够进一步甄别、把握手术适应证,提高治疗的彻底性、降低手术风险和术后并发症的风险(图 3-4-2)。此外,需要强调的是,在未能有效纠正胆道狭窄的前提下,肝内胆管结石外科治疗不宜实施胆肠吻合术。

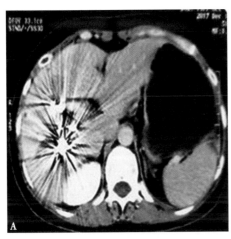
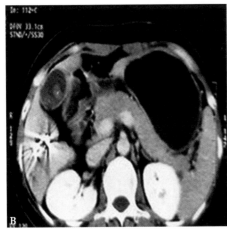
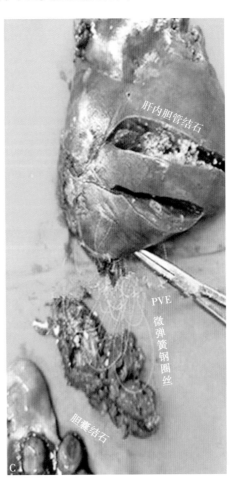

图 3-4-2 　右肝内胆管结石计划性肝切除

A、B. 门静脉右支栓塞;

C. 肝右三叶切除、胆囊切除。PVE. i)静脉栓塞。

四、内镜治疗在肝内胆管结石中的价值

近年来,随着内镜技术的提高及微创外科理念的发展,经皮肝穿刺法肝内胆管取石治疗逐渐在临床应用[4,6],但现阶段内镜治疗还难以达到"纠正狭窄"的治疗目标,且结石分布区域炎性胆管组织的存留可能导致有结石复发及胆管癌变的风险。

鉴于肝内胆管结石疾病的病理生理特点,以及唯有外科治疗能够完全达到肝内胆管结石治疗原则的 20 字方针,编者认为内镜治疗应定义为肝内胆管结石外科治疗的有力辅助治

疗手段。单独采用内镜治疗的适应证,应限定于部分复杂患者及身体状况不佳、无法通过外科手术得到有效治疗的患者。

<h1 style="text-align:center">参 考 文 献</h1>

[1] CHEN M F, JAN Y Y, HWANG T L, et al. Impact of concomitant hepatolithiasis on patients with peripheral cholangiocarcinoma[J]. Dig Dis Sci, 2000, 45(2): 312-316.

[2] LEE C H, CHANG C J, LIN Y J, et al. Viral hepatitis-associated intrahepatic cholangiocarcinoma shares common disease processes with hepatocellular carcinoma[J]. Br J Cancer, 2009, 100(11): 1765-1770.

[3] BOSMAN F T, CARNEIRO F, HRUBAN R H, et al. WHO Classification of Tumours- Digestive System Tumours[M]. 4th ed. Lyon: International Agency for Research on Cancer, 2010: 223.

[4] 黄志强. 肝内胆管结石外科治疗的进展 [J]. 中国实用外科杂志, 2004, 24(2): 65-66.

[5] 中华医学会外科学分会胆道外科学组. 肝胆管结石病诊断治疗指南 [J]. 中华消化外科杂志, 2007, 6(2): 156-160.

[6] 胡建军, 董家鸿. 肝内胆管结石外科治疗的进展 [J]. 中国现代普通外科治疗, 2016, 19(4): 296-299.

<h2 style="text-align:center">第五节　先天性胆管囊状扩张症</h2>

一、先天性胆管囊状扩张症概述

先天性胆管囊状扩张症(congenital cystic dilatation of the bile duct),又称为胆管囊肿(choledochal cysts),是一种良性胆道解剖畸形病变[1]。与胆道梗阻性疾病、胆道结石等导致胆管扩张的机制及表现不同,解剖学可发现患者的胆道系统呈节段性孤立或多发的囊状扩张特征性表现(图 3-5-1)。

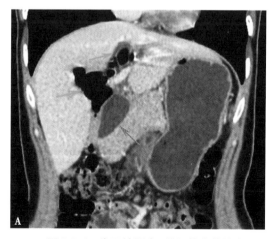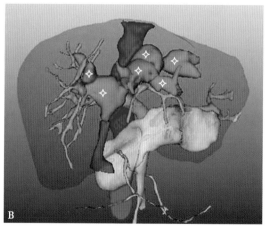

图 3-5-1　先天性肝内、外胆管囊状扩张症,胆道系统呈节段性孤立或多发的囊状扩张表现
A. CT 见肝内胆管(绿色箭头)、肝外胆管(黄色箭头)呈囊状扩张;
B. 三维重建影像,白色星状区域为节段性囊状扩张的胆管。

多种发病机制可能导致胆管系统发生先天性囊状扩张。研究表明,胰胆合流异常(图 3-5-2)是其最为明确的病因和危险因素[2-7]。此外,胆管发育异常[8]、胆道神经发育不良[9]等也可能是先天性胆管囊状扩张症的发病机制。

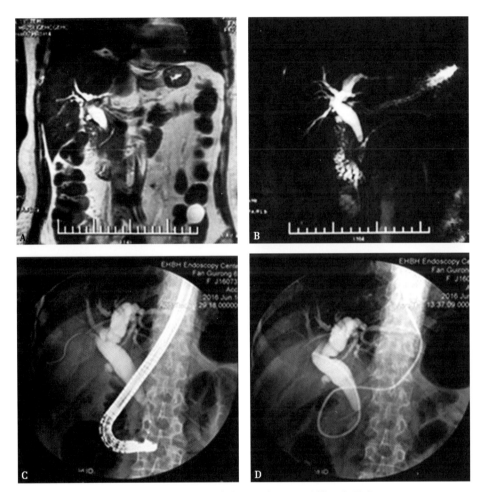

图 3-5-2　先天性胆管囊状扩张症,胆胰管汇合异常

女,63 岁。因"反复中上腹疼痛伴后背部放射痛 2 年加重 1 周"入院;入院 3 年前于当地医院行"胆囊切除、胆总管探查取石术"。

A、B. MRCP:胆总管囊状扩张;

C、D. ERCP:胆总管囊状扩张、胆胰管汇合异常、胰管结石。

二、先天性胆管囊状扩张症的临床治疗原则

先天性胆管囊状扩张症多合并慢性胆管炎,长期慢性炎症状态可继发胆管结石、胆管癌变。对于囊状扩张胆管解剖结构变异及其引发的临床症状,目前唯一有效的根治性治疗手段仍是通过"切除胆管囊腔、重建胆肠回流系统"的外科治疗[10-12]。外科治疗的目的,主要有以下三点:①去除胆管囊腔病灶;②彻底根治胆管囊腔导致的胆管炎、胆管结石等伴生疾患;③防止胆管囊壁或相关胆胰壶腹系统癌变(图 3-5-3～图 3-5-5)[13-18]。

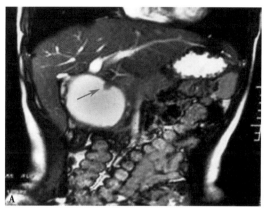
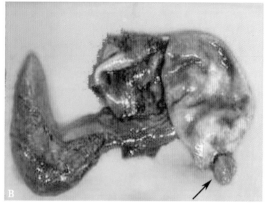

图 3-5-3 先天性胆总管囊状扩张症伴胆管囊壁局部癌变

女性,13 岁,因"反复右上腹隐痛不适"入院。

A. MRCP:胆总管囊状扩张,局部胆管囊腔内壁见直径 1.5cm 占位病灶;

B. 手术切除标本:胆总管囊状扩张伴局部囊壁结节占位(箭头);病理:胆管囊状扩张,胆管壁结节腺癌,中分化。

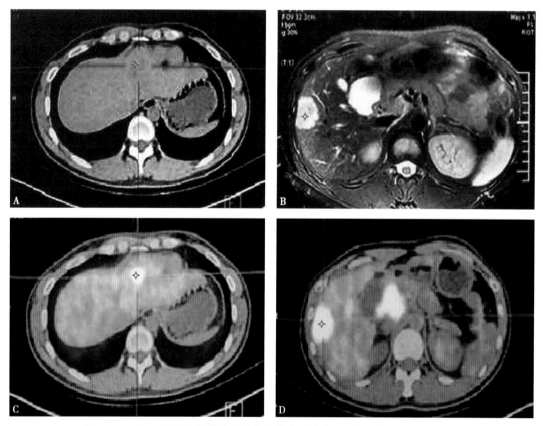

图 3-5-4 先天性胆管囊状扩张症伴胆管囊壁癌变、肝内及背部软组织转移

男性,33 岁,因"右上腹隐痛不适半年伴右肩疼痛 1 个月"就诊。

A、C. CT 及 PET-CT:左肝内恶性占位病灶;

B、D. MRI 及 PET-CT:右肝内恶性占位病灶,胆总管囊状扩张;肝肿瘤及左肩背部软组织内结节穿刺活检病理:转移性腺癌,低分化。

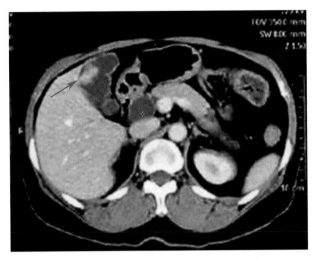

图 3-5-5 先天性胆管囊状扩张症合并胆囊癌

女性，61 岁，因"右上腹隐痛不适 2 个月"入院。

CT：胆囊腺瘤样占位（红色箭头）；胆总管囊状扩张（红色星号）；

术中：胆囊癌根治性切除、肝十二指肠韧带及腹膜后淋巴结清扫、肝外胆管囊腔切除术；病理：胆囊腺癌，中分化；胆总管囊状扩张。

三、先天性胆管囊状扩张症的临床治疗要点

外科手术是目前治疗先天性胆管扩张囊状唯一有效的治疗手段，尽可能切除胆管囊腔病灶和彻底实现"胆胰分流"是其临床治疗要点。合理的治疗策略及手术技术理念是决定其治疗效果的关键所在。编者对上海东方肝胆外科医院 2010—2016 年收治的 875 例先天性胆管囊状扩张症患者的资料进行回顾性分析发现，其中有 268 例患者因既往未得到合理诊疗导致继发胆管结石、残余囊状扩张胆管、胆肠吻合口狭窄甚至胆管囊腔癌变等不良后果。通过上述回顾性研究，编者发现，对胆管囊状扩张症作出正确诊断，设计合理的手术方案以实现胆管囊腔病灶的最大化切除及规避术后发生胆肠吻合口狭窄，是实现先天性胆管囊状扩张症规范化治疗的关键环节。

目前先天性胆管囊状扩张症有多种分型系统[19-21]，其中以 Todani 分型系统在临床应用最为广泛[22, 23]。按照 Todani 分型，先天性胆管囊状扩张症具有五种类型，相应的外科处理方式各异，其中临床上又以 Todani I型和IV型胆管囊状扩张症最为常见。本章节将依据 Todani 分型对不同类型先天性胆管扩张症的外科治疗进行论述。

（一）Todani I型胆管囊状扩张

I型胆管囊状扩张又可分为以下三个亚型：I a 型，胆总管囊状扩张；I b 型，节段性的胆总管囊状扩张，无胰胆合流异常；I c 型，胆总管梭状扩张。I型胆管囊状扩张是临床最为常见的胆管囊状扩张类型，其中又以I a 型和I c 型胆管囊状扩张多见，I b 型较少见。

对于I型胆管囊状扩张，由于胆管囊状扩张主要位于肝外胆管系统，手术方案明确，即行胆管囊腔切除、胆管空肠 Roux-en-Y 吻合术。编者对上海东方肝胆外科医院 2010—2016 年间收治的 268 例既往未得到合理诊疗的病例进行回顾性分析发现，术后残余囊状扩张胆管、胆肠吻合口狭窄是I型囊状扩张胆管最为常见的不良医疗事件。I a 型囊状扩张胆管切

除术后易发生胆肠吻合口狭窄，而Ⅰc型和Ⅰb型胆管囊腔切除术后胆肠吻合口狭窄率明显低于Ⅰa型。

与Ⅰc型和Ⅰb型囊状扩张胆管的病理解剖特点不同，Ⅰa型扩张胆管囊腔上缘已位于肝总管、邻近肝门部，且囊状扩张胆管与上方正常胆管之间往往存在胆管内径相对狭窄的环形解剖结构。当对Ⅰa型囊状扩张胆管患者施行外科手术治疗时，为了追求彻底切除胆管囊腔，易倾向于选择肝门部正常胆管壁作为胆管切缘，因此胆肠吻合口内径较小。此外编者临床观察发现，部分先天性胆管囊状扩张患者合并有瘢痕体质，上述两个因素可能导致术后胆肠吻合口发生慢性瘢痕化狭窄的概率升高，且患者手术后短期阶段多无不良症状，往往于术后远期阶段才逐渐出现反复胆管炎、胆道结石等迁延不愈症状，再次手术治疗失败或胆肠吻合口再次狭窄的风险较高。而Ⅰc型囊状扩张胆管多表现为肝外胆管全程梭形扩张状态，因此实施肝外胆管囊腔切除、胆肠吻合术时，胆管囊腔上切缘的部位大多位于仍处在扩张状态的肝门部囊腔区域，胆肠吻合口内径较大，因此可能术后胆肠吻合口狭窄发生概率较低。

为防范Ⅰ型囊状扩张胆管术后发生胆肠吻合口狭窄，编者团队采取的手术策略是首先完整游离胆管囊腔，再选择囊腔中段前壁切开、于胆管腔内对囊腔上端和末端进行探查。如果发现囊腔上端与肝门部正常胆管间存在狭窄环，即在胆管囊腔上端邻近环形狭窄位置下方3～5mm处确定为上切缘，以形成一"喇叭口"样胆管上切缘开口，方便实施胆肠吻合并有效规避术后胆肠吻合口狭窄。由于胆管囊腔切除后已实现胆胰分流，消除了因胰液胆管反流造成胆管炎症等危险因素，能够有效规避胆肠吻合口胆管侧保留的极少部分囊腔胆管壁组织发生炎症、癌变等风险。

Ⅰ型囊状扩张胆管术后发生残余胆管囊腔有两种情况。编者在上述回顾性研究中发现，胆总管远端发生囊腔残留最为常见，特别是当扩张胆管已深入至胰腺段时（图3-5-6）。近年来由于微创外科理念的推广，腹腔镜下Ⅰ型囊状扩张胆管切除的方案也已逐渐被众多外科医师采用[24,25]。由于腹腔镜下剥离、切除胰腺段炎症状态下的胆管囊壁较开放手术难度更高，编者认为腹腔镜下实施胆管囊腔切除术更需审慎决策，术前需要对胰腺段是否存在胆管囊腔、囊腔壁的炎症程度作出研判，以避免术后因残余胆管囊腔导致的远期不良治疗后果。

编者发现，部分Ⅰc型囊状扩张胆管会扩展至左肝管、右肝管等肝内一级胆管系统，其表现为胆总管、肝总管及左肝管和/或右肝管（一级胆管）起始部均有扩张，而肝内二级胆管以上部位胆管系统无异常，且此类胆管囊腔往往合并肝总管或左、右肝管开口部位的囊腔内狭窄环样结构表现。上述Ⅰc型囊状扩张胆管的生长特点2003年Todani亦有撰文描述[23]。对于此类囊状扩张胆管，如果选择左、右肝管汇合部下方作为胆管囊腔上切缘，实施胆肠吻合，将会导致狭窄环上方残留的胆管囊腔反复发生炎症，因而又会加剧局部结石生成、胆肠吻合口狭窄及囊腔癌变的风险。

Todani发现，Ⅰa型、Ⅰc型和Ⅳa型囊状扩张胆管多合并胆胰管汇流异常，而Ⅰb型、Ⅱ型、Ⅲ型、Ⅳb型和Ⅴ型囊状扩张胆管却很少合并胆胰管汇流异常[22,23]。当患者合并胆胰汇流异常而术中末端胆总管残余囊腔，且术中未联合实现较为彻底的胆胰分流措施时，术后由于持续存在残余胆管囊腔内胰液反流、炎性刺激，残余胆管囊腔癌变的概率较高[26,27]，近年来远端胆管残余囊腔癌变在临床上已不罕见（图3-5-7）。

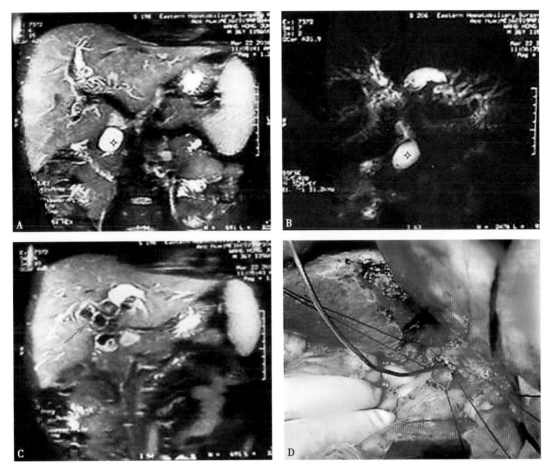

图 3-5-6 先天性胆管囊状扩张症Ⅰ型术后，残余胆管囊腔伴胆肠吻合口狭窄
男性，30岁，因"胆肠吻合术后27年、反复右上腹隐痛不适伴发热2年"入院。
A、B. MRI 及 MRCP：胆总管胰腺段残余胆管囊腔（红色星号）；
C. MRI 及 MRCP：肝门部胆管多发结石（黄色箭头）；
D. 术中见：肝总管 - 空肠 Roux-en-Y 吻合术后，胆肠吻合口显著狭窄。

胆总管远端和肝门部两区域胆管囊腔的合理处理，是 Todani Ⅰ型囊状扩张胆管手术的要点。

1. 胆总管远端胆管囊腔处理要点　对于Ⅰ型囊状扩张胆管、特别是Ⅰc型囊状扩张胆管，胆总管呈梭状扩张、远端胆管囊腔多深入胰腺内。胆管囊腔往往合并囊壁炎症甚至胰腺炎等囊肿周围组织炎症症状。如果按照常规的囊腔游离、切除的手术策略，可能会导致切除胰腺段囊腔过程中出血较多、局部解剖不清而被迫放弃切除远端囊腔，其结果必然是远端胆管残留病变胆管。此外，近年来随着腹腔镜下肝外囊状扩张胆管切除术的广泛开展，受术者手术技巧及熟练程度的影响，据推测术后发生胰腺段残留囊腔的可能性较开腹手术更高[28]。

编者的临床实践发现，当胆管囊腔壁炎症程度较重时，采取胰腺段外扩张胆管囊腔外全切除、胰腺段内扩张胆管囊内黏膜剥除联合彻底的胆胰分流手术策略，能够有效规避胆

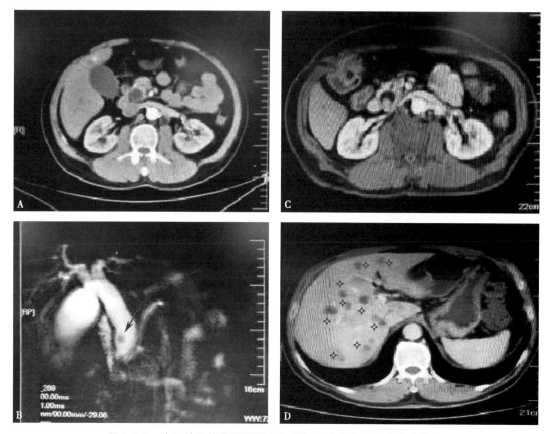

图 3-5-7　先天性胆管囊状扩张症Ⅰc型、胆管癌变伴肝内多发转移

　　男性,56 岁,体检发现胆总管囊状扩张 10 余年,因长期无明显不适症状未手术治疗。2014 年 2 月体检复查 CT:胆总管囊状扩张、管腔内未见占位(A)。2016 年 12 月于当地医院体检,查肝脏 MRCP 及 MRI:胆总管下段占位影,考虑胆管结石(B、C);肿瘤标志物 CA19-9 轻度升高。2017 年 1 月 5 日当地医院行"腹腔镜胆囊及肝外胆管囊腔切除、胆道探查取石、胆肠 Roux-en-Y 吻合术",术中自胆总管下段内取出少量泥沙样结石。2017 年 7 月 8 日复查肝脏 CT:肝内多发占位影,考虑转移性肝癌(D);肿瘤标志物 CEA、CA19-9显著升高。

　　总管胰腺段残余囊腔。当胆管囊腔壁存在炎性水肿、增厚时,囊腔胆管壁黏膜面与浆膜面之间存在一定解剖性间隙,如果强行解剖剥离胰腺段胆管囊腔壁全层,可能会发生难以控制的胰腺创面广泛渗血。此时可切开囊壁,经囊腔内入路剥离胆管黏膜面,术中出血风险将大为降低,并可在保持术野清晰的状况下寻找到囊腔末端及胰管开口。确定囊腔末端后,在紧邻胰管开口的上方缝闭远端胆管能够实现胆胰分流。这样的手术操作策略能够最大限度地切除囊腔胆管黏膜面,安全有效。如果胰腺段胆管囊腔壁存在严重炎性水肿、实施囊腔内剥离胆管黏膜面仍较困难时,可以放弃切除胰腺段内胆管囊腔,仅对囊腔黏膜面进行烧灼破坏后将胰腺段内囊壁旷置处理,并按照上述方法在扩张胆管末端实施囊腔内荷包缝合,完成胆胰分流(图 3-5-8),在确保手术安全性的同时能够有效避免残留胆管囊壁组织发生癌变的概率。

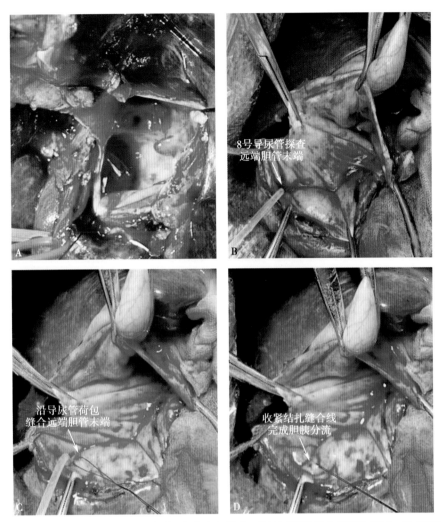

图 3-5-8 胰腺段胆管囊壁炎性水肿、与胰腺分离困难，进行远端胆管末端荷包缝合、完成胆胰分流
　　A. 术中探查发现肝外胆管囊壁炎性水肿明显，肝右动脉解剖变异、起源于肠系膜上动脉；
　　B. 分离胰腺段胆管囊腔困难、出血风险高，自胆管囊腔内探查证实远端胆管末端；
　　C. 在胆管囊腔内进行远端胆管荷包缝合，避免损伤胰管；
　　D. 胆管囊腔内荷包缝合彻底，实现"胆胰分流"。

　　2. 肝门区域胆管囊腔手术处理要点　　处理Ⅰc型囊状扩张胆管时，除了在处理上述胰腺段胆管囊腔时需要重视和改进手术策略，还需重视肝门区域胆管囊腔的处理。正如 2003年 Todani[23] 撰文所描述及强调的，部分Ⅰc型胆管囊腔会扩展至左肝管、右肝管等肝内一级胆管系统，其表现为胆总管、肝总管及左肝管和／或右肝管（一级胆管）部位均有囊状扩张，而肝内二级胆管以上部位胆管系统无异常，此类胆管囊腔往往合并有左、右肝管开口部位狭窄。事实上，对于此类解剖特点的Ⅰc型胆管囊状扩张，与 Todani Ⅳ型胆管囊状扩张较难鉴别。对具备上述胆管囊状扩张特点的Ⅰc型和Ⅳ型胆管囊状扩张症，编者建议可将其归类为中央型胆管囊状扩张症（图 3-5-9）。

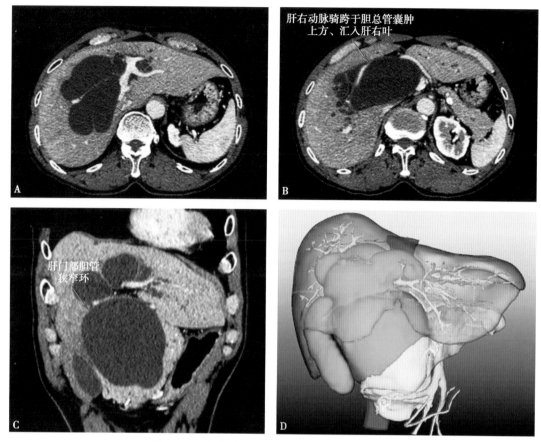

图 3-5-9 中央型胆管囊状扩张症的影像学特点

A、B、C. 肝脏 CT 增强扫描，肝门部胆管区域存在局部胆管狭窄环，部分病例可合并肝右动脉骑跨于胆管囊腔上方的异位走行；

D. 三维可视化图像（绿色区域为胆管囊腔及胆囊；黄色区域为胰腺）。

对于此类中央型胆管囊状扩张症，不应选择左、右肝管汇合部下方作为囊腔上切缘，而应尽可能剖开胆管狭窄处及囊状扩张的左、右肝管，形成一个较大的胆道开口进行胆肠吻合，以避免在左、右肝管汇合部下方实施胆肠吻合导致的胆管狭窄处上方残留囊腔反复炎症及癌变发生。联合实施胆管开口狭窄侧的肝叶切除、尽可能消除胆管囊腔更为适宜（图 3-5-10）。

按照上述治疗原则，当此类中央型胆管囊状扩张症需联合大范围肝切除时，通过计划性肝切除的理念和临床路径，能够顺利实施胆管囊腔的彻底切除。例如图 3-5-11 患者，多年来反复胆管炎发作，因联合肝切除、彻底切除肝内胆管囊腔风险较大，多家医院就诊给予的治疗方案均仅为切除肝外胆管囊腔、胆肠吻合术。患者就诊于我院时，因胆管炎导致肝外胆管囊腔末端炎性梗阻（超声内镜排除远端胆管及壶腹部占位），合并严重的黄疸症状。实施计划性肝切除，步骤①经皮肝穿刺肝内胆管置管引流（PTCD），改善梗阻性黄疸、胆管炎症状；步骤②经空肠营养管行 PTCD 外引流胆汁回输，恢复胆汁肠肝循环，改善营养状况、促进肝再生；步骤③经皮肝穿刺肝内门静脉栓塞（PVE），选择性阻断右肝门静脉血供，右肝萎缩、左肝体积代偿性增大、促进左肝肝功能代偿性增强。PVE 术后 1 个月，再次 CT 评估左肝体积已明显增大、右肝明显萎缩，顺利实施了右半肝联合肝内、外胆管囊腔较为彻底的切除，术后 10 天患者即顺利出院，随访 2 年恢复良好。

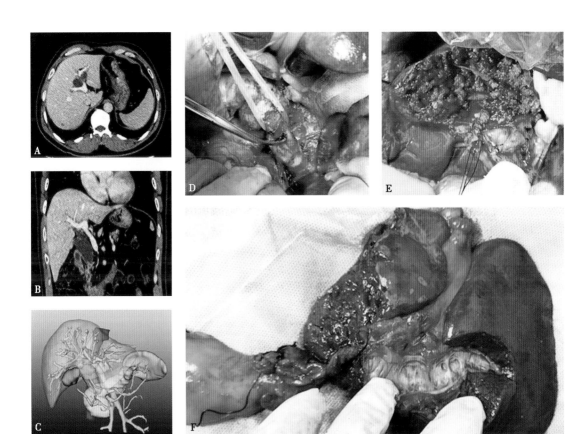

图 3-5-10 "中央型"胆管囊状扩张症，左肝管及肝总管、胆总管全程扩张

男，42 岁，因"反复右上腹隐痛 10 余年"就诊。

A、B、C. 影像学检查提示胆总管囊状扩张，左肝管起始段、左内叶胆管起始段及左外叶胆管起始段扩张；

D. 游离胰腺段扩张胆管，直至恢复正常直径胆管段；

E. 实施左半肝切除、肝外胆管及胆囊切除、胆肠 Roux-en-Y 吻合术；

F. 手术切除标本（剖检左肝管，见囊腔范围已至左外叶，囊腔内存在多处狭窄环）。

（二）Todani Ⅱ型胆管囊状扩张

Ⅱ型胆管囊状扩张即胆总管憩室，发生率较低。憩室多发生于胰腺段上方胆管侧壁（图 3-5-12），解剖学特点使得其外科处理较为简单，憩室较小时切除胆管憩室多即可改善症状。

对于较大体积憩室，或影像学明确表现为胆胰管汇流异常者，仍应采取胆管囊腔切除、胆胰分流手术措施[29]（图 3-5-13、图 3-5-14）。

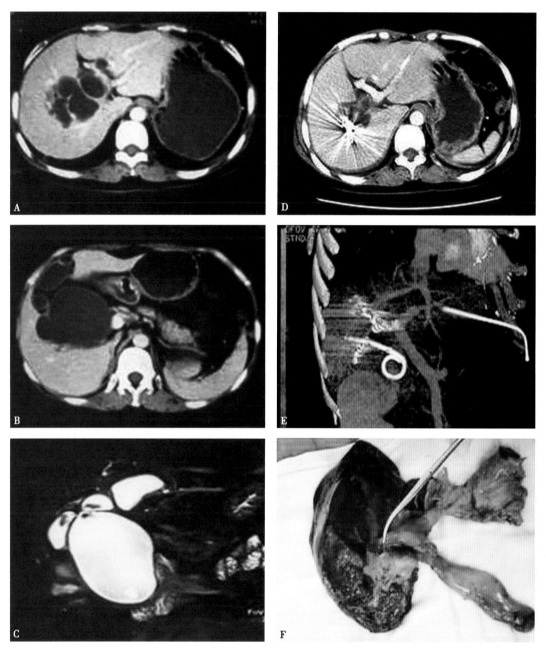

图 3-5-11 中央型胆管囊状扩张症，左、右肝管主干及肝总管、胆总管全程扩张

女性，41 岁，因"反复右上腹隐痛不适、黄疸伴发热 2 个月"入院；

CT（A、B），MRCP（C）：肝外胆管及左、右肝管囊状扩张，囊腔内见"狭窄环"；超声内镜：排除胆总管末端占位；术前：序贯实施 PTCD，胆汁回输，PVE（D、E）；手术：左半肝、胆囊及肝外胆管切除，胆肠 Roux-en-Y 吻合术（F）。

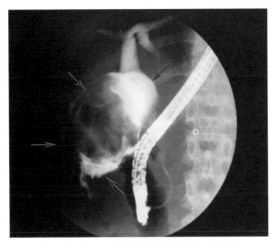

图 3-5-12　先天性胆管囊状扩张症Ⅱ型

女性，51岁，因"胆囊切除、胆肠吻合术后30年，反复右上腹隐痛不适8年"入院。

ERCP：胆总管直径约10cm憩室状扩张，内可见直径约8cm充盈缺损（胆管囊腔范围见红色箭头指向区域），囊腔底部造影剂流入空肠。

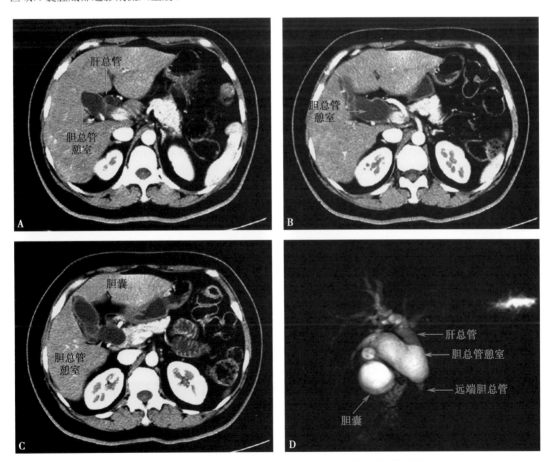

图 3-5-13　先天性胆管囊状扩张症Ⅱ型，术前影像学资料

女性，52岁，因"中上腹痛伴皮肤巩膜黄染10余天"入院。影像学检查见胆总管呈憩室状扩张（CT：A、B、C；MRCP：D）。

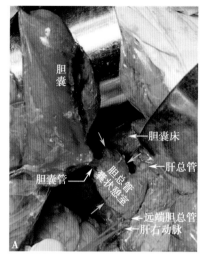
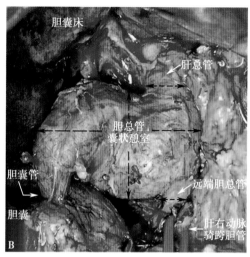

图 3-5-14 先天性胆管囊状扩张症 Ⅱ 型，术中探查

手术见胆总管呈憩室状扩张，肝总管稍扩张。远端胆总管无扩张，肝右动脉异位走行，自胰腺上缘骑跨越过远端胆总管前壁，经胆总管憩室后方汇入肝右叶（A、B）。

（三）Todani Ⅲ 型胆管囊状扩张

Ⅲ 型囊状扩张胆管即胆总管末端囊状脱垂型（图 3-5-15），需行囊状扩张胆管切除、胆肠吻合术（图 3-5-16）。

需要警惕的是，当 Ⅲ 型胆管囊腔末端有胰管开口汇入时，行囊腔完整切除时存在胰管损伤的风险，部分患者应作好行胰十二指肠切除术的手术预案。术前应尽可能通过影像学检查详细了解胆管、胰管走行情况及二者汇合情况，务求正确评估胆管囊腔情况并制订治疗方案，避免因术中探查发现无法避免因胆管囊腔切除导致胰管损伤、被迫放弃手术。

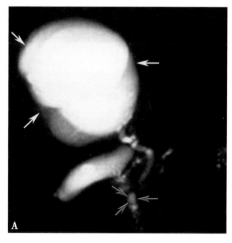
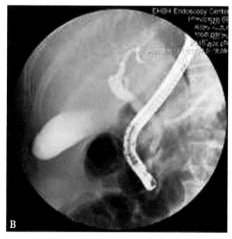

图 3-5-15 先天性胆管囊状扩张症 Ⅲ 型

男性，69 岁，因"体检发现肝囊肿 20 余年，右上腹隐痛不适伴发热"入院。

A. MRCP：肝中叶巨大肝囊肿（黄色箭头指向区域），胆总管下段囊状扩张（红色箭头指向区域）；

B. ERCP 造影：胆总管末端囊状扩张，肝内胆管未见扩张。

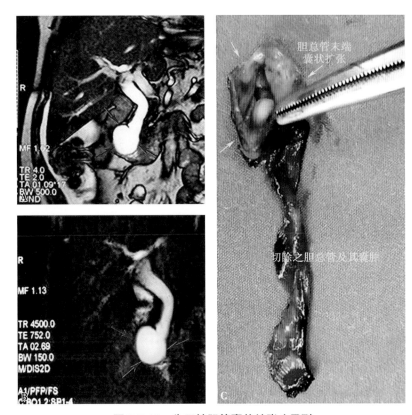

图 3-5-16　先天性胆管囊状扩张症Ⅲ型

A、B. MRI 及 MRCP：胆总管下段囊状扩张（红色箭头指向区域）；

C. 手术行胆总管及胆管囊腔切除、胆肠 Roux-en-Y 吻合术；切除标本胆总管末端囊状扩张（黄色箭头指向区域）。

（四）Todani Ⅳ型胆管囊状扩张

Ⅳ型囊状扩张胆管即多发性肝内或肝外胆管扩张，又可分两个亚型：Ⅳa 型，肝外胆总管扩张同时合并肝内胆管扩张；Ⅳb 型，肝外胆管的多发性扩张。对于Ⅳb 型囊状扩张胆管症，手术方案及策略类同Ⅰ型胆管囊状扩张症。

1. Ⅳa 型胆管囊状扩张症手术要点　Ⅳ型囊状扩张胆管治疗的难点在于Ⅳa 型，其关键点又在于肝内胆管囊腔的处理。为追求较为彻底的胆管囊腔切除，实施大部肝切除是最为理想的治疗措施，但此类患者多合并长期反复发作的肝内胆管炎症，大部肝切除后发生感染、肝衰竭等的风险较高。此外，对于肝左叶和肝右叶一级肝管、二级肝管同时合并囊状扩张胆管的Ⅳ型病例，即中央型胆管囊状扩张症，尽量选择联合右半肝切除的胆管囊腔切除方案更为适宜。因为无论右半肝或左半肝切除后，保留极少部分囊腔壁、形成一较大通畅的胆肠吻合口，有利于术者实施更为便捷可靠的胆肠吻合术以及规避术后发生"囊腔切除矫枉过正"的并发症。左半肝切除术后，右半肝内胆管开口解剖学特点导致胆肠吻合口肠袢多位于胆管开口偏上方，势必易导致肠袢内容物积存至下方肝胆管开口内引发胆管炎。而右半肝切除术后，胆肠吻合口肠袢位于左肝内胆管开口偏下方，相对发生胆肠反流、肝内胆管炎症的机会较少，进而能够将因胆肠吻合术后远期导致肝内胆管癌变的风险降至最低。

2. Ⅳa 型胆管囊状扩张症的计划性肝切除 由于Ⅳa 型患者多合并长期反复的胆管炎病史，对Ⅳa 型患者实施半肝、扩大半肝的大范围肝切除时，术后肝创面出血、胆漏、肝衰竭的风险较大，采取计划性肝切除的术前准备措施会有效降低手术难度及术后肝衰竭的风险[30,31]（图 3-5-17）。

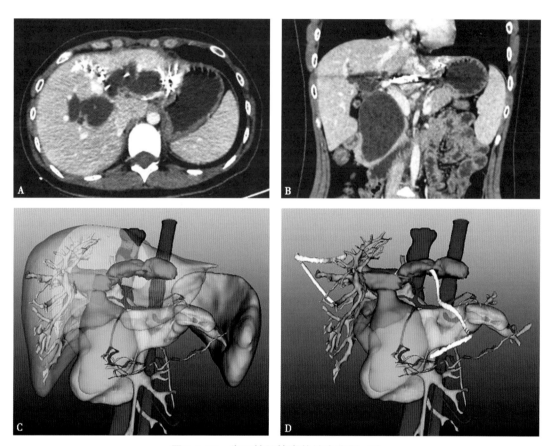

图 3-5-17 先天性胆管囊状扩张症Ⅳa 型

女性，17 岁，因"反复右上腹疼痛、发热 5 年"入院。行计划性肝切除：肝内胆管 PTCD 引流、门静脉左支栓塞、扩大左半肝切除、胆囊及肝外胆管囊腔切除，胆肠吻合术。

A、B. 肝内外胆管囊状扩张，囊腔内多处见狭窄环；

C、D. 肝脏及胆道三维可视化重建图像。

例 1，患者，女性，37 岁。因"皮肤巩膜黄染 40 天、右上腹疼痛 30 天"入院；CT、MRCP：肝内、外胆管囊状扩张；超声内镜：排除胆总管末端占位。诊断为先天性胆管囊状扩张症Ⅳa 型、胆管炎。手术方案拟定为左半肝及肝外胆管囊腔切除、胆肠吻合术，按照计划性肝切除体系顺利完成了治疗（图 3-5-18）。

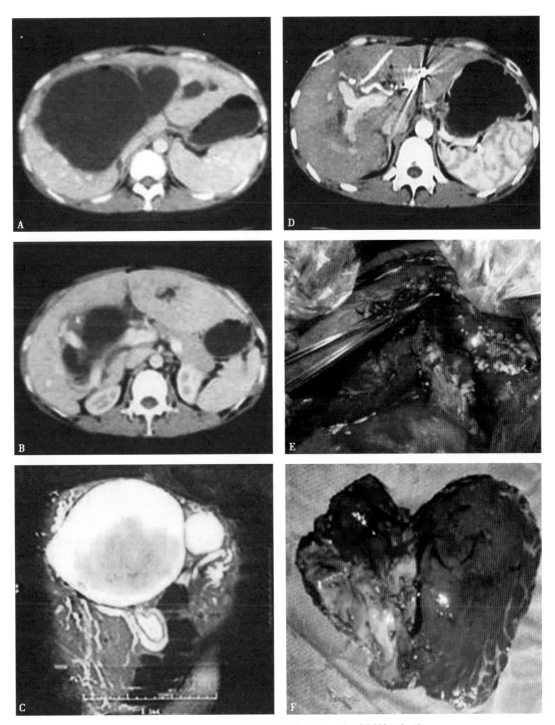

图 3-5-18　先天性胆管囊状扩张症Ⅳa型，计划性肝切除
术前：影像学检查（A、B、C）；序贯实施 PTCD，胆汁回输，PVE（D）；
术中：左半肝、胆囊及肝外胆管囊腔切除，胆肠 Roux-en-Y 吻合术（E、F）。

例 2，患者，女性，31 岁。因"反复右上腹痛 20 余年"入院。诊断为先天性胆管囊状扩张症Ⅳa 型、肝内胆管结石伴胆管炎。手术方案拟定为"右半肝及肝外胆管囊腔切除、胆肠吻合术"，计划性肝切除的策略及步骤如下：①经皮肝穿刺左肝内胆管置管引流（PTCD），改善胆管炎症状；②肝脏 3D 重建、肝体积测定：拟切除的右半肝体积较大（1 043.2ml）、拟保留的左半肝体积较小（510.4ml）；③经皮肝穿刺选择性门静脉右支栓塞（PVE）；④ PVE 术后 3 周，再次 CT 评估发现"肝增生 - 萎缩"现象明显。右半肝体积缩小（692.1ml）、左半肝体积增大（677.4ml），详见图 3-5-19；⑤ PVE 术后 4 周时，实施右半肝联合肝内、外胆管囊腔切除方案。术后患者恢复顺利，术后 10 天出院。术后 1 个月复查肝功能良好。

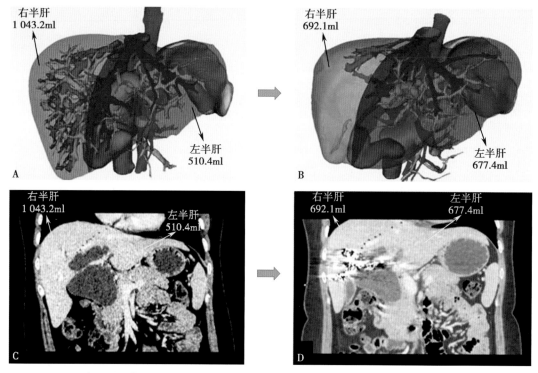

图 3-5-19　先天性胆管囊状扩张症Ⅳa 型，计划性肝切除 PVE 前、后的肝体积测定及 CT 检查结果
A. PVE 前肝脏三维体积测定；
B. PVE 后肝脏三维体积测定；
C. PVE 前的 CT 检查结果示右半肝体积较大；
D. PVE 后的 CT 检查结果示右半肝体积缩小。

（五）Todani Ⅴ型胆管囊状扩张

Ⅴ型囊状扩张胆管即肝内多发胆管囊状扩张（Caroli 病）。肝内胆管多发囊状扩张多伴有肝脏的纤维化，有时与肝内胆管多发结石导致的胆管扩张通过影像学检查鉴别存在一定困难（图 3-5-20）。

当发生Ⅴ型胆管囊状扩张时，双侧二级肝内胆管以上系统胆管均可发生范围广泛的囊状扩张，因此单纯行联合半肝甚至肝三叶切除的手术措施，往往也难以彻底切除肝内胆管囊腔，而长期胆管囊腔炎症导致癌变风险较高（图 3-5-21）。因此，肝移植术是Ⅴ型胆管囊状扩张症更为理想、彻底的外科治疗手段。

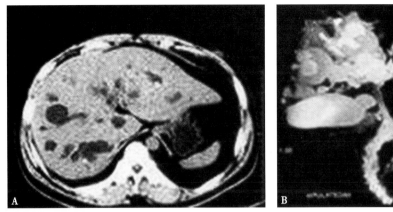
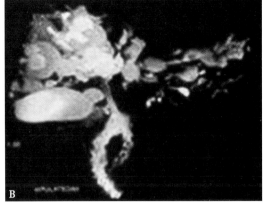

图 3-5-20　先天性胆管囊状扩张症Ⅴ型

男性，71 岁，因"反复右上腹隐痛不适伴发热"入院。

A（CT）、B（MRCP）：肝内多个胆管囊腔，伴肝内外胆管结石。

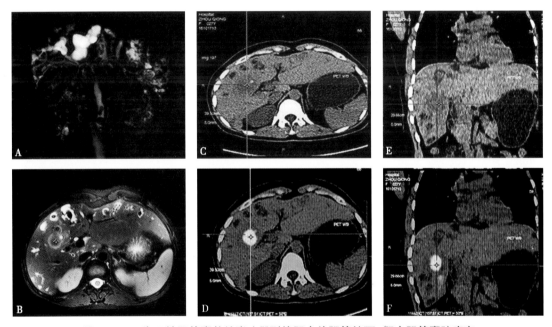

图 3-5-21　先天性胆管囊状扩张症Ⅴ型伴肝内外胆管结石，肝内胆管囊腔癌变

女性，26 岁，2008 年因"胆管结石"于当地医院行"胆囊切除、胆总管探查取石术"；2016 年 9 月体检查肝脏 MRI：肝右前叶近肝门部占位，境界不清，范围 4cm×3cm；肝内胆管多发结石；PET-CT：肝右前叶下段低密度灶，FDG 摄取增高，考虑胆管恶性肿瘤；肝右前叶下段多发小结节灶，FDG 摄取增高，考虑肿瘤子灶（A. MRCP；B、C、D、E、F. MRI、CT、PET-CT 提示肝右叶恶性占位病灶）；查 CA19-9：146.9U/ml。

四、先天性胆管囊状扩张症"三类五型"分型系统

Todani 分型系统是先天性胆管囊状扩张症临床应用最为广泛的分型系统，但已有多位学者对 Todani 分型的合理性、复杂性提出质疑[32, 33]。编者发现，Todani Ⅳa 型、即所谓的肝内、外胆管囊状扩张，扩张胆管主要发生于胆道系统中央区域的主干（肝外胆管、肝门区域左、右肝叶的一级胆管及肝内二级胆管），合并肝内三级胆管分支囊状扩张者已较为罕见。

现已证实，肝内胆管囊状扩张症（Caroli 病或 Caroli 综合征）与肝外胆管囊状扩张症在发病机制、病理特点等方面存在较大差异，两者应分属不同类型的胆道疾病[34, 35]。编者认为，Todani Ⅰ～Ⅳ型的先天性胆管囊状扩张症仅是发病机制相同的多种胆管异常发育形态，其中以肝外胆管系统囊状扩张为多见（Ⅰ～Ⅲ型和Ⅳb型）；少部分病例的胆管异常发育范围，可沿肝外胆管轴向发展至肝门部及肝内中央区域的胆管主干，此种囊状扩张胆管即符合 Todani Ⅳa 型范畴。因此，对以肝外胆管及肝门部一级胆管（左、右肝管）囊状扩张、合并或不合并肝内二级胆管以上分支的囊状扩张，且不同区域的胆管囊腔间存在明显的狭窄环状结构为主要特征者，编者认为定义为"中央型胆管囊状扩张"较"肝内、外胆管囊状扩张"的描述更为合理。

此外，对于肝外胆管合并左、右肝管囊状扩张者，Todani 分型系统中分别归为Ⅰc型和Ⅳa型，导致对此类肝门区域胆管囊腔的分类和手术方案存在困扰和争议。Todani 在其2003 年的文章中对二者的区别进一步作出了描述，文中描述Ⅰc型呈肝外胆管梭形扩张、弥漫形扩张或圆柱状扩张，且伴有胆胰管汇合异常，胆管囊腔往往延续至肝内胆管。Todani 认为Ⅰc型并发左、右肝管扩张是由于远端胆管囊腔末端的压力升高导致被动性扩张，实施肝外胆管囊腔切除后扩张的左、右肝管能够恢复至正常状态；Ⅳa型是指肝内、外胆管系统多部位并发囊状扩张，Todani 认为依据胆管囊腔生长形态，Ⅳa型又可分为囊状扩张 - 囊状扩张、囊状扩张 - 梭形扩张及梭形扩张 - 梭形扩张三种类型[23]。但对于Ⅰc型如何与Ⅳa型中的梭形扩张 - 梭形扩张类型相鉴别？二者的手术处理方案该如何抉择？编者认为应对上述问题作出清晰界定。此外，由于左、右肝管（一级胆管支）亦属于肝外胆管系统，编者认为局限于左、右肝管的囊状扩张并非严格符合 Todani Ⅳa 型的定义，其外科治疗原则难以依据 Todani 分型系统进行决策。

鉴于 Todani 分型系统存在着上述分型复杂、合理性有限、治疗指导性尚不够精确的问题，编者围绕先天性胆管囊状扩张症的病理解剖学特点，建立了一种胆管囊状扩张症"三类五型"分型系统（表 3-5-1），即肝内胆管囊状扩张局限型、弥漫型；中央型胆管囊状扩张；肝外胆管囊状扩张肝门型、主干型、末端型，并通过对上海东方肝胆外科医院收治的大样本先天性胆管囊状扩张症术后并发症病例分析，提出了各分型对应的外科治疗要点，以期能够更为精确地指导外科治疗方案的设计和实施，规避术后远期并发症。

表 3-5-1　先天性胆管囊状扩张症"三类五型"分型系统的定义及外科治疗要点

囊状扩张胆管部位（三类）	胆管囊状扩张分型（五型）	对应 Todani 分型系统	外科根治方案要点
肝外胆管	**肝门型：** 肝外胆管梭形扩张或节段性囊状扩张，伴有左肝管或右肝管起始部梭形扩张，且肝总管与左、右肝管囊腔间存在狭窄环状结构	Ⅰc 型；部分Ⅳa 型	肝外胆管囊腔切除＋肝门部胆管整形＋胆胰分流
	主干型： 肝外胆管梭形扩张或节段性囊状扩张，左、右肝管起始段无扩张	Ⅰa 型、Ⅰb 型、Ⅱ型、Ⅳb 型	肝外胆管囊腔切除＋胆胰分流
	末端型： 胆总管末端囊状扩张，胆总管中上段及肝总管无扩张	Ⅲ型	肝外胆管囊腔切除＋胆胰分流；或胰十二指肠切除术

续表

囊状扩张胆管部位（三类）	胆管囊状扩张分型（五型）	对应 Todani 分型系统	外科根治方案要点
中央区域胆管	**中央型：**肝外胆管及肝门部一级胆管（左肝管及右肝管）囊状扩张，合并或不合并肝内二级胆管以上分支囊状扩张，且不同区域的胆管囊腔间存在明显的狭窄环状结构	部分Ⅳa型	半肝或扩大半肝切除＋肝门区域及肝外胆管囊腔切除＋胆胰分流
肝内胆管	**局限型：**囊状扩张胆管局限于左半肝或右半肝内的单侧肝叶二级胆管分支以上部位	Ⅴ型	肝段或肝叶切除；肝移植（合并严重的肝纤维化、门静脉高压者）
	弥漫型：双侧肝叶内多发肝段二级胆管分支以上胆管囊状扩张		肝移植

参 考 文 献

[1] JABŁOŃSKA B. Biliary cysts: etiology, diagnosis and management[J]. World J Gastroenterol, 2012, 18(35): 4801-4810.

[2] BABBITT D P. Congenital choledochal cysts: new etiological concept based on anomalous relationships of the common bile duct and pancreatic bulb[J]. Ann Radiol(Paris), 1969, 12(3): 231-240.

[3] IWAI N, YANAGIHARA J, TOKIWA K, et al. Congenital choledochal dilatation with emphasis on pathophysiology of the biliary tract[J]. Ann Surg, 1992, 215(1): 27-30.

[4] OKADA A, HASEGAWA T, OGUCHI Y, et al. Recent advances in pathophysiology and surgical treatment of congenital dilatation of the bile duct[J]. J Hepatobiliary Pancreat Surg, 2002, 9(3): 342-351.

[5] SUGIYAMA M, HARADOME H, TAKAHARA T, et al. Biliopancreatic reflux via anomalous pancreaticobiliary junction[J]. Surgery, 2004, 135(4): 457-459.

[6] HOSOKI T, HASUIKE Y, TAKEDA Y, et al. Visualization of pancreaticobiliary reflux in anomalous pancreaticobiliary junction by secretin-stimulated dynamic magnetic resonance cholangiopancreatography[J]. Acta Radiol, 2004, 45(4): 375-382.

[7] KATABATHINA V S, KAPALCZYNSKI W, DASYAM A K et al. Adult choledochal cysts: current update on classification, pathogenesis, and cross-sectional imaging findings[J]. Abdom Imaging, 2015, 40(6): 1971-1981.

[8] YOTSUYANAGI S. Contributions to etiology and pathogeny of idiopathic cystic dilatation of the common bile duct with report of three cases: new etiological theory based on supposed in equal epithelial proliferation at the stage of physiological epithelial occlusion of primitive choledochus[J]. Gann, 1936, 30: 601-650.

[9] SHIMOTAKE T, IWAI N, YANAGIHARA J, et al. Innervation patterns in congenital biliary dilatation[J]. Eur J Pediatr Surg, 1995, 5(5): 265-270.

[10] Saluja S S, Nayeem M, Sharma BC, et al. Management of choledochal cysts and their complications[J]. Am Surg, 2012, 78(3): 284-290.

[11] SHIMOTAKAHARA A, YAMATAKA A, YANAI T, et al. Roux-en-Y hepaticojejunostomy or

hepaticoduodenostomy for biliary reconstruction during the surgical treatment of choledochal cyst: which is better?[J]. Pediatr Surg Int, 2005, 21 (1): 5-7.

[12] SOARES K C, KIM Y, SPOLVERATO G, et al. Presentation and clinical outcomes of choledochal cysts in children and adults: a multi-institutional analysis[J]. JAMA Surg, 2015, 150 (6): 577-584.

[13] BLOUSTEIN P A. Association of carcinoma with congenital cystic conditions of the liver and bile ducts[J]. Am J Gastroenterol, 1977, 67 (1): 40-46.

[14] YAMAUCHI S, KOGA A, MATSUMOTO S, et al. Anomalous junction of pancreaticobiliary duct without congenital choledochal cyst: a possible risk factor for gallbladder cancer[J]. Am J Gastroenterol, 1987, 82 (1): 20-24.

[15] CHIJIIWA K, KIMURA H, TANAKA M. Malignant potential of the gallbladder in patients with anomalous pancreaticobiliary ductal junction. The difference in risk between patients with and without choledochal cyst. Int Surg.1995: 80 (1): 61-64.

[16] BENJAMIN I S. Biliary cystic disease: the risk of cancer[J]. J Hepatobiliary Pancreat Surg, 2003, 10 (5): 335-339.

[17] SØREIDE K, SØREIDE J A. Bile duct cyst as precursor to biliary tract cancer[J]. Ann Surg Oncol, 2007, 14 (3): 1200-1211.

[18] ALATISE O I, OKE O A, ADESUNKANMI A K, et al. Management of adult choledochal cyst coexisting with gallbladder carcinoma: a case report and review of literature[J]. Niger J Surg, 2016, 22 (1): 43-47.

[19] ALONSO-LEJ F, REVER W B JR, PESSAGNO D J. Congenital choledochal cyst, with a report of 2, and an analysis of 94, cases[J]. Int Abstr Surg. 1959; 108 (1): 1-30.

[20] LENRIOT J P, GIGOT J F, ADLOFF M, et al. Bile duct cysts in adults: a multi-institutional retrospective study. French Associations for Surgical Research[J]. Ann Surg. 1998, 228 (2): 159-166.

[21] 董家鸿, 郑秀海, 黄志强, 等. 胆管囊状扩张症: 新的临床分型与治疗策略 [J]. 中华消化外科杂志, 2013, 12 (5): 370-377.

[22] TODANI T, WATANABE Y, NARUSUE M, et al. Congenital bile duct cysts: Classification, operative procedures, and review of thirty-seven cases including cancer arising from choledochal cyst[J]. Am J Surg, 1977, 134 (2): 263-269.

[23] TODANI T, WATANABE Y, TOKI A, et al. Classification of congenital biliary cystic disease: special reference to type Ic and IVA cysts with primary ductal stricture[J]. J Hepatobiliary Pancreat Surg, 2003, 10 (5): 340-344.

[24] QIAO G, LI L, LI S, et al. Laparoscopic cyst excision and Roux-Y hepaticojejunostomy for children with choledochal cysts in China: a multicenter study[J]. Surg Endosc, 2015, 29 (1): 140-144.

[25] SHEN H J, XU M, ZHU H Y, et al. Laparoscopic versus open surgery in children with choledochal cysts: a meta-analysis[J]. Pediatr Surg Int, 2015, 31 (6): 529-534.

[26] WATANABE Y, TOKI A, TODANI T. Bile duct cancer developed after cyst excision for choledochal cyst[J]. J Hepatobiliary Pancreat Surg, 1999, 6 (3): 207-212.

[27] OHASHI T, WAKAI T, KUBOTA M, et al. Risk of subsequent biliary malignancy in patients undergoing cyst excision for congenital choledochal cysts[J]. J Gastroenterol Hepatol, 2013, 28 (2): 243-247.

[28] TANG S T，YANG Y，WANG Y，et al. Laparoscopic choledochal cyst excision，hepaticojejunostomy，and extracorporeal Roux-en-Y anastomosis: a technical skill and intermediate-term report in 62 cases[J]. Surg Endosc，2011，25（2）: 416-422.

[29] OUAÏSSI M，KIANMANESH R，BELGHITI J，et al. Todani type II congenital bile duct cyst: european multicenter study of the rrench surgical association and literature Review[J]. Ann Surg，2015，262（1）: 130-138.

[30] 李斌，邱智泉，姜小清，等. 改进外科治疗策略、规避Ⅰ型和Ⅳ型胆管囊肿术后并发症 [J]. 中华肝胆外科杂志，2016，22（12）: 848-851.

[31] 李斌，邱智泉，姜小清，等. 计划性肝切除在"中央型"肝内外胆管囊肿治疗中的应用 [J]. 中华肝胆外科杂志，2017，23（9）: 619-623.

[32] VISSER B C，SUH I，WAY L W，et al. Congenital choledochal cysts in adults[J]. Arch Surg，2004，139（8）: 855-862.

[33] WISEMAN K，BUCZKOWSKI A K，CHUNG S W，et al. Epidemiology，presentation，diagnosis，and outcomes of choledochal cysts in adults in an urban environment[J]. Am J Surg，2005，189（5）: 527-531.

[34] SINGHAM J，YOSHIDA E M，SCUDAMORE C H. Choledochal cysts: part 1 of 3: classification and pathogenesis[J]. Can J Surg，2009，52（5）: 434-440.

[35] LEVY A D，ROHRMANN C A JR. Biliary cystic disease[J]. Curr Probl Diagn Radiol，2003，32（6）: 233-263.

第六节　胆管黏液囊性肿瘤和胆管导管内乳头状肿瘤

依据 2010 年世界卫生组织（WHO）发布的肿瘤病理诊断分类系统，胆管黏液囊性肿瘤（mucinous cystic neoplasm）和导管内乳头状肿瘤（intraductal papillary neoplasm，IPN）是指发生于肝内胆管和肝外胆管、具有恶变倾向的胆管腺瘤性病变 [1]。

2019 WHO 肿瘤病理诊断分类系统进一步细化，将发生于肝内胆管系统的黏液囊性肿瘤及导管内乳头状瘤归于良性肿瘤，当伴有上皮内浸润性癌发生时归为癌前病变；发生于肝外胆管系统的黏液囊性瘤多具有侵袭性癌的特点，属于胆道恶性肿瘤 [2, 3]。

一、胆管黏液囊性肿瘤病理及临床诊断要点

胆管黏液囊性肿瘤曾以胆管腺瘤（biliary cystadenoma）命名 [1]。肝脏和胆管系统的黏液囊性肿瘤是一种可形成囊腔的上皮性肿瘤，由立方形或柱状上皮细胞构成，可产生、分泌黏蛋白。

胆管黏液囊性肿瘤多发生于肝内胆管系统，发生于肝外胆管系统者较少 [4, 5]。右中上腹腹痛、腹胀是胆管黏液囊性瘤的典型临床症状，可有轻度或一过性总胆红素升高表现，较少并发严重的梗阻性黄疸症状。

实验室检查血清 CA19-9 可能升高，当合并有浸润性癌时血清 CA19-9 明显升高。当检测囊液 CA19-9 和 CEA 亦高于正常值时，有助于区分黏液囊性瘤和非肿瘤性病变 [6]。

影像学检查，胆管黏液囊性瘤多位于肝门部胆管区域，为多房性囊性肿瘤，部分患者囊壁可见乳头状小结节，胆管内黏液栓塞可导致胆管明显扩张。肝内胆管黏液囊性瘤需与肝囊肿、肝脏黏液囊性瘤相鉴别。肝脏及肝内胆管黏液囊性瘤均可表现为肝内多房性、囊性

肿块，囊腔内充满胶冻状黏液，因此与肝囊肿的影像学特点不同，黏液囊性瘤囊腔内液性暗区的透亮性弱于肝囊肿，且囊内间隔壁多较肝多房囊肿的间隔壁厚。当黏液囊性瘤发生恶性变时，囊壁、囊内间隔和囊壁上乳头结节均可不规则增厚并伴有强化[7, 8]。发生于肝实质的黏液囊性瘤通常不与胆管连通，可与肝内胆管系统黏液囊性瘤相鉴别。

二、胆管导管内乳头状肿瘤病理及临床诊断要点

胆管导管内乳头状肿瘤是以乳头状结构胆管上皮或黏液上皮构成内衬、覆盖细小纤维血管蒂为特征的囊肿性胆道肿瘤，可发生于肝内、外胆管系统。多见于 50 岁以上男性患者，东亚地区发病率高于北美及欧洲地区，硬化型胆管炎、胆管结石、肝吸虫病可能与其发病有关[9]。

胆管导管内乳头状肿瘤分为胆管型和黏液型两种类型，部分罕见病例可见由嗜酸性细胞构成的乳头状肿瘤。胆管黏液型乳头状瘤囊腔内胆管上皮可表现为低度、中度或高度上皮内瘤变，具有侵袭至囊肿壁胆管上皮细胞、形成胆管内生长型和浸润型肝内胆管癌风险的可能[10]。

合并囊状扩张的胆管黏液型乳头状瘤与胆管黏液性囊腺瘤或囊腺癌的鉴别诊断较为困难，2010 WHO 肿瘤病理诊断分类系统建议借鉴胰腺黏液型乳头状肿瘤与胰腺黏液性囊腺瘤（cystadenoma）的鉴别标准，即存在卵巢样间质支持胆管黏液性囊腺瘤的诊断；囊腔与胆管相通、且无卵巢样间质支持胆管黏液型乳头状肿瘤的诊断[1]。

但临床上对 WHO 胆管导管内乳头状肿瘤病理诊断的分型和特点存在争议与分歧[11-13]。2018 年来自日本和韩国的病理专家联合发布的专家共识对胆管导管内乳头状肿瘤作出新型病理分类及诊断标准[14]。此分类依据 2010 WHO 胆管导管内乳头状肿瘤病理诊断标准，将其分为两种病理类型：1 型组织学上类似胰腺黏液型乳头状瘤，肿瘤主要生长于肝内胆管；肿瘤细胞排列成完整组织，呈高度分化乳头状结构；嗜酸性细胞型具有复杂的管状结构；可能存在低 / 中级异型增生细胞。2 型即为胆管乳头状癌，乳头状肿瘤结构复杂，具有乳头状分支或实性管状病灶，分支形态不规则，肿瘤多呈侵袭性，生长于肝外胆管；肿瘤细胞呈管状生长，管腔内见坏死组织；肿瘤覆盖的纤维血管蒂管茎较 1 型粗大[11]。但亦有不同意见认为，上述两种分型只是肿瘤在不同胆管部位同步或非同步起源后，沿肝内或肝外胆管树生长、迁延发展的不同阶段[15, 16]。

2019 WHO 肿瘤病理诊断分类系统中介绍了上述日、韩共识分类，并指出，临床已发现一些胆管导管内乳头状肿瘤具有黏液分泌明显少于其他胆管导管内乳头状肿瘤的特点，与胰腺导管内管柱状亚型肿瘤的病理特点相似。目前已能够根据基因组和免疫组织化学数据对胰腺导管内乳头状肿瘤进行亚病理类型分类，但在胆管导管内乳头状肿瘤中由于相关研究报道的缺乏，进行类似的亚病理类型分类尚无依据[17]。

胆管导管内乳头状瘤的典型症状包括反复间歇性腹痛和胆管炎发作。实验室检查血清肿瘤标志物 CA19-9、CEA 多正常，合并浸润性或侵袭性癌变时肿瘤标志物可升高。影像学诊断胆管导管内乳头状瘤有时较为困难，当胆管壁乳头状瘤体较小时 CT 或 MRI 检查往往难以明确，MRCP 或胆管造影可显示息肉样肿瘤和 / 或肿瘤分泌的黏液栓造成的胆管充盈缺损征象。

三、胆管黏液囊性肿瘤和导管内乳头状肿瘤的手术治疗要点

胆管导管内乳头状肿瘤和胆管黏液型囊腺瘤均属于胆道癌前病变，病灶未实现根治性切除时极易复发，因此手术方案的首要目标是力求肿瘤完整切除，以避免肿瘤复发、癌变。特别是对于胆管导管内乳头状肿瘤，往往由于瘤体体积较小、部分患者病灶沿胆管系统分布较广泛，术前诊断及术中探查时勿遗漏多发病灶。

此外，术中需防范肿瘤及黏液脱落至腹腔导致肿瘤种植转移。因此，术前缜密合理的手术方案设计，对胆管导管内乳头状肿瘤和胆管黏液型囊腺瘤的治疗至关重要（图3-6-1～图3-6-3）。

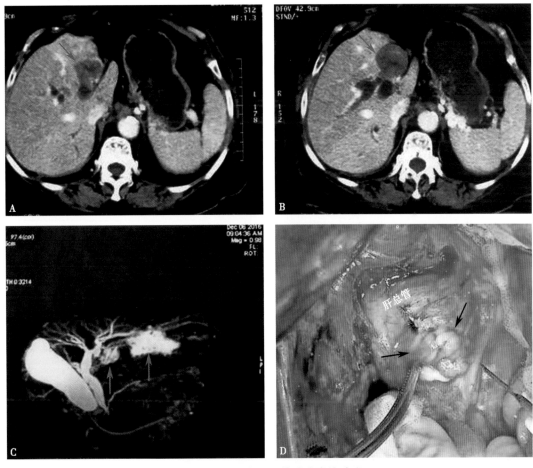

图3-6-1 肝内外胆管黏液囊性肿瘤

A、B. CT：左肝内胆管及肝总管扩张，管腔内软组织占位影（红色箭头）；

C. MRCP：左肝管局部囊状扩张，腔内软组织占位影（红色箭头）；

D. 术中：肝总管扩张，胆管腔内充满黄色腺瘤样组织及胶冻样组织（黑色箭头），胆管探查见腺瘤组织根部位于左肝内胆管、头部延伸至肝总管内。术后病理：胆管黏液型囊腺瘤。

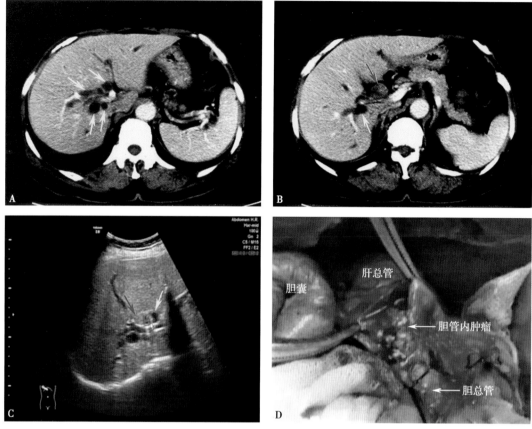

图 3-6-2 肝外胆管乳头状肿瘤癌变

A、B. CT：肝门部胆管及肝总管扩张（黄色箭头），肝总管管腔内软组织影（红色箭头）；

C. B 超：肝总管扩张（黄色箭头），管腔内实性信号影（红色箭头）；

D. 术中：肝总管扩张，胆管腔内充满黄色腺瘤样组织，胆管探查见腺瘤组织根部位于肝总管、头部延伸至胆总管内；术后病理报告：镜下见肝外胆管肿瘤排列呈乳头状，肿瘤局部腺癌，中分化，侵及胆管壁肌层。

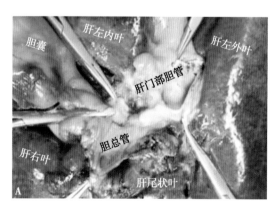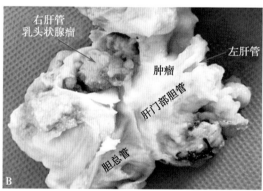

图 3-6-3 肝门部胆管乳头状肿瘤癌变

A. 肝移植病肝标本；

B. 肝门部胆管局部剖检标本，甲醛溶液浸泡处理 48 小时。

参 考 文 献

[1] BOSMAN F T, CARNEIRO F, HRUBAN R H, et al. WHO Classification of Tumours-Digestive System Tumours[M]. 4th ed. Lyon: International Agency for Research on Cancer, 2010: 223.

[2] PARADIS V, FUKAYMA M, PARK Y N, et al. WHO Classification of Tumours-Digestive System Tumours[M]. 5th ed. Lyon: International Agency for Research on Cancer, 2018: 216.

[3] kLIMSTRA D S, LAM A K, PARADIS V, et al. WHO Classification of Tumours-Digestive System Tumours[M]. 5th ed. Lyon: International Agency for Research on Cancer, 2018: 266.

[4] ZEN Y, PEDICA F, PATCHA V R, et al. Mucinous cystic neoplasms of the liver: a clinicopathological study and comparison with intraductal papillary neoplasms of the bile duct. Mod Pathol, 2011; 24(8): 1079-1089.

[5] QUIGLEY B, REID M D, PEHLIVANOGLU B, et al. Hepatobiliary mucinous cystic neoplasms with ovarian type stroma (so-called "hepatobiliary cystadenoma/cystadenocarcinoma"): clinicopathologic analysis of 36 cases illustrates rarity of carcinomatous change. Am J Surg Pathol, 2018; 42(1): 95-102.

[6] LEE C W, TSAI H I, LIN Y S, et al. Intrahepatic biliary mucinous cystic neoplasms: clinicoradiological characteristics and surgical results. BMC Gastroenterol, 2015; 15: 67.

[7] SAFARI M T, SHAHROKH S, MIRI M B, et al. Biliary mucinous cystic neoplasm: a case report and review of the literature. Gastroenterol Hepatol Bed Bench, 2016; 9(Suppl.1): 88-92.

[8] JEONG D, JIANG K, ANAYA D A. Mucinous cystic neoplasm of the liver masquerading as an echinococcal cyst: radiologic-pathologic differential of complex cystic liver lesions. J Clin Imaging Sci, 2016; 6: 12.

[9] PARADIS V, FUKAYMA M, PARK Y N, et al. WHO Classification of Tumours-Digestive System Tumours[M]. 5th ed. Lyon: International Agency for Research on Cancer, 2018: 279-281.

[10] BOSMAN F T, CARNEIRO F, HRUBAN R H, et al. WHO Classification of Tumours-Digestive System Tumours[M]. 4th ed. Lyon: International Agency for Research on Cancer, 2010: 238.

[11] FUJIKURA K, FUKUMOTO T, AJIKI T, et al. Comparative clinicopathological study of biliary intraductal papillary neoplasms and papillary cholangiocarcinomas. Histopathology, 2016, 69(6): 950-961.

[12] SHIBAHARA H, TAMADA S, GOTO M, et al. Pathologic features of mucin-producing bile duct tumors: two histopathologic categories as counterparts of pancreatic intraductal papillary-mucinous neoplasms. Am J Surg Pathol, 2004(3); 28: 327-338.

[13] KUBOTA K, NAKANUMA Y, KONDO F, et al. Clinicopathological features and prognosis of mucin-producing bile duct tumor and mucinous cystic tumor of the liver: a multi-institutional study by the Japan Biliary Association. J Hepatobiliary Pancreat Sci, 2014; 21(3): 176-185.

[14] NAKANUMA Y, JANG K T, FUKUSHIMA N, et al. A statement by the Japan-Korea expert pathologists for future clinicopathological and molecular analyses toward consensus building of intraductal papillary neoplasm of the bile duct through several opinions at the present stage. J Hepatobiliary Pancreat Sci, 2018; 25(3): 181-187.

[15] BOSMAN F T, CARNEIRO F, HRUBAN R H, et al. WHO Classification of Tumours-Diges-

tive System Tumours[M]. 4th ed. Lyon: International Agency for Research on Cancer, 2010: 217-224.

[16] BOSMAN F T, CARNEIRO F, HRUBAN R H, et al. WHO Classification of Tumours-Digestive System Tumours[M]. 4th ed. Lyon: International Agency for Research on Cancer, 2010: 266-273.

[17] PARADIS V, FUKAYMA M, PARK Y N, et al. WHO Classification of Tumours-Digestive System Tumours[M]. 5th ed. Lyon: International Agency for Research on Cancer, 2018: 281.

第四章

胆道恶性肿瘤诊疗

第一节 胆 囊 癌

一、胆囊癌概述

胆囊癌是指起源于胆囊底部、体部、颈部或胆囊管的恶性肿瘤。来自全球范围登记的尸检数据表明，胆囊癌是最常见的胆道恶性肿瘤，约占胆道肿瘤的 80%～95%[1]。流行病学研究发现，全球范围内胆囊癌女性患病率普遍高于男性，发病率存在显著的地理差异性，与不同地域、种族人群的胆囊结石患病率密切相关[1, 2]。

胆囊癌是恶性程度极高的消化系统肿瘤，美国癌症联合委员会 / 国际抗癌联盟（AJCC/UICC）对美国 1989—1996 年诊断为胆囊癌的 10 705 例患者进行了随访 5 年以上的研究，证实随着肿瘤进展胆囊癌患者总体生存率呈显著下降趋势，人群 5 年生存率由 AJCC/UICC TNM 分期（第 7 版）的 I 期 50%，下降至Ⅳa 期的 4%、Ⅳb 期的 2%[3]。胆囊癌易发生淋巴结转移[4, 5]；胆囊壁缺少与肝脏相邻的浆膜层、肌周结缔组织与肝结缔组织相连，肿瘤易侵入肝脏并转移[6] 等，可能是胆囊癌进展迅速、预后不良的原因。

（一）胆囊癌诊断要点

早期胆囊癌患者多无明显临床症状，合并胆囊结石者可出现右上腹隐痛、油腻饮食后饱胀不适等慢性胆囊炎症表现。部分患者至进展期方出现无法缓解的右上腹持续隐痛症状。起源于胆囊颈部或胆囊管的肿瘤，进展期往往侵犯至右肝管、左右肝管汇合部或肝总管等围肝门区域胆管，可出现梗阻性黄疸症状，具有较肝门部胆管癌及无黄疸胆囊癌更为恶性的生物学特点[7]。

肿瘤标志物 CA19-9、CEA 和 CA125 是胆囊癌最具诊断价值的实验室诊断肿瘤标志物[8]，术前高值 CA19-9 可能意味着较低的胆囊癌肿瘤根治性切除的机会及不良的预后[9, 10]。

影像学诊断是目前胆囊癌最有价值的临床诊断手段[11, 12]。超声检查[13] 作为体检筛查手段，能够尽早发现胆囊壁增厚、胆囊腔内软组织占位病灶及结石等情况。合并肿瘤侵犯肝外胆管时，B 超检查可显示胆道梗阻水平。与肝门部胆管癌的胆囊空虚表现不同，胆囊癌侵犯肝外胆管时胆囊多充盈，胆总管远端无扩张。同时，B 超检查可对肿瘤侵犯邻近肝脏及肝脏转移情况作出初步评价，对明确肿瘤是否合并胆道结石、胆管囊状扩张等具有诊断价值。增强 CT 扫描可以提供胆囊肿瘤的位置与大小，是否合并肝脏侵犯、转移及血管侵犯、区域淋巴结转移及肝外胆管、十二指肠、横结肠等周围脏器转移等信息，是临床重要的影像学诊断方法[14]。MRI[15] 对明确肿瘤侵犯肝实质、转移、血管侵犯时与 CT 检查的诊断价值相同。合并肝内或肝外胆管侵犯时,MRCP 对明确胆道梗阻部位及胆管解剖结构具有价值。

早期胆囊癌有时通过影像学检查难以明确诊断或与胆囊良性疾病鉴别,病理诊断是确诊最为有效的手段[16]。基于肿瘤局部、远处转移的情况和病理组织学诊断,能够依照 AJCC/UICC TNM 分期系统对胆囊癌患者作出肿瘤分期[17]。

(二)胆囊癌分期系统

1. 胆囊癌原发肿瘤分期(T 分期) 基于肿瘤局部生长情况、血管侵犯、肿瘤肝外直接侵犯等三个主要因素,分为 TX~T4 期。TX,原发肿瘤无法评估;T0,无原发肿瘤证据;Tis,原位癌;T1:肿瘤侵及胆囊固有层或肌层;T1a,肿瘤侵及固有层;T1b:肿瘤侵及肌层;T2:肿瘤侵及肌肉周围结缔组织,尚未浸透浆膜或进入肝脏;T2a:肿瘤侵入胆囊脏腹膜侧肌周结缔组织,尚未浸透浆膜;T2b:肿瘤侵入胆囊肝侧肌周结缔组织,尚未侵及肝脏;T3:肿瘤浸透浆膜(胆囊脏腹膜侧)和/或直接侵及肝脏和/或一个其他邻近器官或组织,如胃、十二指肠、结肠、胰腺、网膜、肝外胆管;T4:肿瘤侵犯门静脉或肝动脉,或侵犯两个或更多肝外器官或组织。

2. 淋巴分期(N 分期) 基于存在或无区域淋巴结转移。区域淋巴结包括:肝门部淋巴结(包括沿胆囊管、沿胆总管、沿门静脉和肝动脉的淋巴结),腹腔干旁淋巴结,肠系膜上动脉旁淋巴结。

NX:区域淋巴结无法评估;N0:无区域淋巴结转移;N1:1~3 枚区域淋巴结转移;N2:4 枚及 4 枚以上区域淋巴结转移。

远隔转移(M 分期) M0:无远隔器官转移;M1:存在远隔其他器官转移。

结合 T、N 和 M 分期,胆囊癌 AJCC/UICC TNM(第 8 版)分期[17]见表 4-1-1,TNM 分期对胆囊癌的手术方案及预后具有指导意义[12-14]。

表 4-1-1 胆囊癌 AJCC/UICC TNM 分期(第 8 版)[17]

TNM 分期	肿瘤	淋巴结	远处转移
0 期	Tis	N0	M0
ⅠA 期	T1a	N0	M0
ⅠB 期	T1b	N0	M0
ⅡA 期	T2a	N0	M0
ⅡB 期	T2b	N0	M0
ⅢA 期	T3	N0	M0
ⅢB 期	T1~3	N1	M0
ⅣA 期	T4	N0~1	M0
ⅣB 期	T1~4	N2	M0
	T1~4	N0~2	M1

3. pTNM 病理学分期

(1)pT 分期与 T 分期对应。

(2)pN 分期与 N 分期对应:pN0,区域淋巴结阴性(切除组织淋巴结检查至少需达到 6 个以上淋巴结);如果区域淋巴结检查阴性,但检查的淋巴结数目没有达到要求,仍可归类为 pN0 分期;pN1,区域淋巴结切除标本阳性。

(3)pM 分期:pM1,镜下证实有远处转移。

参 考 文 献

[1] LAZCANO-PONCE E C，MIQUEL JF，NERVI F，et al. Epidemiology and molecular pathology of gallbladder cancer[J]. CA Cancer J Clin，2001，51（6）：349-364.

[2] SHARMA A，SHARMA KL，GUPTA A，et al. Gallbladder cancer epidemiology，pathogenesis and molecular genetics：Recent update[J]. World J Gastroenterol，2017，23（22）：3978-3998.

[3] EDGE S B，BYRD D R，COMPTON C C，et al. AJCC Cancer Staging Manual[M]. 7th Edition. New York：Springer，2009：211-217.

[4] TRAN CAO H S，ZHANG Q，SADA Y H，et al. The role of surgery and adjuvant therapy in lymph node-positive cancers of the gallbladder and intrahepatic bile ducts[J]. Cancer，2018，124（1）：74-83.

[5] KIM S H，CHONG J U，LIM J H，et al. Optimal assessment of lymph node status in gallbladder cancer[J]. Eur J Surg Oncol，2016，42（2）：205-210.

[6] HUNDAL R，SHAFFER E A. Gallbladder cancer：epidemiology and outcome[J]. Clin Epidemiol，2014，6：99-109.

[7] DASARI B V M，IONESCU M I，PAWLIK T M，et al. Outcomes of surgical resection of gallbladder cancer in patients presenting with jaundice：A systematic review and meta-analysis[J]. J Surg Oncol，2018，118（3）：477-485.

[8] GRUNNET M，Mau-SØRENSEN M. Serum tumor markers in bile duct cancer-a review[J]. Biomarkers，2014，19（6）：437-443.

[9] LIU F，WANG J K，MA W J，et al. Clinical value of preoperative CA19-9 levels in evaluating resectability of gallbladder carcinoma[J]. ANZ J Surg，2019，89（3）：76-80.

[10] MOCHIZUKI T，ABE T，AMANO H，et al. Efficacy of the gallbladder cancer predictive risk score based on pathological findings：a propensity score-matched analysis[J]. Ann Surg Oncol，2018，25（6）：1699-1708.

[11] PILGRIM C H，GROESCHL R T，PAPPAS S G，et al. An often overlooked diagnosis：imaging features of gallbladder cancer[J]. J Am Coll Surg，2013，216（2）：333-339.

[12] 陈永亮，黄志强，周宁新，等. 原发性胆囊癌 110 例临床分析 [J]. 中华肿瘤杂志，2007，29（9）：704-706.

[13] ZEVALLOS MALDONADO C，RUIZ LOPEZ M J，GONZALEZ VALVERDE FM，et al. Ultrasound findings associated to gallbladder carcinoma[J]. Cir Esp，2014，92（5）：348-355.

[14] SONG E R，CHUNG W S，JANG H Y，et al. CT differentiation of 1-2-cm gallbladder polyps：benign vs malignant[J]. Abdom Imaging，2014，39（2）：334-341.

[15] TAN C H，LIM K S. MRI of gallbladder cancer[J]. Diagn Interv Radiol，2013，19（4）：312-319.

[16] JHA V，SHARMA P，MANDAL K A. Incidental gallbladder carcinoma：utility of histopathological evaluation of routine cholecystectomy specimens[J]. South Asian J Cancer，2018，7（1）：21-23.

[17] JAMES D. BRIERLEY，MARY K，GOSPODAROWICZ，et al. UNION FOR INTERNATIONAL CANCER CONTROL（UICC）.TNM classification of malignant tumours[M]. 8th ed. New York：John Wiley & Sons，Ltd，2017：85-86.

二、胆囊癌手术治疗的焦点问题

目前胆囊癌总体治疗有效率仍非常有限，手术治疗是当下治疗胆囊癌最为积极、有效的手段 [1-3]。肿瘤的根治性切除是手术治疗的首要追求目标，强调按照 TNM 分期实施尽可能完整的肿瘤切除，并力求切除组织的多切缘阴性。

（一）T2 期胆囊癌的手术治疗

2018 年发布的胆囊癌 AJCC/UICC TNM 分期第 8 版[4]，在第 7 版的基础上对 T2 期进行了细化分类的修改。AJCC/UICC TNM 分期第 7 版的 T2 期仅笼统定义为"肿瘤侵及肌肉周围结缔组织，尚未浸透浆膜或进入肝脏"。在第 8 版中，T2 期分为 T2a 和 T2b。T2a 的定义为"肿瘤侵入胆囊脏腹膜侧肌周结缔组织，尚未浸透浆膜"；T2b 定义为"肿瘤侵入胆囊肝侧肌周结缔组织，尚未侵及肝脏"。2015 年报道的一项国际多中心（4 所医疗中心，437 例）胆囊癌手术病例的临床病理特点、术后生存分析研究发现，252 例 T2 期（AJCC/UICC TNM 分期第 7 版）病例中，肝脏侧生长的肿瘤血管侵犯率、神经侵犯率、淋巴结转移率均高于腹膜侧生长的肿瘤，肝脏侧生长 T2 期病例术后 3 年和 5 年生存率分别为 52.1% 和 42.6%，腹膜侧生长 T2 期病例术后 3 年和 5 年生存率分别为 73.7% 和 64.7%。在依照上述分类原则对 T1 期、T3 期病例进行的术后预后随访中，均未观察到差异[5]。分析不同肿瘤生长部位的 T2 期患者预后差异原因，可能与胆囊床的囊壁缺少与肝脏相邻的浆膜层、肌周结缔组织与肝结缔组织相连的解剖特点有关，导致起源于胆囊床的肿瘤更易侵入肝脏并转移[6]。因此，AJCC/UICC TNM 分期第 8 版基于上述研究结果，对位于胆囊底部和体部的肝脏侧、非肝脏侧的 T2 期肿瘤作出了区分。

根据 AJCC/UICC TNM 分期第 8 版 T2 期胆囊癌分类的修改，表明对 T2a、T2b 实施不同的手术治疗方案，即联合肝切除（T2b）或非联合肝切除（T2a）可能更具有合理性[7, 8]，但由于事实上 T1、T2 甚至 T3 分期多需病理诊断方可作出准确诊断，术前往往无法通过影像学检查明确肿瘤是否已浸透胆囊浆膜或侵入肝脏，术前即明确诊断 T2 期肿瘤存在较大不确定性。因此，依据肿瘤整体切除的 en bloc 原则，编者建议对 T2 期以上的胆囊癌，根治性手术切除范围应常规包括胆囊、邻近胆囊床肝组织（肝切缘距胆囊 2cm 以上[9]）及区域淋巴结[10-12]（图 4-1-1），根据肿瘤肝侵犯范围和是否合并胆管、邻近脏器等侵犯，相应扩大手术切除范围，以求实现 R0 切除。

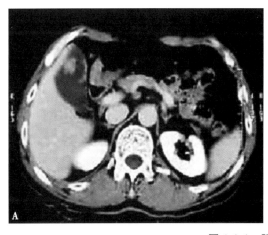
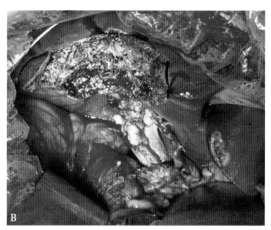

图 4-1-1 胆囊腺瘤癌变

A. CT：胆囊壁腺瘤样结节占位病灶，增强扫描占位病灶强化；

B. 手术：胆囊及邻近胆囊床肝组织切除，肝十二指肠韧带骨骼化清扫、腹膜后淋巴结清扫术；病理：胆囊腺瘤，局部癌变，侵及胆囊壁深肌层。肝十二指肠韧带淋巴结未见转移。

（二）合并肝外胆管侵犯的手术治疗

对肿瘤侵犯肝门部胆管、合并梗阻性黄疸的进展期胆囊癌患者，采取肿瘤切除治疗方案存在争议[13]。编者的临床实践发现，虽然合并梗阻性黄疸的胆囊癌患者预后总体差于无黄疸患者，但如果能够实现肿瘤根治性切除，手术仍能够使患者预后获益（图4-1-2）[14]，但术前需仔细评估术后可能增加的手术并发症风险，此观点与2018年的一项荟萃分析研究结论相一致[13]。2017年报道的一项研究发现，对术前肿瘤标志物CA19-9＜50U/ml的黄疸患者实施胆囊癌根治性切除，且术后病理证实无淋巴脉管侵犯者，患者术后获得长期生存的可能性更高[15]。

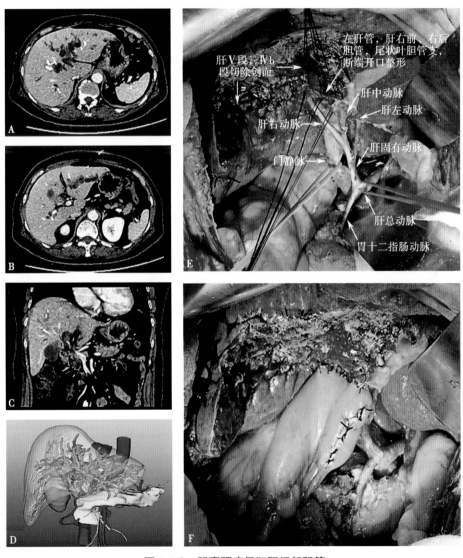

图 4-1-2　胆囊颈癌侵犯肝门部胆管

CT：胆囊颈部占位病灶，侵犯肝门部胆管（A、B、C）；三维可视化（D）；

手术：肝Ⅴ段及Ⅳb段切除，胆囊、肝门部及胆总管切除，邻近胆囊床肝组织切除，肝十二指肠韧带骨骼化清扫、腹膜后淋巴结清扫，胆肠吻合术（E、F）。

（三）合并胃、十二指肠、胰腺等邻近脏器侵犯的手术治疗

胆囊癌易发生邻近脏器及区域淋巴结转移。当肿瘤直接侵犯或转移的淋巴结侵犯至胃、十二指肠、胰腺等胆囊周围脏器，如果排除远隔器官转移，实施扩大范围的肿瘤切除，仍有可能实现肿瘤 R0 切除（图 4-1-3、图 4-1-4）。但胆囊癌属于消化道高度恶性肿瘤，预后极差，目前术后放疗、化疗等辅助治疗效果尚无法显著改善患者预后。对进展期胆囊癌，即使扩大切除范围，依然只是实现了肿瘤的局部治疗，并不能显著改善患者预后，而扩大切除范围却意味着患者需要承受更高的手术风险及术后并发症风险。因此，编者建议对联合邻近脏器侵犯的进展期胆囊癌，需在综合考量患者年龄、身体状况、是否合并其他疾病、患者意愿以及后续寻求免疫或靶向治疗等探索性治疗方案的可行性下，酌情制订扩大切除范围的外科治疗方案[11]。

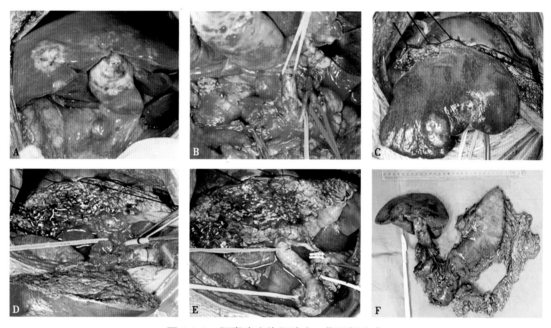

图 4-1-3 胆囊癌实施肝胰十二指肠切除术

A. 手术探查见胆囊底部、体部质硬肿瘤，肝 V 段、Ⅵ 段、Ⅳb 段多发转移灶，肝十二指肠韧带淋巴结、胰头部后上方多发肿大质硬淋巴结；

B. 行肝十二指肠韧带骨骼化清扫探查，发现胰头后上方转移淋巴结已侵犯胰头部；

C. 离断肝 V 段、Ⅵ 段、Ⅳb 段；

D. 行胰十二指肠切除术；

E. 完成肝 V 段、Ⅵ 段、Ⅳb 段切除联合胰十二指肠切除、肝十二指肠韧带及腹膜后淋巴结清扫术；

F. 肝胰十二指肠切除手术标本。术后病理诊断：胆囊底部、体部腺癌，中低分化，侵犯神经，胆囊腔内 3 枚结石，直径 0.6～2.2cm；肝多发转移灶镜下形态同胆囊肿瘤，脉管内见癌栓；第 12 组、8 组、13a 组淋巴结转移；肝切缘、肝门部胆管切缘、胰腺切缘、胃肠切缘均阴性。免疫组织化学：胆囊肿瘤 MUC-1、CK19、EMA 阳性；肝肿瘤 P63、S-100 阳性，GPC-3 阴性。

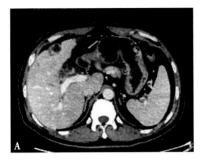

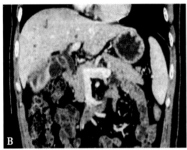

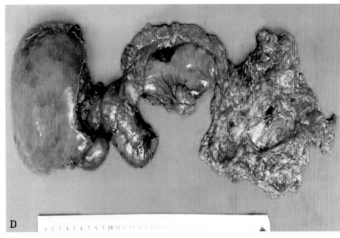

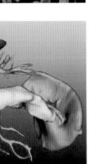

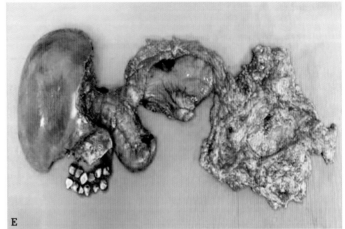

图4-1-4　胆囊癌、先天性胆管囊状扩张症（Ⅰ型）实施肝胰十二指肠切除术

A、B. CT：胆囊占位，胆总管囊状扩张；

C. 三维可视化胆囊占位、胆总管囊状扩张，右肝内胆管扩张，肝右前叶及右肝管内癌栓样组织；

D. 术中探查证实，胆囊肿瘤已侵犯右肝管主干，胰头上缘及十二指肠球部旁肿大质硬淋巴结与胰头融合、并侵犯十二指肠；实施右半肝切除联合胰十二指肠切除、肝十二指肠韧带及腹膜后淋巴结清扫术，肝、胰十二指肠切除手术标本1；

E. 肝、胰十二指肠切除手术标本2，胆囊剖检见囊壁显著增厚，囊内多枚质硬结石。术后病理诊断：胆囊腺鳞癌，分化差，侵犯囊壁全层及神经，胆囊腔内10余枚结石、直径0.5～1.8cm；肝脏肿瘤2.4cm×1.8cm，镜下形态同胆囊肿瘤；第12b组、13a组淋巴结转移；肝切缘、肝门部胆管切缘、胰腺切缘、胃肠切缘均阴性。免疫组织化学：胆囊肿瘤MUC-1、CK19、P63阳性；PD-L1抑制剂（罗氏SP263）阳性（10%+）。

（四）不同解剖部位胆囊癌的手术治疗

编者团队对2012—2016年间上海东方肝胆外科医院的423例胆囊癌手术病例进行了回顾性研究，其中获得完整随访结果者382例。按照肿瘤的原发部位不同，研究将382例患者分为左半部分胆囊癌组（胆囊颈癌、胆囊管癌，163例）和右半部分胆囊癌组（胆囊底癌、胆囊体癌，219例），并依照AJCC第8版确定了肿瘤分期（表4-1-2）。多因素分析发现，肿瘤起源部位、肿瘤切除的彻底性、AJCC分期、病理类型及分级均是影响患者预后的独立风险因素。在肿瘤侵犯深度、淋巴结转移、临床分期及病理分化程度等方面,起源部位不同的肿瘤呈现出明显的差异,胆囊颈癌、胆囊管癌具有更为恶性的生物学行为,总体预后差于胆囊底癌、胆囊体癌。但当肿瘤实现根治性切除时,胆囊颈癌、胆囊管癌的预后接近胆囊底癌、

表 4-1-2　382 例胆囊癌病例临床信息

		右半部分胆囊癌组	左半部分胆囊癌组	P 值
年龄 / 岁		59.1±10.2	59.8±8.1	
性别				
	男	84	85	0.007 3
	女	135	78	
手术切缘情况				
	R0	126	111	0.010 3
	R1	18	14	
	R2	75	38	
侵犯深度				
	Tis-T1	24	4	0.001 0
	T2	26	14	
	T3	82	88	
	T4	87	58	
淋巴结转移				
	N0	124	69	0.018 1
	N1	68	71	
	N2	27	23	
远处转移				
	M0	150	118	0.358 5
	M1	69	44	
分期				
	ⅢA	31	32	0.048 2
	ⅢB	17	26	
	ⅣA	61	43	
	ⅣB	72	44	
病理分化程度				
	高分化	13	3	0.031 2
	中分化	183	132	
	低分化	23	28	
病理组织分类				
	腺癌	202	159	0.531 7
	鳞癌	1	0	
	腺鳞癌	6	2	
	肉瘤	1	2	
	神经内分泌癌	2	0	

胆囊体癌，两组人群间无明显差异［胆囊颈和胆囊管癌（23.82±12.47）个月，胆囊底和胆囊体癌（30.63±17.81）个月，$P>0.05$］。需联合邻近脏器切除、扩大切除范围方能达到肿瘤 R0 切缘者，在胆囊颈癌、胆囊管癌人群中具有更高的比例。扩大根治性切除的术式包括联合结肠、肝外胆管、半肝切除及肝胰十二指肠切除术。本研究中，联合肝、胰十二指肠切除术者共 15 例，肿瘤起源部位均位于胆囊颈、胆囊管部，虽然此 15 例患者均获得 R0 切除，但预后较肿瘤根治性切除及联合其他脏器切除的扩大性根治性切除人群更差，而后两组术式人群间预后无差异。因此，该研究提示，肿瘤起源部位不同的胆囊癌手术方式存在较明显的差异，虽然 R0 切除是胆囊癌患者预后的关键性因素，但联合实施肝胰十二指肠切除的扩大手术切除的价值仍有限[16]。更易发生梗阻性黄疸、更高的区域淋巴结转移风险，可能是联合肝胰十二指肠切除术的患者预后更为不良的主要原因。

（五）合并门静脉等血管侵犯的手术治疗

当肿瘤侵犯门静脉右干或左、右干分叉部时，仅有少部分患者可能通过联合右半肝切除术及门静脉受侵段切除、血管重建术获得根治性切除的机会，但随之而来的是手术范围及患者创伤的增大。当肿瘤侵犯门静脉主干范围局限时，行门静脉主干受侵段切除、血管重建具有指征。但当左、右双侧门静脉支均被肿瘤侵犯，或门静脉主干被广泛地包绕或梗阻时，已无法行肿瘤根治性切除术，应放弃手术治疗（图 4-1-5）[10]。

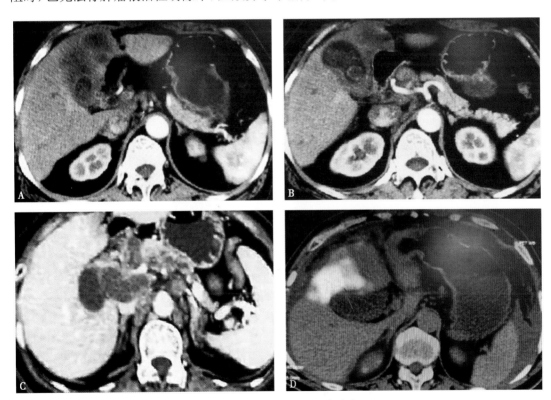

图 4-1-5　胆囊结石伴胆囊癌变

A. CT：动脉期，胆囊占位，界限不清，肝右动脉受肿瘤侵犯；

B. CT：动脉期，肝十二指肠韧带多发肿大淋巴结；

C. CT：门静脉期，肝门区域门静脉受肿瘤侵犯；

D. PET-CT：胆囊底部及胆囊床肝组织 FDG 高代谢影。

（六）腹腔热灌注化疗在进展期胆囊癌手术治疗中的临床价值

近年来，有报道腹腔热灌注化疗在肿瘤侵犯至浆膜面及脏腹膜的结直肠癌[17]及多种肿瘤腹膜复发转移[18]时具有治疗价值。对包括进展期胆囊癌的胆道恶性肿瘤腹腔热灌注化疗的治疗效果也得到重视[19,20]。T3～T4期胆囊癌肿瘤已生长至或突破胆囊的浆膜面，易发生腹腔、盆腔内的腹膜转移或网膜种植转移，严重影响了患者预后和生存质量。基于相关领域的研究结果，当T3～T4期肿瘤局部虽进展较晚、但尚未出现远隔部位转移时，实施肿瘤根治性切除后常规实施腹腔热灌注化疗的辅助治疗方案具有理论依据，可能具有消灭术前或术中难以发现的腹膜或网膜隐匿转移病灶、降低术后肿瘤复发风险的价值。编者团队临床实践也发现，当胆囊癌发生腹腔内转移时，肿瘤姑息性切除联合腹腔转移灶切除、术后进行腹腔热灌注化疗，对抑制腹腔内转移灶进展、消除恶性腹水具有积极效果（图4-1-6，图4-1-7)[21]。

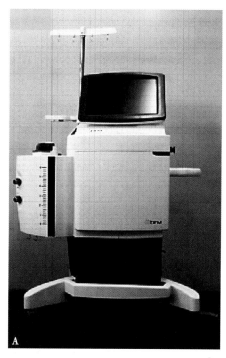
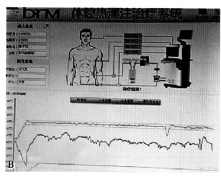
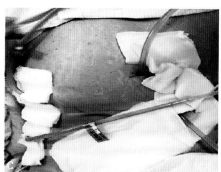

图4-1-6　腹腔热灌注化疗

A. BR-TQR-Ⅱ型腹腔热灌注化疗系统整机；

B. BR-TQR-Ⅱ型腹腔热灌注化疗系统操作、监控界面；

C. 四腔管法全腹腔热灌注化疗。

（七）胆囊癌根治性切除区域淋巴结清扫范围

胆囊癌极易发生腹腔淋巴结转移，由于胆囊存在至肝脏、胰腺后方淋巴结、腹腔干淋巴结、肠系膜根部等多条淋巴循环通路[22]，因此，不同部位起源的胆囊肿瘤的淋巴结转移途径可能不同。虽然目前临床对胆囊癌根治性手术需联合区域淋巴结清扫已普遍达成共识，但对胆囊癌区域淋巴结的确切范围尚未形成统一定义，导致对于胆囊癌的淋巴结清扫范围及相应的临床价值仍存在争议。

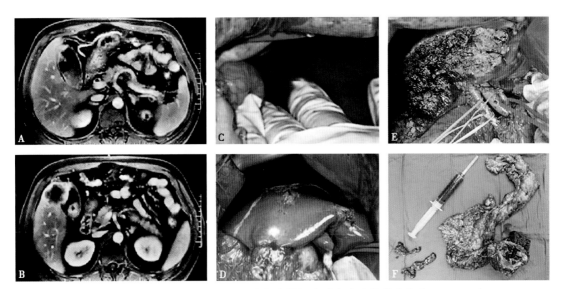

图 4-1-7　进展期胆囊癌根治性切除联合腹腔热灌注化疗

A. CT：胆囊实性占位病灶；

B. CT：胆囊床肝组织恶性占位病灶；

C. 手术探查，腹腔内少量腹水；

D. 手术探查，胆囊肿瘤侵犯大网膜，肝脏恶性占位病灶已突破肝包膜；

E. 行肝Ⅳb段、Ⅴ段、Ⅵ段切除，肝十二指肠韧带及腹膜后淋巴结清扫，腹腔热灌注化疗；

F. 切除胆囊、肝脏、大网膜、区域淋巴结标本，胆囊内多枚结石伴脓性胆汁。

　　根据日本 JSBS 分期[23]，可将胆囊癌的淋巴结转移分为 N1 站、N2 站和 N3 站。N1 站淋巴结转移限于肝十二指肠韧带内淋巴结，包括胆囊管旁（12c 组）、肝门横沟（12h 组）、胆管旁（12b 组）、门静脉后（12p 组）、肝固有动脉旁（12a 组）；淋巴结转移至胰头后上方（13a 组）和肝总动脉旁（8 组）为 N2 站转移；腹主动脉旁（16 组）、腹腔干旁（9 组）、肠系膜上动脉旁（14 组）或胰头前方（17 组）和胰头后下方（13b 组）淋巴结可视为 N3 站转移。2018 年更新的 AJCC/UICC TNM 分期第 8 版中[4]，胆囊癌的区域淋巴结包括胆囊管周围淋巴结、胆总管周围淋巴结、门静脉周围淋巴结和肝总动脉周围淋巴结，但对胰头后上淋巴结（13a）是否应归于胆囊癌的区域淋巴结并未明确界定，而临床发现胆囊癌合并 13a 组淋巴结转移较为常见。

　　2018 年有两项来自日本学界针对胆囊癌转移淋巴结范围、手术清扫范围与患者预后的研究报道。研究一明确界定胆囊癌区域淋巴结的范围为沿肝十二指肠韧带及肝动脉旁的淋巴结，应常规切除[24]；另一项针对发生 13a 组淋巴结转移的回顾性研究发现，将发生 13a 淋巴结转移的患者按照淋巴结转移总个数分别归于 N1 期和 N2 期，分析患者的手术治疗结果，发现当患者总体淋巴结转移数目低于 4 个（即 N1 期）时，即便合并有 13a 淋巴结转移，也与未发生 13a 淋巴结转移的 N1 期患者预后相同。尤其是病理证实发生 13a 淋巴结转移的 T1、T2 期患者，手术治疗效果良好。因此该研究认为 13a 淋巴结亦应归于胆囊癌区域淋巴结范围[25]。

　　根据目前相关临床研究的进展，编者建议胆囊癌根治性切除可按照日本 JSBS 分期淋巴结转移范围的定义，进行包括 N1 站（12 组）及 N2 站（8 组、13a 组）淋巴结的清扫术（图 4-1-8）。

由于胆囊癌具有极为恶性的生物学行为特点，肿瘤局部进展或淋巴结阳性即提示与不良预后相关[26]，对已确认合并区域淋巴结转移者，希冀通过扩大淋巴清扫范围以求改善胆囊癌预后的循证医学证据并不充分，因此编者并不建议对已发生 N3 站转移的患者常规实施扩大淋巴结清扫范围的手术方案。2017 年 Creasy JM 等报道，对部分局部进展期胆囊癌患者术前实施新辅助化疗后再进行手术治疗，能够使患者预后获益[26]，该研究结果为进展期胆囊癌术前进行新辅助化疗的可行性和价值提供了参考依据。

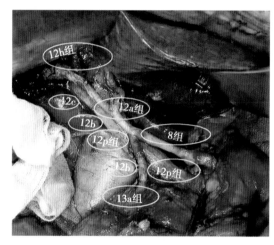

图 4-1-8　胆囊癌伴 12 组淋巴结转移并胆总管侵犯，行胆囊癌根治性切除术

手术范围：胆囊及邻近胆囊床肝组织切除，肝外胆管切除，肝十二指肠韧带及腹膜后区域淋巴结（12h、12c、12p、12b、8、13a 组）清扫。

（八）意外胆囊癌的根治性手术要点

随着腹腔镜在临床的广泛开展，应重视意外胆囊癌的规范化诊疗。意外胆囊癌是指术前影像学诊断未提示胆囊癌、术中探查或术后病理证实为胆囊癌，术前肿瘤漏诊、误诊当排除在此概念范畴之外。肿瘤位于胆囊底部或体部的意外胆囊癌，当病理诊断明确为 Tis 或 T1 期、且术中未发生胆囊破溃者，可定期复查随访。T1 期术中发生胆囊破溃者，编者建议应在初次手术后 1~4 周内再次行邻近胆囊床肝组织切除、区域淋巴结清扫术。

既往多项临床研究认为，病理诊断为 T1b 期（肿瘤已侵犯至胆囊肌层）的胆囊癌单纯行胆囊切除术存在较高的肿瘤复发转移风险，多建议Ⅰb 期（T1bN0M0）患者需再次手术，进行邻近胆囊床肝组织切除和区域淋巴结清扫[27-31]。但 2018 年的一项国际多中心回顾性研究发现，对 237 例美国及亚洲国家不同医疗中心的Ⅰb 期胆囊癌患者分别实施单纯胆囊切除术（48.9%）和扩大范围的切除术（51.1%）后，两组患者术后 5 年疾病相关生存期无显著差异，美国医疗机构患者和亚洲医疗机构患者两组间术后 5 年疾病相关生存期无显著差异，且肿瘤位置和淋巴结转移情况对术后 5 年疾病相关生存期也无差异[32]。虽然这项研究结果对Ⅰb 期胆囊癌再次手术治疗的价值提出了质疑，但规范的根治性切除和淋巴结清扫范围能够提高转移淋巴结阳性检出率，对肿瘤 TNM 分期和辅助治疗方案的制订具有意义[33]。编者认为，对患者作出"Ⅰb 期意外胆囊癌"的诊断需极其谨慎，应详细了解病例首次手术标本的病理取材、诊断情况，必要时应对胆囊标本再次进行病理切片、会诊。如果无法确保病理分期限于Ⅰb 期内，再次手术具有临床现实意义。

　　肿瘤位于胆囊管的意外胆囊癌再次手术治疗时，术前应在完善详尽的影像学检查后对切除范围进行合理规划。为求肿瘤阴性切缘，意外胆囊管癌再次手术需联合行肝外胆管切除、胆肠吻合术，或实施胆囊管、胆总管汇合部的 T 形切除，胆管对端吻合术（图 4-1-9），术中务必行胆管切缘快速病理检验以确保胆管近端及远端切缘均阴性[34]。此外，为防范初次手术可能导致肿瘤细胞接触 Trocar 窦道发生种植转移（图 4-1-10），再次手术时应联合窦道切除[30]。

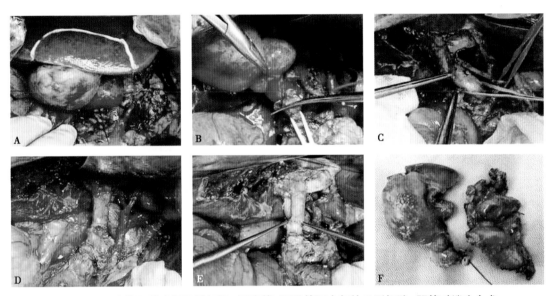

图 4-1-9　实施胆囊癌根治性切除，胆囊管、胆总管汇合部的 T 形切除，胆管对端吻合术

　　A. 胆囊底部及胆囊管均发现实性占位病灶，肝外胆管未探及肿瘤侵犯；确定手术切除范围；

　　B. 游离胆总管远端，距胆囊管汇入胆总管上、下方各 1cm 处离断近端胆总管及远端胆总管。胆管上下切缘送术中病理证实切缘肿瘤阴性；

　　C. 完成肝十二指肠韧带及腹膜后区域淋巴结清扫，进一步降低胆管上下切缘吻合口张力；

　　D. 6-0 prolene 缝线连续缝合胆管上下切缘吻合口后壁；

　　E. 6-0 prolene 缝线间断缝合胆管上下切缘吻合口前壁；

　　F. 切除胆囊、局段肝外胆管、肝脏及区域淋巴结标本。

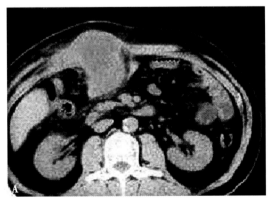
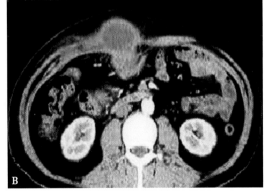

图 4-1-10　意外胆囊癌，腹腔镜胆囊切除术后 3 个月 CT 检查

肿瘤沿 Trocar 窦道发生腹腔内（A）及腹壁（B）种植转移。

参 考 文 献

[1] BAI Y，LIU Z S，XIONG J P，et al. Nomogram to predict overall survival after gallbladder cancer resection in China[J]. World J Gastroenterol，2018，24（45）：5167-5178.

[2] KANTHAN R，SENGER J L，AHMED S，et al. Gallbladder cancer in the 21st century[J]. J Oncol，2015，2015：967472.

[3] GOETZE T O. Gallbladder carcinoma：prognostic factors and the rapeutic options[J]. World J Gastroenterol，2015，21（43）：12211-12217.

[4] JAMES D. BRIERLEY，MARY K，GOSPODAROWICZ，et al. UNION FOR INTERNA-TIONAL CANCER CONTROL（UICC）.TNM classification of malignant tumours[M]. 8th ed. New York：John Wiley & Sons，Ltd，2017：85-86.

[5] SHINDOH J，DE ARETXABALA X，ALOIA T A，et al. Tumor location is a strong predictor of tumor progression and survival in T2 gallbladder cancer：an international multicenter study[J]. Ann Surg，2015，261（4）：733-739.

[6] HUNDAL R，SHAFFER E A. Gallbladder cancer：epidemiology and outcome[J]. Clin Epidemiol，2014，6：99-109.

[7] LEE H，CHOI D W，PARK J Y，et al. Surgical strategy for T2 gallbladder cancer according to tumor location[J]. Ann Surg Oncol，2015，22（8）：2779-2786.

[8] PARK T J，AHN K S，KIM Y H，et al. The optimal surgical resection approach for T2 gallbladder carcinoma：evaluating the role of surgical extent according to the tumor location[J]. Ann Surg Treat Res，2018，94（3）：135-141.

[9] ISAMBERT M，LEUX C，PAINEAU J，et al. Incidentally discovered gallbladder cancer：When，why and which reoperation?[J]. J ViscSurg，2011，148（2）：e77-84.

[10] 于勇，姜小清. 胆囊癌的外科分期治疗 [J]. 中华肝脏外科手术学电子杂志. 2012；1（3）：151-156.

[11] 邱应和，刘辰，姜小清，等. 181 例进展期胆囊癌外科治疗的预后分析 [J]. 中华肝胆外科杂志，2010，16（9）：655-658.

[12] LEE S E，KIM S W，HAN H S，et al. Surgical strategy for T2 gallbladder cancer：nationwide multicenter survey in Korea[J]. J Korean Med Sci，2018，33（28）：186.

[13] DASARI B V M，IONESCU M I，PAWLIK T M，et al. Outcomes of surgical resection of gallbladder cancer in patients presenting with jaundice：a systematic review and meta-analysis[J]. J Surg Oncol，2018，118（3）：477-485.

[14] FENG F L，LIU C，LI B，et al. Role of radical resection in patients with gallbladder carcinoma and jaundice[J]. Chin Med J，2012，125（5）：752-756.

[15] TRAN T B，NORTON J A，ETHUN C G，et al. Gallbladder cancer presenting with jaundice：uniformly fatal or still potentially curable? [J]. J Gastrointest Surg，2017，21（8）：1245-1253.

[16] 冯飞灵，程庆保，姜小清，等. 左半部分胆囊癌与右半部分胆囊癌的外科治疗 [J]. 中国普外基础与临床杂志，2019，26（3）：276-281.

[17] ALZAHRANI N A，VALLE S J，FISHER O M，et al. Iterative cytoreductive surgery with or without hyperthermic intraperitoneal chemotherapy for colorectal peritoneal metastases：a multi-institutional experience[J]. J Surg Oncol，2019，119（3）：336-346.

[18] SOMMARIVA A，TONELLO M，CONA C，et al. Iterative cytoreductive surgery and hyperthermic intraperitoneal chemotherapy for recurrent peritoneal metastases[J]. Anticancer Res，2018，

38（9）：5521-5524.

[19] RANDLE R W，LEVINE E A，CLARK C J，et al. Cytoreductive surgery with hyperthermic intraperitoneal chemotherapy for gallbladder cancer: a retrospective review[J]. Am Surg，2014，80（7）：710-713.

[20] AMBLARD I，MERCIER F，BARTLETT D L，et al. Cytoreductive surgery and HIPEC improve survival compared to palliative chemotherapy for biliary carcinoma with peritoneal metastasis：a multi-institutional cohort from PSOGI and BIG RENAPE groups[J]. Eur J Surg Oncol，2018，44（9）：1378-1383.

[21] 高庆祥，冯飞灵，袁磊，等. 腹腔热灌注化疗联合细胞减灭术对胆囊癌腹膜转移的临床疗效研究 [J]. 中国肿瘤临床，2020，47（3）：38-42.

[22] ITO M，MISHIMA Y，SATO T. An anatomical study of the lymphatic drainage of the gallbladder[J]. Surg Radiol Anat，1991，13（2）：89-104.

[23] MIYAZAKI M，OHTSUKA M，MIYAKAWA S，et al. Classification of biliary tract cancers established by the Japanese Society of Hepato-Biliary-Pancreatic Surgery：3（rd）English edition[J]. J Hepatobiliary Pancreat Sci，2015，22（3）：181-196.

[24] KISHI Y，NARA S，ESAKI M，et al. Extent of lymph node dissection in patients with gallbladder cancer[J]. Br J Surg，2018，105（12）：1658-1664.

[25] CHAUDHARY RK，HIGUCHI R，YAZAWA T，et al. Surgery in node-positive gallbladder cancer: the implication of an involved superior retro-pancreatic lymph node[J]. Surgery，2019，165（3）：541-547.

[26] CREASY J M，GOLDMAN D A，DUDEJA V，et al. Systemic chemotherapy combined with resection for locally advanced gallbladder carcinoma: surgical and survival outcomes[J]. J Am Coll Surg，2017，224（5）：906-916.

[27] ABRAMSON M A，PANDHARIPANDE P，RUAN D，et al. Radical resection for T1b gallbladder cancer: a decision analysis[J]. HPB（Oxford），2009，11（8）：656-663.

[28] HARI D M，HOWARD J H，LEUNG A M，et al. A 21-year analysis of stage I gallbladder carcinoma: is cholecystectomy alone adequate?[J]. HPB（Oxford），2013；15（1）：40-48.

[29] 姜小清，邱应和. 意外胆囊癌的诊断与治疗 [J]. 中华消化外科杂志，2011，10（2）：91-92.

[30] 中国抗癌协会胆囊癌规范化诊治专家共识（2016）[J]. 中华肝胆外科杂志，2016，22（11）：721-728.

[31] National Comprehensive Cancer Network. NCCN clinical practice guidelines in oncology: hepatobiliary cancers，version 2[J]. J Natl Compr Canc Netw，2014，12（8）：1152-1182.

[32] KIM H S，PARK J W，KIM H，et al. Optimal surgical treatment in patients with T1b gallbladder cancer: an international multicenter study[J]. J Hepatobiliary Pancreat Sci，2018，25（12）：533-543.

[33] VO E，CURLEY S A，CHAI C Y，et al. National failure of surgical staging for T1b gallbladder cancer[J]. Ann Surg Oncol，2019，26（2）：604-610.

[34] ŠVAJDLER P，DAUM O，ŠVAJDLER M，et al. Frozen section examination of pancreas，gallbladder，extrahepatic biliary tree，liver，and gastrointestinal tract[J]. Cesk Patol，2018，54（2）：63-71.

第二节　肝门部胆管癌

一、肝门部胆管癌概述

肝门部胆管癌（hiliar cholangiocarcinoma）是指起源于肝总管、左右一级肝管汇合部的肝外上段胆管恶性肿瘤（图 4-2-1），1957 年 Altemeier WA 等学者首先关注到 3 例具有特殊临床症状的此类疾病[1]。俄罗斯籍美国病理学家 Gerald Klatskin（1910—1986）在 1947—1963 年对 13 例肝门部胆管癌患者的临床和病理特点进行了系统地描述和报道[2]。为纪念 Gerald Klatskin，这位在肝脏病理活检和临床医学等诸多领域作出卓越贡献的医学先驱，肝门部胆管癌在 20 世纪 70 年代又被命名为 Klatskin 肿瘤[3, 4]。

侵犯肝门部胆管的肝内胆管癌、胆囊癌等围肝门区域胆管癌（图 4-2-2），其生物学特点与肝门部胆管癌存在差异[5-7]，本章节不作涉及。

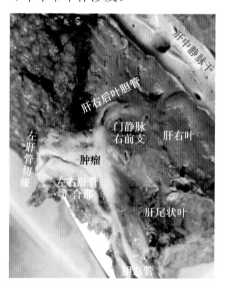

图 4-2-1　肝门部胆管癌组织标本（甲醛溶液浸泡处理 48 小时）

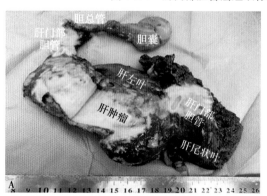
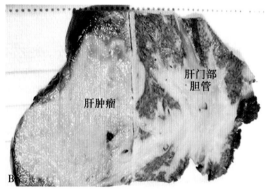

图 4-2-2　肝左叶肝内胆管癌侵犯肝门部胆管

A. 手术切除大体标本剖检；

B. 肝肿瘤与肝门部胆管局部剖检（甲醛溶液浸泡处理 48 小时）。

(一)肝门部胆管癌诊断要点

肝门部胆管癌患者多以上腹痛、黄疸、发热等症状就诊。实验室检查多见肝功能异常,总胆红素、结合胆红素、总胆汁酸及转氨酶等升高。肿瘤标志物 CA19-9 具有诊断价值,虽其敏感性较高,但出现梗阻性黄疸症状时 CA19-9 特异性较差,联合 CEA 和 CA125 等多项肿瘤标志物,可提高与胆管良性疾病导致的胆管梗阻的鉴别诊断率[8]。胆道引流减黄后 CA19-9 仍维持高值,提示胆管癌可能性大。

影像学检查是目前最有价值的临床诊断手段。超声是临床常用而有效的初诊手段。当肿瘤合并胆道梗阻时 B 超检查可显示梗阻水平,胆囊多空虚,肝内胆管扩张而肝外胆管并不扩张。

CT 增强扫描可以提供如肿瘤位置与大小、胆管梗阻水平与范围、血管侵犯、肝叶萎缩、区域淋巴结转移及远处器官转移等重要信息。在评价肝动脉、门静脉受侵时的敏感性、特异性较高。胆管癌以硬化浸润型为主要类型,其主要成分多为纤维基质,造影剂存留在肿瘤内可能形成典型的延迟强化表现。纵轴面成像可了解胆管腔内肿瘤侵犯长度和深度。

MRI 对评估肿瘤侵犯肝实质、转移、肝萎缩和血管侵犯时的诊断价值同 CT 检查。MRCP 对了解胆道系统具有独特的诊断价值,并能显示梗阻且分离的胆管。MRCP 对评价浸润型胆管癌的纵向生长程度有独特的价值。

依据肝门部胆管癌转移的病理特征,正常大小的淋巴结可能已发生肿瘤转移,而增大的淋巴结亦有可能仅是炎性增生,因此 PET-CT 对于诊断肿瘤淋巴结转移或远隔器官转移具有价值。

(二)肝门部胆管癌的不同分型 / 分期系统及其临床价值

目前肝门部胆管癌有多种临床分型 / 分期系统,各具特点。依据肝门部胆管癌的肿瘤解剖特点、病理特点、临床信息,可将目前临床应用的肝门部胆管癌分型 / 分期系统分为三大类。

1. 解剖分型

(1) Bismuth-Corlette 分型:Bismuth 等于 20 世纪 70 年代首次制订肝门部胆管癌 Bismuth 分型,随着临床实践的发展,1992 年此分型改进为 Bismuth-Corlette 分型(表 4-2-1)。

Bismuth-Corlette 分型系统基于肿瘤在肝门区域胆管生长的解剖特点对肿瘤进行了分类,是临床用于指导肝门部胆管癌手术方案设计最为经典的分型体系[9]。但 Bismuth-Corlette 分型只是基于胆道受侵的水平和范围对肝门部胆管癌进行了解剖分型,并没有纳入肿瘤发生血管侵犯、淋巴和远处转移等其他信息,即未能系统考量肝门部胆管癌病理解剖的各种复杂情况。因此随着肝门部胆管癌外科治疗理念和技术体系的进展,仅依据 Bismuth-Corlette 分型已无法满足临床复杂手术方案设计的需要。

(2) Gazzaniga 分期(1985 年):1985 年 Gazzaniga GM 等报道了一种肝门部胆管癌分期系统,即肝门部胆管癌 Gazzaniga 分期[10]。该分期纳入了肿瘤侵犯门静脉、肝动脉的因素(表 4-2-2),符合肝门部胆管癌易侵犯周围血管的解剖学特点。

建立 Gazzaniga 分期的目的是按照不同的分期指导肝门部胆管癌的手术方案设计,但 Gazzaniga 分期对肿瘤伴有门静脉主干受侵犯的情况并没有纳入分型考量,也没有将淋巴结转移纳入考量因素,因此临床应用存在一定局限性。

表 4-2-1　肝门部胆管癌 Bismuth-Corlette 分型(1992 年)[9]

Bismuth-Corlette 分型（1992 年）	分型定义	手术方案
Ⅰ型	肿瘤生长范围在肝总管、尚未侵犯至左右肝管汇合部	胆囊及肝外胆管切除,胆肠吻合术
Ⅱ型	肿瘤已侵犯至左右肝管汇合部、尚未侵犯左、右一级肝管主干	尾状叶切除,胆囊及肝外胆管切除,胆肠吻合术
Ⅲa 型	肿瘤侵犯至右前叶、右后叶胆管,左肝内胆管侵犯局限在左肝管内	右半肝切除,尾状叶切除,胆囊及肝外胆管切除,胆肠吻合术
Ⅲb 型	肿瘤侵犯至左内叶、左外叶胆管,右肝内胆管侵犯局限在右肝管内	左半肝切除,尾状叶切除,胆囊及肝外胆管切除,胆肠吻合术
Ⅳ型	肿瘤已侵犯至双侧肝内二级胆管内	不建议手术治疗

表 4-2-2　肝门部胆管癌 Gazzaniga 分期(1985 年)[10]

Gazzaniga 分期（1985 年）	分型定义	手术方案
Ⅰ期	胆管肿瘤仅为腔内扩散,从胆管汇合部向远端扩散的距离大于 2cm	胆囊及肝外胆管切除,胆肠吻合术
Ⅱ期	肿瘤腔内扩散的情况与Ⅰ期类似或伴有一侧的叶间胆管和 / 或段间胆管分支的侵犯,且伴有单侧叶的门静脉侵犯	肝叶切除,胆囊及肝外胆管切除,胆肠吻合术
Ⅲ期	腔内和腔外扩散胆管肿瘤的近端,扩展到右侧或左侧的血管蒂,且侵犯到对侧血管蒂中的一个结构	联合受侵血管切除、重建,肝叶切除,胆囊及肝外胆管切除,胆肠吻合术
Ⅳ期	胆管肿瘤的近端浸润到单侧或双侧的叶间胆管,伴有双侧门静脉的浸润或梗阻,并扩散到肝叶或段的分支	姑息性非手术治疗

（3）MSKCC 分期（1998 年提出、2001 年修改）：美国纪念斯隆·凯特琳癌症中心（Memorial Sloan Kettering Cancer Center）1998 年制订、2001 年修订的肝门部胆管癌 MSKCC T 分期（表 4-2-3），是根据术前影像学检查的三个参数,即胆管肿瘤（以 Bismuth-Corlette 胆管肿瘤分型为基础）、门静脉侵犯、肝萎缩,作为分期评判因素。

表 4-2-3　肝门部胆管癌 MSKCC 分期(2001 年)[12]

MSKCC 分期（1992 年）	分期定义	手术方案
T1	肿瘤侵及胆管汇合部 ± 单侧扩散到二级胆管	(肝叶切除),胆囊及肝外胆管切除,胆肠吻合术
T2	肿瘤侵犯胆管汇合部 ± 单侧扩散到二级胆管且同侧的门静脉受侵 ± 同侧肝叶萎缩	肝叶切除,胆囊及肝外胆管切除,胆肠吻合术
T3	肿瘤侵犯胆管汇合部 + 双侧扩散到二级胆管；单侧扩散到二级胆管伴对侧门静脉侵犯；单侧扩散到二级胆管伴对侧肝萎缩,或侵及门静脉主干或双侧分支	不建议手术治疗

随着临床外科技术的进步，目前肿瘤侵犯门静脉已不再是手术的绝对禁忌证，对门静脉主干受肿瘤侵犯但范围局限的患者，及肿瘤侵犯门静脉左、右支汇合部的患者，通过联合门静脉切除、重建能够提高肿瘤根治性切除率已在临床广泛达成共识，患者预后也因此获益[11]。但上述患者如果依据 MSKCC 分期标准指导治疗，将被归入 T3 期，患者可能会因此失去手术治疗的机会。此外，MSKCC 分期同样没有考量淋巴结转移的情况[12]。

2. 病理分型

（1）美国癌症联合委员会的 AJCC/UICC TNM 肝门部胆管癌分期[13]：基于病理组织学的标准，术后评价局部和远处转移的情况。分期主要对肿瘤预后具有指导意义。因 T 分期等需要病理证实，术前影像学检查无法明确因而难以指导设计手术方案。

1）肿瘤分期（T 分期）：基于肿瘤数目、血管侵犯、肿瘤肝外直接侵犯等三个主要因素。

TX：原发肿瘤无法评估；T0：无原发肿瘤证据；Tis：原位癌；T1：肿瘤生长局限于胆管壁内，侵及管壁肌层及纤维组织层；T2a：肿瘤生长超出胆管壁侵及周围脂肪组织；T2b：肿瘤侵及邻近肝实质；T3：肿瘤侵犯单侧门静脉或肝动脉分支；T4：肿瘤侵犯门静脉主干或双侧门静脉分支，或侵犯肝固有动脉，或侵犯双侧二级胆管分支，或侵犯单侧二级胆管分支及对侧门静脉或肝动脉分支。

2）淋巴分期（N 分期）：基于存在或无区域淋巴结转移。区域淋巴结包括：位于肝门、沿胆囊管、沿胆总管、沿门静脉和肝动脉的肝十二指肠韧带淋巴结。

NX：区域淋巴结无法评估；N0：无区域淋巴结转移；N1：1～3 枚区域淋巴结转移；N2：4 枚及 4 枚以上区域淋巴结转移；

3）远隔转移（M 分期）：M0：无远隔器官转移；M1：存在其他器官转移。

4）结合 T、N 和 M 分期，肝门部胆管癌 TNM 分期（第 8 版）（表 4-2-4）[13]。

表 4-2-4　肝门部胆管癌 AJCC/UICC TNM 分期（第 8 版）[13]

TNM 分期	肿瘤	淋巴结	远处转移
0 期	Tis	N0	M0
Ⅰ 期	T1	N0	M0
Ⅱ 期	T2a～2b	N0	M0
ⅢA 期	T3	N0	M0
ⅢB 期	T4	N0	M0
Ⅲc 期	T1～4	N1	M0
ⅣA 期	T1～4	N2	M0
ⅣB 期	T1～4	N0～2	M1

5）pTNM 病理学分期

pT 分期：与 T 分期对应。

pN 分期与 N 分期对应：pN0：区域淋巴结阴性（切除组织淋巴结检查至少需达到 15 个以上淋巴结）；如果区域淋巴结检查阴性，但检查的淋巴结数目没有达到要求，仍可归类为 pN0 分期；pN1：区域淋巴结切除标本阳性。

pM 分期：pM1：镜下证实有远处转移。

（2）日本胆管癌协会（JSBS）肝门部胆管癌 TNM 分期：JSBS 肝门部胆管癌分期系统对病理要求极高、过于复杂，限制了它的推广及应用，相关研究报道较少。依据此分期所对应的不同预后评判结果，JSBS 认为此分期能够对患者手术方案的必要性（手术探查或肿瘤根治性切除）及其疗效在术前即作出更为合理的评判，因此有助于对患者实施更为精确的治疗规划[14]。

3. 解剖病理及临床信息分型/分期

（1）国际胆管癌工作组分型/分期系统（2011 年）：国际胆管癌工作组 2011 年发布了该分期（分类）系统[15]，此分期吸收了 Bismuth-Corlette 分型、TNM 分期和 MSKCC 分期系统的内容，并纳入了新的变量因素。共有以下变量因素构成此分期系统：①肿瘤在胆管内的生长范围；②肿瘤大小；③肿瘤的病理大体形态；④门静脉受侵犯；⑤肝动脉受侵犯；⑥残余肝体积；⑦是否合并肝炎等肝脏基础疾病；⑧淋巴结转移；⑨远处转移（表 4-2-5）。

尽管该分期（分类）系统对肝门部胆管进行了比较全面的评估和表述，但这一分期系统尚未得到大样本临床资料的验证，此外，对肝门部胆管癌的可切除性、术式选择及预后的预测作用及判别标准，此分期尚需要更多的研究报道进一步验证。

表 4-2-5　国际胆管癌工作组肝门部胆管癌分型[15]

国际胆管癌工作组分型（2011 年）	定位	定义
胆管（B，注 1）		
B1		肝总管
B2		左、右肝管汇合部
B3	右	右肝管
B3	左	左肝管
B4		左肝管和右肝管
肿瘤直径（T）		
T1		＜1cm
T2		1～3cm
T3		≥3cm
肿瘤起源		
硬化型		硬化性胆管炎（或管周硬化性病变）
肿块型		胆管肿块（或结节）
混合型		胆管硬化合并肿块
息肉型		息肉或胆管内占位
门静脉侵犯（＞180°）		
P0		未侵犯
P1		门静脉主干
P2		门静脉分叉部
P3	右	门静脉右支
P3	左	门静脉左支
P4		门静脉右支、左支

续表

国际胆管癌工作组分型（2011年）	定位	定义
肝动脉侵犯（>180°）		
H0		未侵犯
H1		肝固有动脉
H2		肝右动脉、肝左动脉分叉部
H3	右	肝右动脉
H3	左	肝左动脉
H4		肝右动脉、肝左动脉
预保留肝脏体积		
V0		无相关信息（无拟定肝切除手术方案）
V%	明确肝段	术后拟残余肝脏与全肝体积百分比
基础肝病		
		肝纤维化
		非酒精性脂肪肝
		原发性硬化性胆管炎
淋巴结（N，注2）		
N0		无淋巴结转移
N1		肝门部淋巴结和/或肝动脉旁淋巴结转移
N2		腹主动脉旁淋巴结转移
转移（M，注3）		
M0		无远隔转移
M1		远隔转移（包括肝脏转移和腹膜转移）

注1，基于 Bismuth-Corlette 分型系统；

注2，基于日本胆管癌协会（JSBS）TNM 分期；

注3，基于 AJCC/UICC TNM 第7版分期系统。

（2）Mayo 临床分期系统（2014）：2014 年 Chaiteerakij R 等发布了肝门部胆管癌的 Mayo 临床分期系统[16]，该分期纳入腹膜转移、身体状况［依据美国东部肿瘤协作组（Eastern Cooperative Oncology Group，ECOG）定义分类，表 4-2-6］、CA19-9 范围区间、淋巴结转移、肿瘤数目及大小、血管侵犯等危险因素，逐级分为 I～IV 期进而指导手术或其他治疗方案

表 4-2-6　ECOG 定义及评分

ECOG 评分	体力状态（评分标准）定义
0 分	活动能力完全正常，与起病前活动能力无任何差异
1 分	能自由走动及从事轻体力活动，包括一般家务或办公室工作，但不能从事较重的体力活动
2 分	能自由走动及生活自理，但已丧失工作能力，日间不少于一半时间可以起床活动
3 分	生活仅能部分自理，日间一半以上时间卧床或坐轮椅
4 分	卧床不起，生活不能自理
5 分	死亡

的实施（图 4-2-3）。分期的建立者认为，该分期系统可以基于非手术信息在术前做到有效预测、区分患者预后，对指导医生分类制订肿瘤切除、肝移植、化疗或其他支持治疗等治疗方案具有价值，并有助于为临床医师开展相关治疗实践的合理性提供依据。

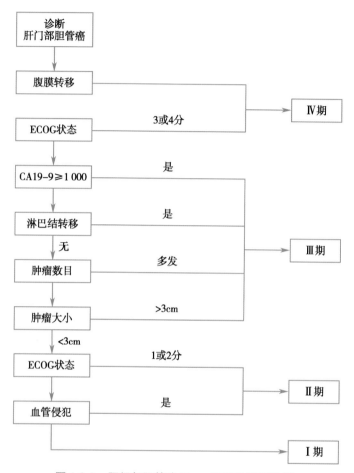

图 4-2-3 肝门部胆管癌 Mayo 临床分期系统[16]

4. 肝门部胆管癌 Bismuth-Corlette 计划性肝切除改进分型 如上所述，目前报道的多种肝门部胆管癌分型/分期系统，均存在一定的局限性。制订这些分型/分期系统的目的，是为了更为精准地指导包括手术方案等临床治疗方案的制订及预测预后。根据肝门部胆管癌外科手术治疗的进展和编者团队的临床实践结果，编者构建了基于计划性肝切除体系理念的肝门部胆管癌 Bismuth-Corlette 改进分型。

编者对肝门部胆管癌患者预后生存的研究发现，肿瘤胆管切缘是否实现 R0 切除是影响患者预后的重要风险因素，肿瘤复发亦多首见于胆管切缘（胆肠吻合口）或邻近肝切缘[11]。同时，编者团队多年来的临床实践表明，肿瘤在胆管主干和分支内生长的范围是决定肝门部胆管癌是否能够实现 R0 切除最为重要的先决条件，因此，已在临床广泛应用的 Bismuth-Corlette 分型体系仍然具有重要价值，但需要对其进行改进以符合临床发展现状。据此，编者构建了基于计划性肝切除体系的 Bismuth-Corlette 分型[17]，目的在于为扩大肝门部胆管癌切除范围、提高肿瘤 R0 切除率的手术方案提供指导（表 4-2-7；图 4-2-4～图 4-2-10）。临床实践表明，计划性肝切除体系能够保障 Bismuth-Corlette 改进分型临床应用的安全性，改进的 Bismuth-Corlette 分型亦成为肝门部胆管癌计划性肝切除体系的重要构成内容，其意义和临床应用详见相关章节。

表 4-2-7　肝门部胆管癌计划性肝切除体系 Bismuth-Corlette 改进分型

计划性肝切除 Bismuth-Corlette 分型	分型定义	手术方案
Ⅰ型	术前影像学、术中病理证实，肿瘤生长范围在肝总管、尚未侵犯至左右肝管汇合部	胆囊及肝外胆管切除、胆肠吻合、区域淋巴结清扫术
Ⅱ型	术前影像学、术中病理证实，肿瘤已侵犯至左右肝管汇合部、尚未侵犯左、右一级肝管主干	肝尾状叶切除、胆囊及肝外胆管切除、胆肠吻合、区域淋巴结清扫术
Ⅲ型	肿瘤一侧侵犯至左或右一级胆管，并侵犯至对侧二级胆管	
Ⅲa	术前影像学和 3D 系统评估、术中病理证实，肿瘤侵犯至右肝二级胆管内	右半肝切除、尾状叶切除、胆囊及肝外胆管切除、胆肠吻合、区域淋巴结清扫术
Ⅲb	术前影像学和 3D 系统评估、术中病理证实，肿瘤侵犯至左肝二级胆管内	左半肝切除、尾状叶切除、胆囊及肝外胆管切除、胆肠吻合、区域淋巴结清扫术
Ⅳ型	肿瘤已侵犯至双侧肝内二级胆管内	
Ⅳa	术前影像学和 3D 系统评估、术中病理证实，通过肝右三叶切除能够获得肝内胆管 R0 切缘、实施胆肠吻合术	扩大右半肝或肝右三叶切除、尾状叶切除、胆囊及肝外胆管切除、胆肠吻合、区域淋巴结清扫术
Ⅳb	术前影像学和 3D 系统评估、术中病理证实，通过肝左三叶切除能够获得肝内胆管 R0 切缘、实施胆肠吻合术	扩大左半肝或肝左三叶切除、尾状叶切除、胆囊及肝外胆管切除、胆肠吻合、区域淋巴结清扫术
Ⅳc	术前影像学和 3D 系统评估，无法通过规则性肝叶切除术获得肝内胆管 R0 切缘	新辅助放化疗 + 肝移植

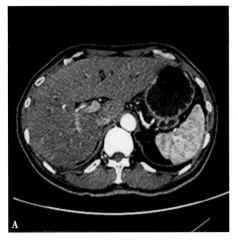
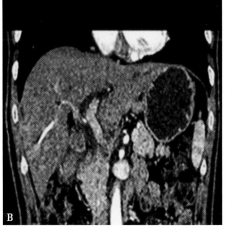

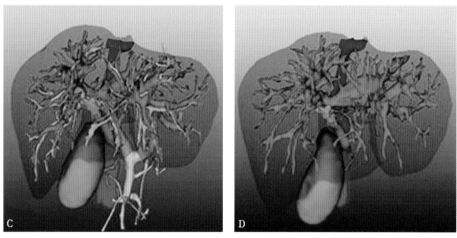

图 4-2-4　计划性肝切除 Bismuth-Corlette　Ⅰ型
A、B. CT影像；C、D. 三维可视化影像（黄色区域为肿瘤）。

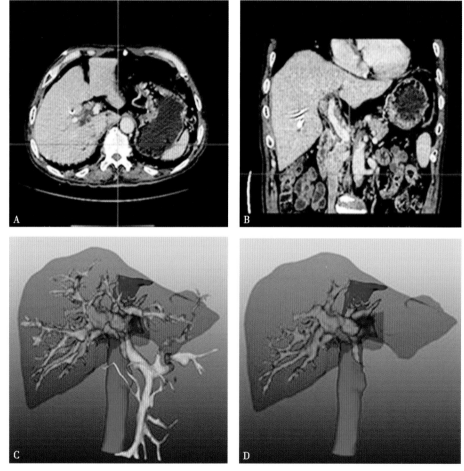

图 4-2-5　计划性肝切除 Bismuth-Corlette　Ⅱ型
A、B. CT影像；C、D. 三维可视化影像（黄色区域为肿瘤）。

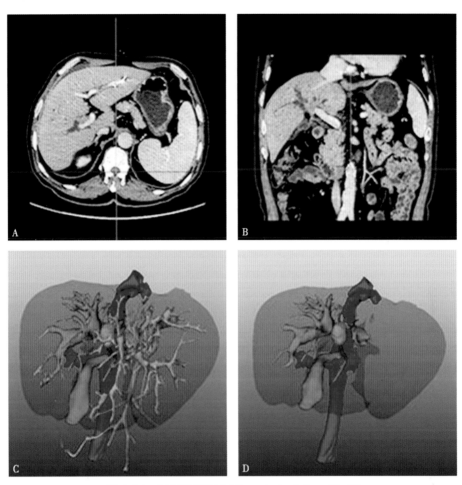

图 4-2-6　计划性肝切除 Bismuth-Corlette Ⅲa 型
A、B. CT 影像；C、D. 三维可视化影像（黄色区域为肿瘤）。

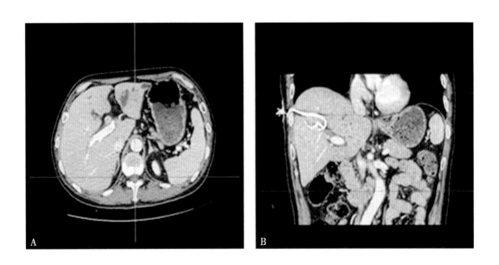

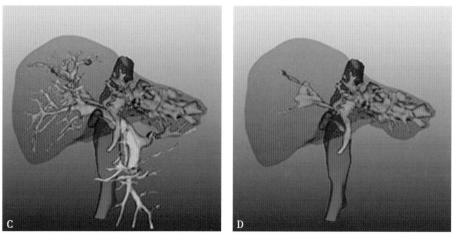

图 4-2-7 计划性肝切除 Bismuth-Corlette Ⅲb 型
A、B. CT 影像；C、D. 三维可视化影像（黄色区域为肿瘤）。

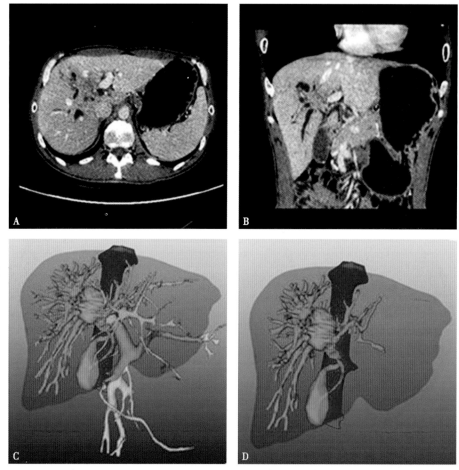

图 4-2-8 计划性肝切除 Bismuth-Corlette Ⅳa 型
A、B. CT 影像；C、D. 三维可视化影像（黄色区域为肿瘤）。

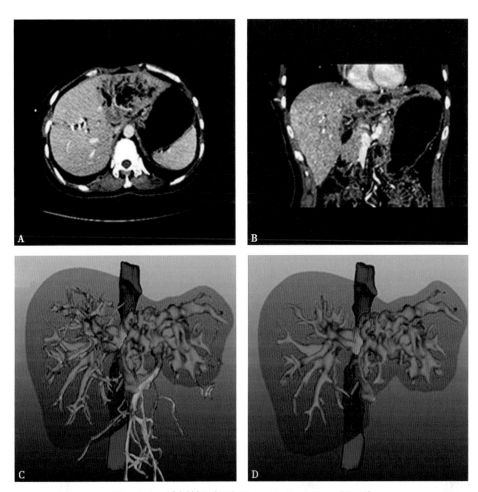

图 4-2-9 计划性肝切除 Bismuth-Corlette Ⅳb 型
A、B. CT 影像；C、D. 三维可视化影像（黄色区域为肿瘤）。

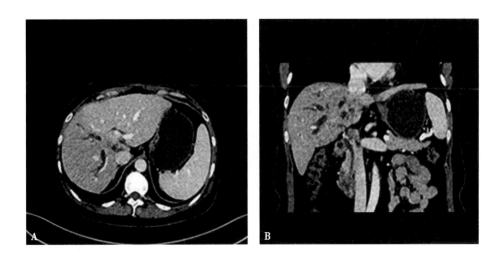

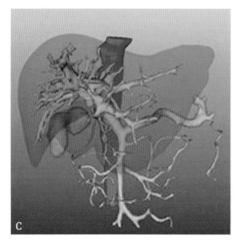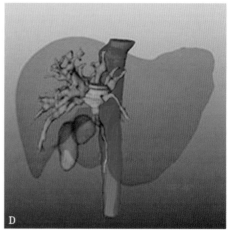

图 4-2-10　计划性肝切除 Bismuth-Corlette　Ⅳc 型

A、B. CT 影像；C、D. 三维可视化影像（黄色区域为肿瘤）。

参 考 文 献

[1] ALTEMEIER W A，GALL E A，ZINNINGER M M，et al. Sclerosing carcinoma of the major intrahepatic bile ducts[J]. AMA Arch Surg, 1957, 75（3）：450-601.

[2] KLATSKIN G. Adenocarcinoma of the hepatic duct at its bifurcation within the porta hepatis：an unusual tumor with distinctive clinical and pathological features[J]. Am J Med, 1965, 38：241-256.

[3] SCULLY R E，GALDABINI J J，MCNEELY B U. Case records of massachusetts general hospital. weekly clinicopathological exercises. case 45-1977[J]. N Engl J Med, 1977, 297（19）：1054-1059.

[4] CHAMBERLAIN R S，BLUMGART L H. Hilar cholangiocarcinoma：a review and commentary[J]. Ann Surg Oncol, 2000, 7（1）：55-66.

[5] ZHANG X F，BAGANTE F，CHEN Q，et al. Perioperative and long-term outcome of intrahepatic cholangiocarcinoma involving the hepatic hilus after curative-intent resection：comparison with peripheral intrahepatic cholangiocarcinoma and hilar cholangiocarcinoma[J]. Surgery, 2018, 163（5）：1114-1120.

[6] FENG F L，LIU C，JIANG X Q，et al. Role of radical resection in patients with gallbladder carcinoma and jaundice[J]. Chin Med J, 2012, 125（5）：752-756.

[7] DASARI B V M，IONESCU M I，PAWLIK T M，et al. Outcomes of surgical resection of gallbladder cancer in patients presenting with jaundice：a systematic review and meta-analysis[J]. J Surg Oncol, 2018, 118（3）：477-485.

[8] GRUNNET M，Mau-SØRENSEN M. Serum tumor markers in bile duct cancer - a review[J]. Biomarkers, 2014, 19（6）：437-443.

[9] BISMUTH H，NAKACHE R，DIAMOND T. Management strategies in resection for hilar cholangiocarcinoma[J]. Ann Surg, 1992, 15（1）：31-38.

[10] GAZZANIGA GM，FAGGIONI A，FILAURO M. Surgical treatment of proximal bile duct tumors[J]. Int Surg, 1985, 70（1）：45-48.

[11] CHEN P Z，LI B，JIANG X Q，et al. Establishment and validation of a prognostic nomogram for patients with resectable perihilar cholangiocarcinoma[J]. Oncotarget，2016，7（24）：37319-37310.

[12] JARNAGIN W R，FONG Y，DEMATTEO R P，et al. Staging，resectability，and outcome in 225 patients with hilar cholangiocarcinoma[J]. Ann Surg，2001，234（4）：507-517；discussion 517-519.

[13] JAMES D. BRIERLEY，MARY K，GOSPODAROWICZ，et al. UNION FOR INTERNA-TIONAL CANCER CONTROL（UICC）.TNM classification of malignant tumours[M]. 8th ed. New York：John Wiley & Sons，Ltd，2017：87-88.

[14] MIYAZAKI M，OHTSUKA M，MIYAKAWA S，et al. Classification of biliary tract cancers established by the Japanese Society of Hepato-Biliary-Pancreatic Surgery：3（rd）English edition[J]. J Hepatobiliary Pancreat Sci，2015，22（3）：181-196.

[15] DEOLIVEIRA M L，SCHULICK R D，NIMURA Y，et al. New staging system and a registry for perihilar cholangiocarcinoma[J]. Hepatology，2011，53（4）：1363-1371.

[16] CHAITEERAKIJ R，HARMSEN W S，MARRERO C R，et al. A new clinically based staging system for perihilar cholangiocarcinoma[J]. Am J Gastroenterol，2014，109（12）：1881-1890.

[17] 李斌，姜小清，易滨，等. "计划性肝切除"体系的肝门部胆管癌 Bismuth-Corlette 改进分型 [J]. 中国实用外科杂志，2018，38（6）：679-683.

二、肝门部胆管癌手术治疗的焦点问题

目前，手术切除肿瘤仍是肝门部胆管癌最为重要的临床治疗措施 [1-7]，但肝门部胆管癌的外科治疗还存在下述焦点问题：

①"大范围肝切除"或"围肝门区域切除"的合理性及临床意义？②是否应联合尾状叶切除？③肝动脉受肿瘤侵犯的诊断标准？④门静脉受侵段切除重建的价值？⑤肝动脉受侵段切除是否需要重建？⑥区域淋巴结清扫范围？⑦新辅助治疗在肝门部胆管癌肝移植的价值？

上述焦点问题的实质，总体而言，是对影响患者预后的危险因素以及手术切除的合理化范围，不同阶段的临床研究存在相异的结论和争议。

（一）"大范围肝切除"或"围肝门区域切除"的合理性及临床意义

扩大肝切除范围以求提高肿瘤根治性切除率，与保护患者肝功能避免发生术后肝衰竭，是肝门部胆管癌手术治疗面临的首要矛盾和难点。

对于肝门部胆管癌应实施大范围肝切除或围肝门区域切除，目前临床主流的观点渐趋一致，大范围肝切除有助于获得更高的肝内胆管切缘阴性率 [8-14]。围肝门区域切除实现肝内多支胆管断端切缘的阴性较为困难，且实施确切的胆肠吻合术的难度较大，对临床医师的技术要求较高。对合并有梗阻性黄疸、肝功能及凝血功能下降的患者实施大范围肝切除术，势必应慎重决策并制订详细的术前准备方案 [15-19]。

（二）联合尾状叶切除的临床价值

肝尾状叶的解剖部位紧贴在胆管分叉的后方，两侧尾状叶胆管直接汇入肝总管或左、右肝管，肝门部胆管癌发展易侵犯尾状叶胆管支开口 [20]。

综合多项与手术预后相关的临床研究结果，联合尾状叶切除术式的价值得到广泛肯定 [21, 22]，多个肝门部胆管癌的临床治疗指南（专家共识）均建议联合全尾状叶切除 [10-14]，编者团队的研究结果亦支持联合尾状叶切除对改善肝门部胆管癌手术患者预后的积极意义 [23]。

（三）肿瘤侵犯肝动脉的诊断标准

CT、MRI 等影像学检查对于明确门静脉是否受肿瘤侵犯已不困难。由于肝动脉紧邻肿瘤走行且管径较细，术前影像学准确判断肿瘤是否侵犯肝动脉、特别是肝右动脉存在难度（图 4-2-11）。国际胆管癌工作组分型界定肿瘤侵及肝动脉周径大于 180° 为肝动脉受侵的标准。但编者的临床实践发现，仅以肝动脉周径大于 180° 作为肝动脉受侵标准，似过于严苛（图 4-2-11）。当术中探查发现肿瘤侵犯肝动脉血管鞘或外膜时，是否应判定为动脉受侵犯？

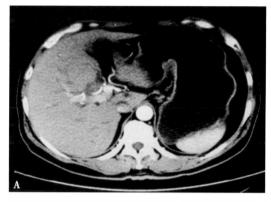
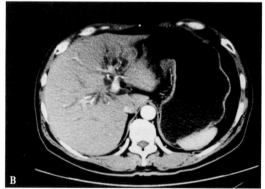
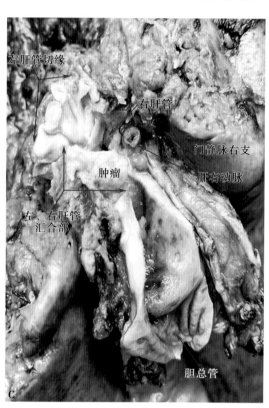

图 4-2-11 肝门部胆管癌侵犯肝右动脉

A. CT：肝门部胆管占位，肝右动脉自肿瘤下方汇入右肝内，CT 未见肝右动脉受肿瘤侵犯征象；门静脉右干及汇合部未见肿瘤侵犯；

B. CT：胆管肿瘤已侵及肝右叶二级胆管支；

C. 手术切除标本经甲醛溶液浸泡处理 48 小时后剖检，诊断肝门部胆管癌 Bismuth-Corlette Ⅲa 型；病理证实肿瘤侵犯肝右动脉，但血管受侵犯范围未超过血管截面横径的 180°。

肝门部胆管癌多以浸润性生长为特征，研究表明胆管周围神经组织极易受到肿瘤侵犯。李成刚、黄志强等对 73 例肝门部胆管癌病理组织切片观察分析后发现，91.78% 的病例存在肿瘤神经侵犯，不同肿瘤分化程度人群的神经浸润发生率差异无统计学意义[24]。2018 年 Pawlik TM 等对美国 10 个临床中心 225 例肝门部胆管癌根治性切除术后复发危险因素分析后发现，发生肿瘤侵犯神经者共 151 例（67.1%）。在 80 例术后早期复发（术后 2.5 年内）病例中，存在神经侵犯者 61 例（76.3%）。多变量分析显示神经受侵犯是肝门部胆管癌术后早期复发的独立危险因素之一[25]。较之门静脉，肝动脉具有较厚的血管鞘，沿动脉外膜包绕的神经纤维也更为丰富。可能是由于胆管肿瘤易侵犯神经的病理生理特点、肝动脉血管周围神经分布和肝动脉与胆管走行关系的解剖学特点，导致双侧肝动脉易受到肿瘤侵犯。

肝动脉管壁由内膜、中膜、外膜构成，中膜和外膜交界处存在外弹性膜，沿此弹性膜游离能够剥离血管外膜及神经纤维、实现彻底的肝动脉骨骼化清扫。肝动脉中膜较厚，由多层环形排列的平滑肌组成，保留血管中膜层的完整性足以维持肝动脉血管壁的张力和血流的通畅性。因此编者建议，以探查发现肿瘤侵犯已突破血管外膜至中膜层、而非侵犯血管周径大于 $180°$，作为肝动脉受侵的标准更为合理。需要强调的是，对于高龄、糖尿病等易合并动脉血管壁结构退变的患者，骨骼化清扫时更需注意避免损伤管壁中膜层，以降低术后动脉瘤的形成及破裂、继发大出血的风险（图 4-2-12）。

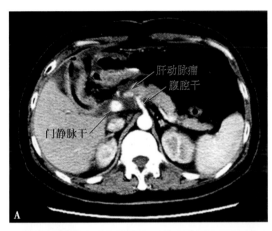

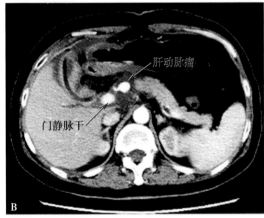

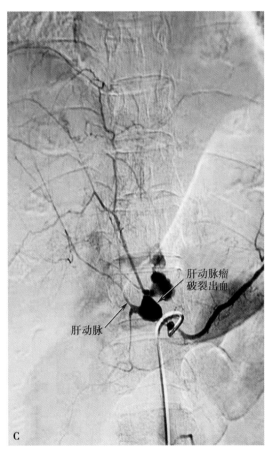

图 4-2-12 肝门部胆管癌术后肝动脉瘤破裂出血

女性，63 岁，肝门部胆管癌 Bismuth-Corlette Ⅰ型。行"胆管肿瘤切除、肝十二指肠韧带骨骼化清扫、胆肠吻合术"，术后 12 天患者突发腹痛、迅即腹腔大出血。

A、B. CT 发现，肝总动脉处血管瘤样结构；

C. DSA 腹腔干血管造影证实，肝动脉瘤破裂出血。

（四）联合血管切除及重建的价值

肝门部胆管癌易侵犯相邻的血管系统。联合受侵犯门静脉切除、重建在肝门部胆管癌根治性切除中具有手术价值[7]。肝动脉切除重建技术较为复杂，术后血管栓塞发生率较高，在临床上开展存在争议[26-28]。

《2015年日本肝胆胰外科学会胆道癌管理指南》中指出,联合切除受肿瘤侵犯肝动脉的临床意义尚不明确[13]。中国抗癌协会《肝门部胆管癌规范化诊治专家共识(2015)》指出,联合切除受肿瘤侵犯的肝固有动脉主干或双侧肝动脉,并不是肿瘤切除的绝对禁忌证,但未重建肝动脉血流术后发生胆汁瘤、感染的风险较高[14]。2015年《美国国立综合癌症网络(NCCN)胆道肿瘤临床实践指南》指出,肝门部胆管癌根治性切除术后应重建门静脉、肝动脉、胆道系统[10]。

编者团队的临床实践表明,由于肝脏存在丰富的肝外动脉侧支循环系统[29],术中注意避免游离拟保留肝叶周围韧带、减少破坏肝动脉侧支循环血供,离断肝固有动脉或双侧肝动脉并不意味着将发生致命性肝衰竭等并发症,但术后应严密监控肝内胆汁瘤、肝脓肿的发生。一经发现,需尽快实施穿刺引流、加强抗感染和营养支持治疗,胆汁瘤、肝脓肿多可痊愈(图4-2-13)。此外,利用胃十二指肠动脉进行肝动脉血管重建能够降低重建难度、提高重建成功率(图4-2-14)。

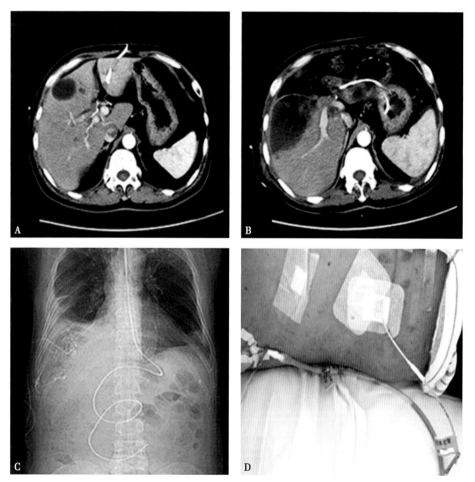

图4-2-13　肝门部胆管癌 Bismuth-Corlette Ⅳb 型,扩大左半肝切除及肝固有动脉切除后并发肝右前叶胆汁瘤

A. 术前 CT,肝门部胆管占位;

B. 扩大左半肝切除及肝固有动脉切除术后2周复查 CT,肝右前叶液性坏死病灶,胆汁瘤;

C. DSA 经鼻置入空肠营养管;

D. 胆汁瘤穿刺置管引流。

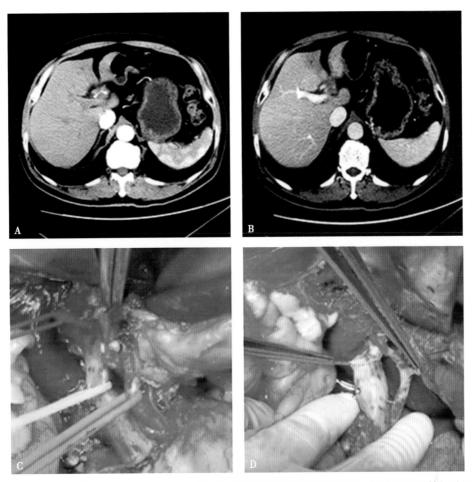

图 4-2-14 肝门部胆管癌 Bismuth-Corlette Ⅲb 型，肿瘤侵犯肝动脉和门静脉，实施受侵血管切除、重建术

A. CT 示肝门部胆管肿瘤侵犯肝右动脉；

B. CT 示肝门部胆管肿瘤侵犯门静脉左右支汇合部；

C. 术中探查肿瘤侵犯血管情况与术前影像学检查相符；

D. 实施肝固有动脉切除、肝右动脉血管段切除、胃十二指肠动脉 - 肝右动脉重建术；门静脉汇合部切除、门静脉右支 - 主干重建。

（五）区域淋巴结清扫范围

关于肝门部胆管癌区域淋巴结清扫范围，实施肝十二指肠韧带骨骼化清扫范围已无争议。但对于是否应扩大清扫至肠系膜上动脉、腹主动脉旁淋巴结，存在不同观点[30-32]。

2015 年《美国国立综合癌症网络（NCCN）胆道肿瘤临床实践指南》建议手术治疗应同时行肝门部淋巴结清扫[10]。《2015 年日本肝胆胰外科学会胆道癌管理指南》限定于"肝门部淋巴结"，如淋巴结转移已至腹主动脉旁淋巴结或腹腔其他区域淋巴结，无法实施肿瘤根治性切除[13]。中国抗癌协会《肝门部胆管癌规范化诊治专家共识（2015）》对淋巴结清扫范围作出了更为明确的界定，推荐根据日本 JSBS 分期，将肝门部胆管癌的淋巴结转移分为区域淋巴结和非区域淋巴结。N1、N2 站定义为区域淋巴结。N1：肝十二指肠韧带淋巴结（12组）；N2：胰腺后上（13a）和沿肝总动脉旁淋巴结（8 组）；建议 R0 切除须同时进行规范的区域淋巴结骨骼化清扫术,清扫 N1 站至 N2 站淋巴结的范围能够为术后 TNM 分期提供准确信息[14]。

(六)肝门部胆管癌手术治疗预后预测模型

编者团队与中山大学团队合作,对上海东方肝胆外科医院和中山大学附属第一医院共412 例肝门部胆管癌的手术病例资料进行分析,发现影响肝门部胆管癌患者预后包括 6 个因素:年龄、术前 CA19-9 水平、门静脉受肿瘤侵犯、肝动脉受肿瘤侵犯、淋巴结转移、手术结果(R0 切除、R1 和 R2 切除)[7]。

对这组研究病例中肝动脉受肿瘤侵犯的患者预后分析发现,肝动脉受侵患者预后普遍较差,即便术中实施了肝动脉切除重建或切除未重建,预后依然差于门静脉受侵、血管切除重建组患者[7]。分析原因,可能与肿瘤更易沿肝动脉旁分布较为丰富的神经纤维转移有关。此研究发现,肿瘤 R0 切除患者预后优于 R1 切除和 R2 切除患者,但 R1 切除(组织切缘镜下阳性)患者的预后亦优于 R2 切除(组织肉眼切缘阳性),而术后辅助性化疗对预后无显著改善,有其他相关研究也观察到类似的结果[1]。此研究还发现,超过 75 岁的高龄患者群体手术预后并不差于 70 岁以下年龄的患者群体[7]。2018 年日本的一项研究也有报道,80 岁以上患者组的肝门部胆管癌可切除率与其他年龄组没有差异(71% vs 72.4%),两组患者总生存率相似(5 年生存率 41% vs 38.9%),作者认为肿瘤进展较慢是 80 岁以上患者群体的主要病理生物学特征[2]。上述研究结果从多个角度反映出积极手术对肝门部胆管癌患者的治疗价值。依据上述术前 CA19-9 水平、血管侵犯等 6 个独立风险因素,编者团队与中山大学附属第一医院团队建立了肝门部胆管癌手术预后预测列线图(nomogram)模型(图 4-2-15),对比

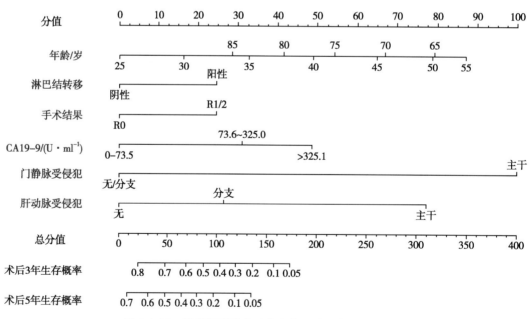

图 4-2-15 肝门部胆管癌手术患者预后列线图预测模型

列线图模型使用说明:"年龄、淋巴结转移、手术结果、术前 CA19-9 水平、门静脉及肝动脉受肿瘤侵犯情况"为各计分因子(分值区间为 0～100 分);将患者的各计分因子对应分值进行累加,得到总分值(分值区间为 0～400 分)。依据总分值,对患者进行术后生存预测(例如,当总分值为 50 分时,预测患者术后 3 年生存概率约为 70%,术后 5 年生存概率约为 50%)。

发现此模型预测患者手术预后优于 AJCC TNM 分期(第 7 版)、Bismuth-Corlette、MSKCC、Gazzaniga 及 Mayo 等各分型 / 分期系统 [7]。

(七)肝门部胆管癌的肝移植治疗

理论上肝门部胆管癌实施肝移植能够切除包括肝脏、门静脉、肝动脉等可能受肿瘤局部侵犯的邻近结构,更易实现肿瘤多切缘的 R0 切除,但早期阶段因为肿瘤易沿神经鞘生长及淋巴结转移、术后复发率高等因素,较之于接受常规外科治疗方案切除肿瘤者,肝门部胆管癌肝移植术后 5 年生存率并未体现显著的优势。Meyer 等统计 1968—1997 年美国辛辛那提肿瘤移植登记数据库的资料,全球共有 207 例肝内、外胆管癌患者行肝移植治疗,其中共有 105(51%)名患者在移植后出现肿瘤复发,肝移植到肿瘤复发中位时间为 9.7 个月(范围≤1~64 个月),复发至死亡中位时间为 2 个月(范围≤1~53 个月)。88 例患者(84%)在移植后 2 年内复发。在术前合并有肝门部淋巴结或腹主动脉旁淋巴结转移的患者中,术后肿瘤复发比例达 70%[33]。限于肝源的供应及不良的预后,肝门部胆管癌肝移植术的早期临床开展受到限制 [34]。

2005 年 Mayo 中心报道,肝门部胆管癌肝移植术前实施新辅助放化疗术后 5 年生存率达到 82%[35]。2012 年 Darwish 等分析美国 12 个移植中心 214 例不可切除肝门部胆管癌术前新辅助放化疗后肝移植的疗效,治疗后 2 年和 5 年的总体生存率分别为 68% 和 53%,移植后无复发生存率分别为 78% 和 65%。但该数据的局限性在于大多数病例来自单个中心(n = 193),虽然统计发现其他 11 个中心肝移植术后的生存时间与之相近 [36]。2015 年 Croome KP 等报道了 1993—2013 年 Mayo Rochester 临床中心的 214 例肝门部胆管癌研究结果,这组病例中有 90 例无淋巴结转移、无肿瘤肝内转移及远隔转移、无邻近器官及组织侵犯的 Bismuth-Corlette Ⅳ 型患者,接受了肝移植治疗。Mayo 肝移植方案的流程包括:①术前实施大剂量放疗联合化疗增敏的新辅助治疗方案;②新辅助治疗后再次评估患者进行肝移植的可行性。评估新辅助治疗后疾病发生进展的危险因素有:CA19-9≥500U/ml、肿瘤直径≥3cm、肿瘤刷检或活检阳性,以及终末期肝病模型(MELD)评分为 20 分;③评估结果为进展表现的患者,将退出肝移植候诊名单;疾病无进展者,进入肝移植治疗程序 [37]。对该组病例随访结果表明,肝移植组术后总体生存率优于常规肿瘤切除术组。此外,Mayo 的研究还明确了肝移植术后复发的风险预测因素。作者认为对满足上述条件的局部晚期、无法实施常规手术切除的 Bismuth-Corlette Ⅳ 型患者,肝移植联合新辅助治疗是其良好的适应证 [37]。美国多个移植中心也陆续报告了使用相同或类似 Mayo 方案的临床实践结果,随访数据表明肝门部胆管癌肝移植术前新辅助治疗似乎体现出价值,因此 2009 年 6 月美国器官共享 / 器官获取和移植网络(UNOS/OPTN)批准了肝门部胆管癌术前新辅助治疗后肝移植方案的肝脏分配和 MELD 评分标准。2015 年《美国国立综合癌症网络(NCCN)胆道肿瘤临床实践指南》认为,对于未发生肿瘤远处播散的局部晚期肝门胆管癌,肝移植是唯一可能治愈的手段,5 年存活率在 25%~42%[10]。2019 年《NCCN 肝胆肿瘤临床实践指南》更新版指出,肝门胆管癌实施肝移植仅适用于高选择性病例,建议对未发生淋巴结转移和远隔部位转移的肿瘤局部进展期患者,可根据下述原则选择性进行肝移植治疗:患者肝功能虽正常但常规手术切除无法实现肿瘤根治性切除,或患者因慢性肝病无法耐受常规肝手术切除。NCCN 临床实践指南鼓励在肝门部胆管癌肝移植领域继续进行临床研究,对符合上述条件的高度选择患者可推荐至 UNOS 批准具有开展胆管癌肝移植手术资质的中心进行肝移植治疗 [38]。

2016 年 Mantel HT 等对 1990—2010 年欧洲肝移植登记的 147 名肝门部胆管癌病例进行回顾性分析研究，在排除 42 例不符合研究条件的病例（34 例肝移植前曾接受过肿瘤切除术，8 例数据缺失）后，对 105 例肝移植患者的随访结果表明，肝门部胆管癌肝移植术后 5 年生存率为 32%，其中符合 Mayo 遴选标准但未实施新辅助治疗的 28 名患者术后 5 年生存率为 59%，与 Mayo 报道的术前实施新辅助治疗方案的肝移植病例结果相近。参照 Mayo 肝移植遴选标准对研究人群进行分组研究，发现符合 Mayo 标准的人群总体生存率显著优于未符合标准的人群（5 年生存率 59% vs 21%），在校正 90 天死亡率后统计前者总体 5 年生存率达到 67%[39]。Mantel HT 等的研究报道表明，肝门部胆管癌肝移植预后较好者可能与患者被执行更为严格的肝移植筛选标准有关，肿瘤的异质性、恶性生物学行为的差异等可能是干扰相关研究结果的因素。因此，对肝移植术前新辅助疗法治疗肝门部胆管癌还需更为深入的研究和更多的循证医学证据支持，临床实施肝门部胆管癌肝移植应严格界定病例纳入标准。欧洲肝病研究学会《2015 年肝移植临床实践指南》指出，肝门部胆管癌的肝移植应限于联合辅助治疗或新辅助治疗方案的临床研究中[40]。中国抗癌协会《肝门部胆管癌规范化诊治专家共识（2015）》指出，目前肝移植治疗肝门部胆管癌的高证据级别临床研究有限，其适应证和治疗策略未达到临床广泛共识[14]。

（八）肝门部胆管癌计划性肝切除临床路径

针对肝门部胆管癌的焦点问题及研究进展，编者团队在 Bismuth-Corlette Ⅱ型以上肝门部胆管癌的外科治疗中遵循以下几个手术原则：①尽可能实施规则性肝切除，围肝门切除只在患者肝功能不良、高龄等无法耐受大范围肝切除的特定情况酌情实施；②强调联合尾状叶切除；③强调肝十二指肠韧带、肝下下腔静脉旁、胰头后上方区域的淋巴结清扫。

对于 Bismuth-Corlette Ⅲ型以上病例，联合肝切除无疑有助于降低胆管切缘肿瘤残留的风险、提高肿瘤根治性切除率。但由于肝门部胆管癌患者、特别Ⅲ型以上患者多合并严重的梗阻性黄疸，导致肝功能受损明显，患者往往难以耐受联合肝切除的治疗方案。因此，扩大肝切除范围以求提高根治性切除率和保护患者肝功能，是肝门部胆管癌外科治疗面临的首要矛盾和难点。

编者团队在 1999—2008 年共收治 462 例肝门部胆管癌病例，完成手术治疗共 314 例，其中 Bismuth-Corlette Ⅲ型 93 例（29.5%），Bismuth-Corlette Ⅳ型共 176 例（56.1%）。314 例手术患者中有 174 例实现了肿瘤 R0 切除（55.4%）。编者团队在此临床实践期间，为求进一步规范化外科治疗方案、降低手术风险及术后并发症发生率，通过对术前准备、术中手术操作、术后管理等系统化理念和技术的优化，逐步形成了肝门部胆管癌的计划性肝切除临床路径。

编者团队在 2009—2018 年遵循计划性肝切除临床路径[41]，为 576 例患者（Bismuth-Corlette Ⅲ型 22.7%、Ⅳ型 46.4%）进行了手术治疗，其中 68.9%（397 例）实现了肿瘤 R0 切除。其中完成联合左或右半肝切除者共 92 例（16.0%）；扩大左半肝切除 150 例（26.0%）、扩大右半肝切除 66 例（11.5%）；肝三叶切除 2 例（0.4%）；联合尾状叶切除共 316 例（54.86%）；联合受肿瘤侵犯的门静脉切除及重建者 56 例。依据 Clavien-Dindo 分级系统对 576 例患者进行手术并发症分析，术后并发症总体发生率 33.3%，其中Ⅲ级以上严重并发症发生率 17.9%；围手术期（术后 90 天内）死亡率 6.4%；术后发生肝衰竭 14 例、多脏器衰竭 5 例。

对上述 576 例手术患者进行术后生存状况的研究，删除实施剖腹探查、临床信息不完善

及术后失访的病例（随访截至 2019 年 10 月），共有 501 例病例纳入最终预后分析，分析结果
见图 4-2-16 及表 4-2-8。

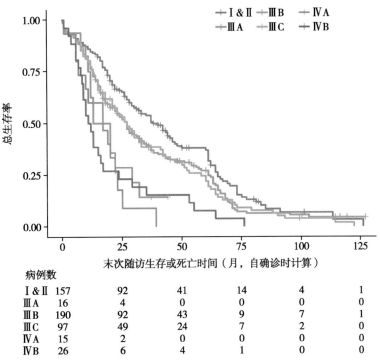

图 4-2-16　编者团队 501 例肝门部胆管癌手术患者术后生存曲线

注：TNM 分期依据 AJCC/UICC 第 8 版

表 4-2-8　编者团队 501 例肝门部胆管癌手术患者术后 1、3、5 年生存率

TNM 分期 (AJCC/UICC 第 8 版)	术后生存率 /%		
	1 年	3 年	5 年
Ⅰ 期和 Ⅱ 期 （157 例）	84.71 （79.27～90.53）	53.82 （46.29～62.58）	37.00 （29.45～46.50）
Ⅲ A 期 （16 例）	62.50 （42.76～91.35）	14.29 （4.01～50.85）	0
Ⅲ B 期 （190 例）	76.32 （70.50～82.61）	38.95 （32.41～46.81）	27.12 （21.04～34.95）
Ⅲ C 期 （97 例）	77.32 （69.42～86.12）	38.47 （29.72～49.80）	22.01 （14.72～32.92）
Ⅳ A 期 （15 例）	60.00 （39.69～90.70）	8.89 （1.46～54.15）	0
Ⅳ B 期 （26 例）	46.15 （30.47～69.91）	15.38 （6.25～37.90）	7.69 （2.03～29.13）

编者团队近20年来的临床实践表明,建立明确、合理、可执行的临床路径(图4-2-17),有助于扩大肝门部胆管癌的手术群体,提高肿瘤根治性切除率及降低手术并发症的风险(图4-2-18)。

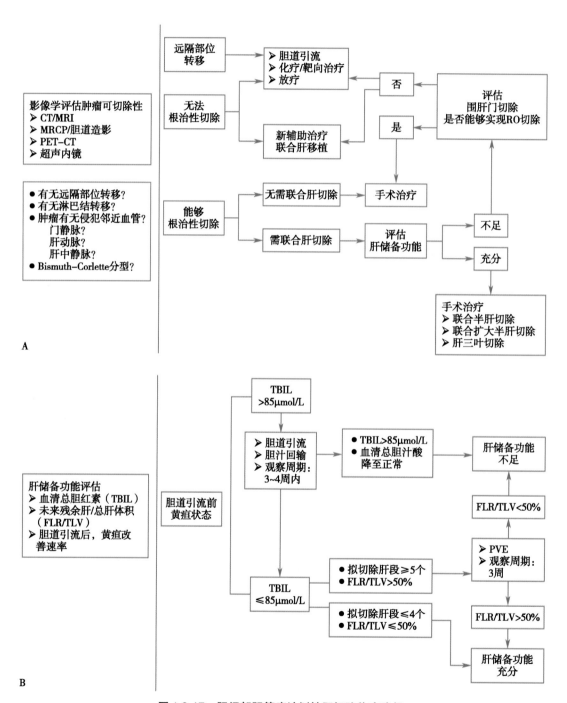

图4-2-17 肝门部胆管癌计划性肝切除临床路径

A. 影像学评估肿瘤可切除性;B. 肝储备功能评估。

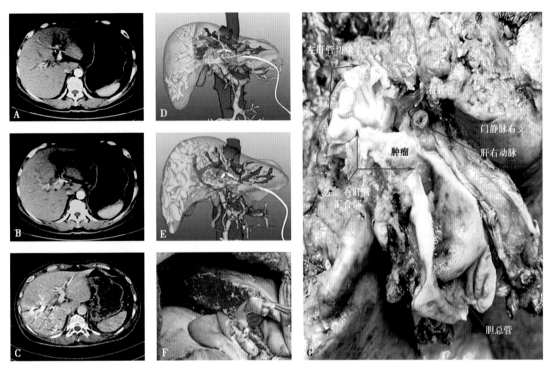

图 4-2-18　肝门部胆管癌计划性肝切除

A. CT 发现肝门部胆管占位；

B. CT 提示肿瘤可能侵犯肝右动脉；

C. 术前三维可视化测量肝脏体积，肝右叶 / 全肝 56.82%，肝左叶 / 全肝 43.18%；行门静脉右支 PVE；

D. PVE 术后 14 天行三维重建影像；

E. PVE 术后 21 天行三维重建影像，复测肝右叶 / 全肝 48.89%，肝左叶 / 全肝 51.11%；

F. PVE 后 4 周手术：右半肝 + 肝Ⅳb 段 + 尾状叶 + 肝门部胆管及肝外胆管切除，第 12 组 + 第 8 组 + 第 13a 组淋巴结清扫，左肝管 - 空肠 Roux-en-Y 吻合术；

G. 手术标本经甲醛溶液浸泡处理 48 小时后剖检：肝门部胆管癌 Bismuth-Corlette Ⅲa 型，肿瘤侵犯肝右动脉。

肝门部胆管癌计划性肝切除的术前评估包括：

1. 胆道肿瘤生长情况和胆道条件评估，需结合"纵向维度"和"横向维度"，通过 CT、磁共振等影像学检查进行评估（图 4-2-19～图 4-2-21）：

（1）"纵向维度"评估，是指对肿瘤在胆管内生长范围依据 Bismuth-Corlette 分型进行评估：肿瘤大小？Bismuth-Corlette 分型？双侧胆管扩张程度、有无交通？预保留肝叶，胆道能否整形？术前如何引流？有无肝叶萎缩？

（2）"横向维度"评估，是指对肿瘤在胆管腔外侵犯及转移的情况进行评估：是否已合并区域淋巴结转移甚或远隔淋巴结转移？肿瘤是否已侵入邻近肝实质？肿瘤是否已侵犯邻近血管？

第一肝门：有无血管变异？门静脉、肝动脉有无受侵？是否需要血管切除重建？能否重建、如何重建？

第二肝门：肝中静脉与肿瘤关系；肝中静脉类型（是否与肝左静脉共干？）；半肝切除能否达到肝切缘阴性？是否需要联合切除受侵肝中静脉，需要实施肝中静脉血管节段切除或全程切除？

第三肝门：是否具有粗大的肝短静脉可以利用？

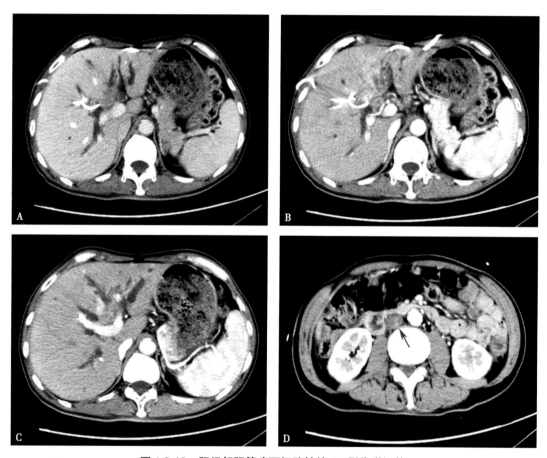

图 4-2-19　肝门部胆管癌可切除性的 CT 影像学评估

A、B、C. 肝门部胆管占位病灶，侵犯至肝左叶、肝右叶内二级胆管，肝右后叶胆管支与肝右前叶胆管于肝门部低位汇合，即肝右后叶胆管支自门静脉右前支前方与门静脉右前支汇合（"南绕梁汇合型"）；肝门部胆管占位病灶尚未侵犯肝右动脉主干；

D. 肾静脉下方平面，下腔静脉与腹主动脉间肿大淋巴结（红色箭头）。

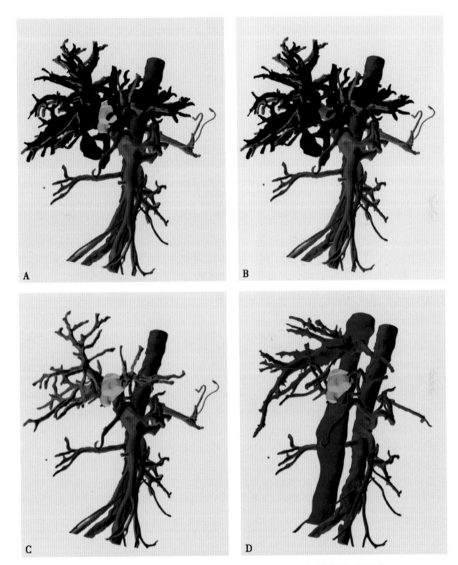

图 4-2-20 肝门部胆管癌可切除性的三维可视化影像学评估

A、B. 肝门部胆管占位病灶,侵犯至肝左叶、肝右叶内二级胆管,肝右后叶胆管支与肝右前叶胆管于肝门部低位汇合,即肝右后叶胆管支自门静脉右前支前方与门静脉右前支汇合("南绕梁汇合型");

C. 肝左动脉起源于肝总动脉,肝右动脉发出肝中动脉;肝右动脉右前支受肿瘤侵犯;

D. 肝门部胆管肿瘤尚未侵犯肝中静脉;肝中静脉与肝左静脉根部共干。

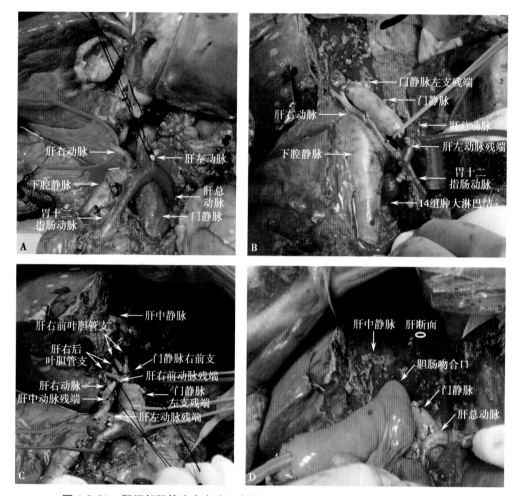

图 4-2-21 肝门部胆管癌术中验证术前 CT 及三维可视化影像学评估的准确性

A. 肝左动脉起源于肝总动脉,肝右动脉发出肝中动脉;肝右动脉右前支受肿瘤侵犯;

B. 下腔静脉旁和左肾静脉旁,14 组淋巴结肿大,病理证实淋巴结转移;

C. 肝门部胆管肿瘤侵犯至肝左叶、肝右叶内二级胆管,肝右后叶胆管支与肝右前叶胆管于肝门部低位汇合,即肝右后叶胆管支自门静脉右前支前方与门静脉右前支汇合("南绕梁汇合型");

D. 实施"扩大左半肝切除、尾状叶切除、胆囊和肝门部及肝外胆管切除,肝十二指肠韧带及腹膜后淋巴结清扫,肝右叶胆管整形、胆肠吻合术"。

2. 肝功能状况和肝脏储备功能

(1)全肝功能评估:肝功能分级;术前黄疸持续的时间和程度;既往有无急性肝功能损害病史;既往有无慢性肝病病史,尤其是病毒性肝炎、肝硬化;肝储备功能评价(依据胆道引流后胆汁引流量、胆红素下降速率及肝功能指标动态变化综合评估)。

(2)预保留肝脏功能评估:胆道梗阻引流是否充分?选择性胆道引流后黄疸减退的情况;预保留肝叶的血供情况;预保留肝叶体积是否充分?预保留肝叶通过 PVE 等预处理是否代偿增大?预保留肝叶的肝静脉及肝短静脉,术中是否能够保留?术中是否需要切除预保留肝叶肝动脉?预保留肝叶门静脉切除重建中,血流阻断对肝功能的影响;术后并发症对预保留肝叶肝功能的影响。

(九)"肝门优先"的手术入路策略

对于肝门部胆管癌手术方案的操作路径,编者团队在临床实践中建立了 Bismuth-Corlette Ⅲ～Ⅳ型肝门部胆管癌"肝门优先"的手术入路策略。

肝门(portal hepatis;hilus hepatis)是在肝脏解剖学研究的初始阶段即已建立的、对"门静脉入肝"部位的固定称谓[42-47]。肝脏具有复杂、特殊的血供系统及血液流出脉管。入肝血流系统由门静脉、肝动脉及丰富肝周侧支循环构成,出肝血流系统由肝静脉及下腔静脉构成(图4-2-22)。

华中科技大学同济医学院的夏穗生、裘法祖等对 100 例新鲜人尸体肝脏的血管、胆道系统解剖特点进行观察、归纳后,在 1963 年中华医学会第八届全国外科学术会议上首次报道了肝门外科解剖的中国学界研究结果[48],并于 1964 年在《武汉医学杂志》发表学术论文[49]。此论文采用"脏侧肝门"和"膈侧肝门"分别对应描述了"入肝点处"门静脉、肝动脉和胆管结构以及"出肝点处"肝静脉结构,对肝短静脉的解剖学特点也进行了归纳总结。此后国内肝胆外科学界陆续确立了"三肝门"的概念,第一肝门与国外学者的"肝门"称谓具有相近的解剖学定义,但其含义已不仅仅专注于"入肝血管"区,而是延伸至"肝脏脏面的 H 形结构中、从右切迹到左纵沟范围内"的区域;第二肝门是指肝静脉出肝汇入下腔静脉的区域,后续又对"肝短静脉汇入下腔静脉"的区域为第三肝门达成共识。目前,肝脏"三肝门"的概念在国内肝胆外科学界临床应用和文献报道中被普遍采用[50](图4-2-23～图4-2-25)。

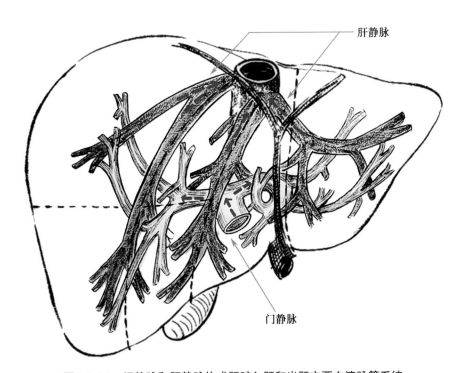

图 4-2-22　门静脉和肝静脉构成肝脏入肝和出肝主要血流脉管系统

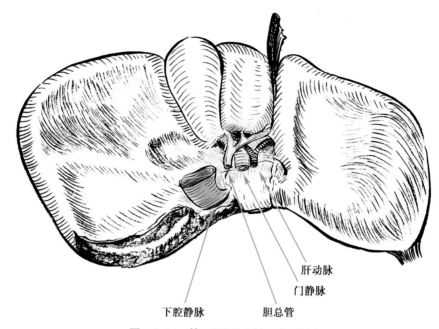

肝动脉

门静脉

下腔静脉 胆总管

图 4-2-23　第一肝门区域(绿色区域)

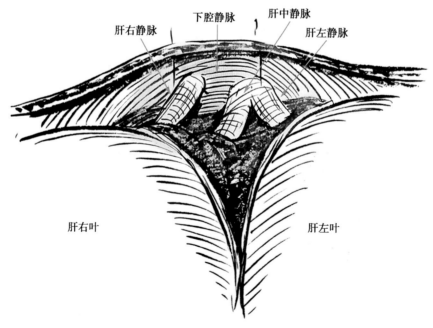

肝右静脉 下腔静脉 肝中静脉 肝左静脉

肝右叶 肝左叶

图 4-2-24　第二肝门区域(绿色区域)

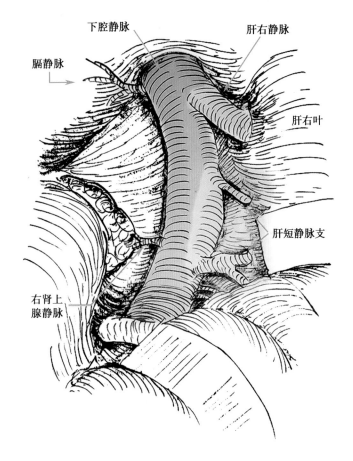

图 4-2-25　第三肝门区域（绿色区域）

下腔静脉

膈静脉

肝右静脉

肝右叶

肝短静脉支

右肾上
腺静脉

夏穗生教授等在 20 世纪 60 年代的"肝门外科解剖"研究中即发现，门静脉主干、主干分叉处、右支和左支都可以有很多小分支去尾叶，分支可多达 8 支，一般为 3～5 支，但多集中于主干分为左、右分支之三角区[49]。国外有学者将这些分支称为门静脉尾状叶支[51]。编者团队在肝门部胆管癌等围肝门外科的临床实践中发现，这些细小门静脉分支不仅只汇入肝尾状叶，还可直接汇入其他多个肝段实质内（图 4-2-26）。参照"肝短静脉"的命名方法，编者团队将上述细小分支称为门短静脉（或门短支）[52]。就其解剖特点，编者团队对 30 例中国籍成人尸肝进行解剖研究发现，门短静脉是由门静脉主干、汇合部及其左右分支发出的、直接进入肝脏面肝实质内的细小分支，最常见发自门静脉左支（46%），其次为分叉部（31%），23% 起自门静脉右支。入肝后可汇入尾状叶（Ⅰ段，41.7%）、Ⅳ段（21.7%）、Ⅴ段（1.0%）、Ⅵ段（0.3%）、Ⅶ段（35.3%）。入肝分布区域上，门短静脉发至尾状叶最常见（100%），汇入肝脏Ⅱ段、Ⅳ段、Ⅴ段及Ⅶ段也较多见。门短静脉的数量个体差异较大，平均每例人尸肝有（6.0±2.4）支，直径在（2.25±0.89）mm[53]（图 4-2-27）。

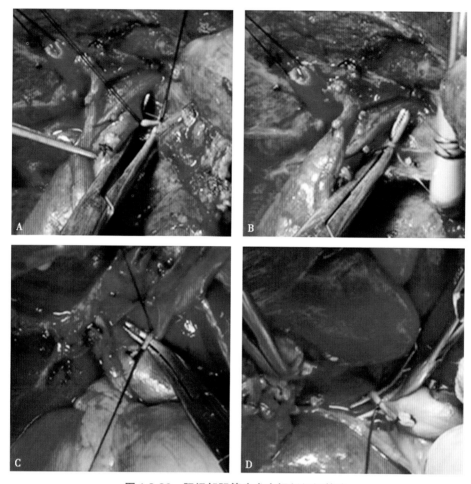

图 4-2-26 肝门部胆管癌术中解剖门短静脉

A、B. 离断门静脉左干，逐次显露 2 支门短静脉（均发自门静脉右支，汇入尾状叶）；

C. 离断门静脉左干，显露 1 支门短静脉（发自门静脉右支，汇入肝Ⅳ段）；

D. 离断门静脉右干，显露 1 支门短静脉（发自门静脉左支，汇入肝Ⅱ段）。

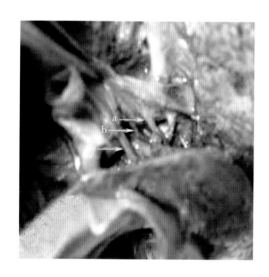

图 4-2-27 成人尸肝围肝门区域解剖门短静脉

a、b、c. 门短静脉，发自门静脉分叉部（左、右支汇合部）、门静脉左支横部及门静脉右支主干，平均直径（2.25±0.89）mm。

通过分析肝脏血流的脉管系统特点，编者发现，与肝静脉和肝短静脉构成了"出肝血流"静脉系统相对应，门静脉和门短静脉共同构成了"入肝血流"系统。基于肝脏血管解剖学研究的发展及肝门概念的内涵，编者团队把门短静脉分布的区域引申定义为第四肝门（图4-2-28），强调在该区域应重视门短静脉分布的解剖学特点及其手术处理方法[54, 55]。在高位胆管癌的手术操作中，编者团队常规遵循"Glisson 鞘内游离、门短静脉预先处理"的手术策略。门短静脉大多紧贴门静脉壁、隐藏于肝脏横沟内，肝外行程普遍极短，Glisson 鞘内游离能够有效规避细小门短静脉拉扯出血的风险，使术者能够在围肝门区域这一狭小空间内保持清晰的手术视野，从而确保了手术操作的安全性。

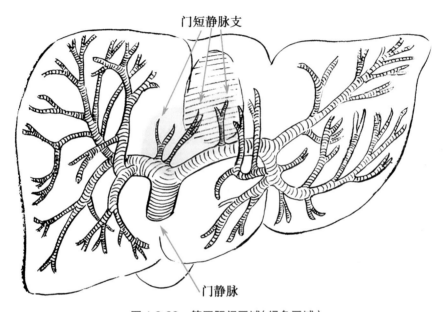

图4-2-28　第四肝门区域（绿色区域）

编者团队将肝门控制的理念应用于肝门部胆管癌的手术中，遵循并强化"肝门优先（血管优先处理）"的策略。临床实践表明，这一策略能够形成清晰的手术操作路径、有效降低手术难度，有助于实现胆管、血管、肝脏、区域淋巴结等多切缘 R0 的手术方案：

步骤一　肝十二指肠韧带骨骼化，解剖、游离胆管、肝动脉与门静脉的主干及肝门部分支（第一肝门）；

步骤二　围肝门区游离、预先离断门短静脉（第四肝门）；

步骤三　肝外解剖、离断肝短静脉（第三肝门）；

步骤四　肝外解剖、离断肝静脉（第二肝门），如肝外解剖游离肝静脉存在困难，也可在肝实质切除至近第二肝门处、肝内离断肝静脉（图4-2-29）。

肝门部胆管癌肿瘤易侵犯周围门静脉、肝动脉，由于局部解剖空间狭小，术前通过影像学检查有时不能准确预判，此时通过"肝门优先"手术入路、Glisson 鞘内游离，能够在术中离断胆管、肝脏前完成血管探查、进一步修正手术方案。对于门静脉分叉部受侵、需要联合门静脉分叉部切除血管重建的病例，预先离断各支门短静脉、显露出必要长度的门静脉血管段以完成无张力、无成角的血管吻合，解剖第四肝门尤为重要（图4-2-30）。

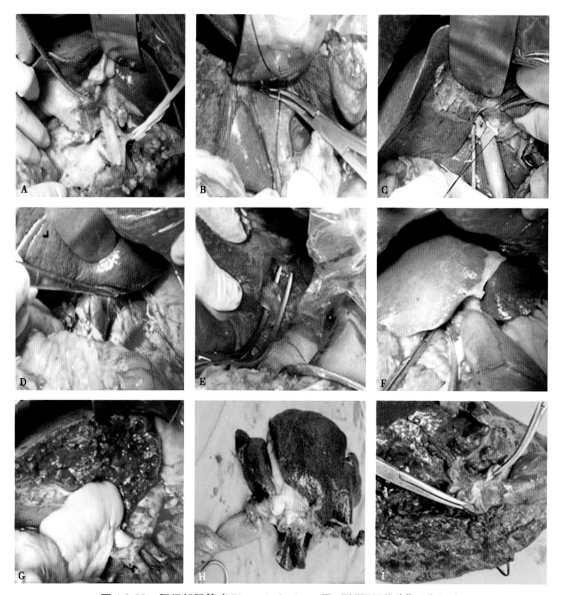

图 4-2-29　肝门部胆管癌 Bismuth-Corlette Ⅲb 型"肝门优先"手术入路

A. Glisson 鞘内向肝门侧游离肝十二指肠韧带（第一肝门）；

B. Glisson 鞘内逐一游离、离断门短静脉（第四肝门）；

C. 离断门静脉左支起始部、肝左动脉（第一肝门）；

D. 下腔静脉左、前、右侧壁逐一离断肝短静脉（第三肝门）；

E. 肝外解剖、离断左肝静脉干（第二肝门）；

F. 左半肝及尾状叶血流系统完全离断，左、右半肝交界带显现；

G. 离断左半肝、尾状叶、肝门部和肝外胆管及完成区域淋巴结清扫，实施胆肠吻合；

H. 手术标本大体展示；

I. 肝门部胆管肿瘤剖检。

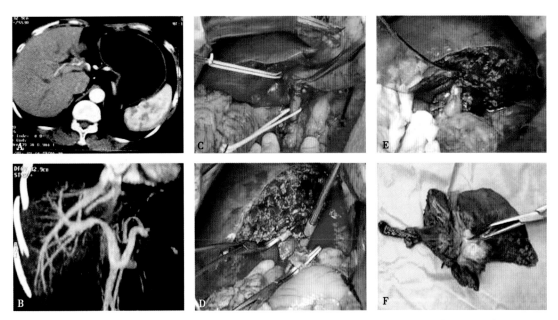

图 4-2-30　肝门部胆管癌 Bismuth-Corlette Ⅳ型；联合受侵门静脉、肝动脉切除与重建

A. CT 提示肝右动脉受侵；

B. CT 提示门静脉分叉部受侵；

C、D、E. 术中切除门静脉分叉部及门静脉主干 - 右支吻合重建；

F. 手术切除标本。

当肝门部胆管癌合并下述情况时，编者建议可考虑新辅助治疗联合肝移植方案：

1. 肿瘤侵犯生长至左、右肝叶内二级胆管支（Bismuth-Corlette Ⅳc 型），扩大肝切除亦无法获得肝内胆管 R0 切缘；

2. 肿瘤侵犯门静脉主干范围较大、无法实现血管受侵段切除重建；

3. 肿瘤侵犯拟切除胆管肿瘤及肝叶的对侧门静脉，切除后无法实现对侧门静脉血管受侵段切除重建；

4. 双侧肝门血管蒂结构均受肿瘤侵犯；

5. 肝功能及肝储备功能评估，无法耐受肿瘤根治性切除所需实现的大范围肝切除术；

6. 术前影像学资料未提示非区域淋巴结转移及远隔脏器转移。

对于经术前评估符合纳入标准者，编者近年来开展了小样本的临床探索性实践，具体实施临床路径见下述病例：

男性患者，61 岁，因"黄疸伴体检发现肝内胆管扩张 2 个月"入院。外院增强 CT 提示：肝门部胆管癌，门静脉左支起始部受累，肝门淋巴结肿大，胆囊炎。

入院诊断：肝门部胆管癌（Bismuth-Corlette Ⅳ型）；入院后实施肝门部胆管癌计划性肝切除方案：

1. 术前肝胆系统三维可视化重建　肝门部胆管肿瘤性占位（Bismuth-Corlette Ⅳa 型），肿瘤侵犯门静脉左支、左右支汇合部及肝右动脉（图 4-2-31），提示常规手术切除方案实现肿瘤根治性切除难度大。

2. 术前 PET-CT 肝门部胆管恶性肿瘤，未提示肝门、腹腔区域淋巴结转移及远隔器官转移。

3. 术前行双侧肝内胆管 PTCD 引流联合胆汁回输持续 4 周，患者肝功能恢复缓慢（总胆汁酸降至正常，总胆红素持续高于 170μmol/L），提示肝储备功能受损，评估实施大范围肝切除方案术后肝衰竭的风险较高。

4. 治疗方案 肝移植 + 区域淋巴结清扫术；术前新辅助治疗 [机器人放射外科手术系统（射波刀）短疗程、大剂量肝门部肿瘤适形放疗 5 天，联合 S1 化疗 1 个疗程]。

术后病理结果：肝门部胆管腺癌，中分化，可见神经侵犯，未见明显癌栓。肝十二指肠韧带区域淋巴结见 2 枚淋巴结转移。

患者术后长期口服药物行抗排斥反应治疗，术后维持 S1 化疗方案共 6 个疗程。截至 2020 年 2 月已对该患者术后持续随访 34 个月，患者定期复查尚无肿瘤复发迹象。

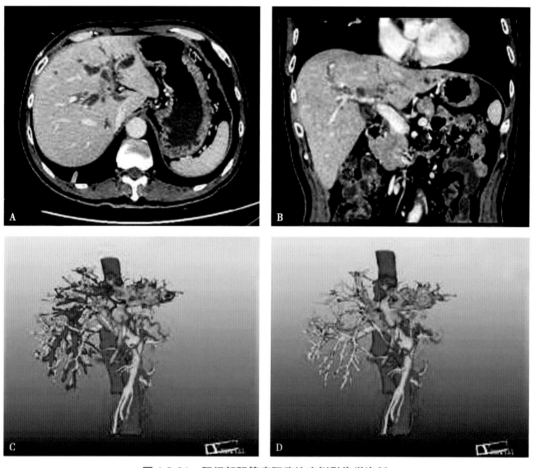

图 4-2-31 肝门部胆管癌肝移植病例影像学资料

A、B. 增强 CT：肝门部胆管癌 Bismuth-Corlette Ⅳa 型，门静脉左支起始部、左右支汇合部及肝右动脉受肿瘤侵犯；

C、D. 肝脏三维可视化重建辅助诊断。

参 考 文 献

[1] TRAN T B, ETHUN C G, PAWLIK T M, et al. Actual 5-Year survivors after surgical resection of hilar cholangiocarcinoma[J]. Ann Surg Oncol, 2019, 26（2）: 611-618.

[2] AKASHI K, EBATA T, MIZUNO T, et al. Surgery for perihilar cholangiocarcinoma from a viewpoint of age: Is it beneficial to octogenarians in an aging society?[J]. Surgery, 2018, 164（5）: 1023-1029.

[3] TANG Z, YANG Y, ZHAO Z, et al. The clinicopathological factors associated with prognosis of patients with resectable perihilar cholangiocarcinoma: a systematic review and meta-analysis[J]. Medicine（Baltimore）, 2018, 97（34）: e11999.

[4] STREMITZER S, JONES R P, QUINN L M, et al. Clinical outcome after resection of early-stage hilar cholangiocarcinoma[J]. Eur J Surg Oncol, 2019, 45（2）: 213-217.

[5] BIRD N, MCKENNA A, DUNNE D, et al. Role of a pre-operative radiological scoring system in determining resectability for potentially resectable hilar cholangiocarcinoma[J]. Eur J Surg Oncol, 2019, 45（2）: 192-197.

[6] OLTHOF P B, VAN GULIK T M. Surgery for perihilar cholangiocarcinoma in octogenarians[J]. Surgery, 2019, 165（2）: 486-496.

[7] ChEN P Z, LI B, JIANG X Q, et al. Establishment and validation of a prognostic nomogram for patients with resectable perihilar cholangiocarcinoma[J]. Oncotarget, 2016, 7（24）: 37319-37310.

[8] KHAN S A, DAVIDSON B R, GOLDIN R D, et al. British Society of Gastroenterology. Guidelines for the diagnosis and treatment of cholangiocarcinoma: an update[J]. Gut, 2012, 61（12）: 1657-1669.

[9] 中华医学会外科学分会胆道外科学组, 解放军全军肝胆外科专业委员会. 肝门部胆管癌诊断和治疗指南（2013 版）[J]. 中华外科杂志, 2013, 51（10）: 865-871.

[10] National Comprehensive Cancer Network. NCCN clinical practice guidelines in oncology: hepatobiliary cancers, version 2[J]. J Natl Compr Canc Netw, 2014, 12（8）: 1152-1182.

[11] MANSOUR J C, ALOIA T A, CRANE C H, et al. Hilar cholangiocarcinoma: expert consensus statement[J]. HPB（Oxford）, 2015, 17（8）: 691-699.

[12] BENAVIDES M, GALLEGO J, MAUREL J, et al. Biliary tract cancers: SEOM clinical guidelines[J]. Clin Transl Oncol, 2015, 17（12）: 982-987.

[13] MIYAZAKI M, YOSHITOMI H, MIYAKAWA S, et al. Clinical practice guidelines for the management of biliary tract cancers 2015: the 2nd English edition[J]. J Hepatobiliary Pancreat Sci, 2015, 22（4）: 249-273.

[14] 中国抗癌协会. 肝门部胆管癌规范化诊治专家共识（2015）[J]. 中华肝胆外科杂志, 2015, 21（8）: 505-511.

[15] MAKUUCHI M, THAI B L, TAKAYASU K, et al. Preoperative portal embolization to increase safety of major hepatectomy for hilar bile duct carcinoma: a preliminary report[J]. Surgery, 1990, 107（5）: 521-527.

[16] 姜小清, 易滨, 吴孟超, 等. 肝门部胆管癌 10 年外科治疗经验 [J]. 中华消化外科杂志, 2010, 9（3）: 180-182.

[17] 易滨, 姜小清. 肝门部胆管癌的计划性肝切除 [J]. 中国普外基础与临床杂志, 2011, 18（6）: 576-578.

[18] 郑艳华，马兴涛，姜小清，等. 肝门部胆管癌行计划性肝切除术的术前护理 [J]. 解放军护理杂志，2012，29（5A）：41-43，54.

[19] 郑艳华，马兴涛，程庆保，等. 肝门部胆管癌患者术前口服胆汁的疗效研究 [J]. 肿瘤代谢与营养电子杂志，2015，2（2）：48-51.

[20] SUZUKI M, TAKAHASHI T, OUCHI K, et al. The development and extension of hepatohilar bile duct carcinoma. A three-dimensional tumor mapping in the intrahepatic biliary tree visualized with the aid of a graphics computer system[J]. Cancer, 1989, 64（3）: 658-666.

[21] GAZZANIGA GM, FILAURO M, BAGAROLO C, et al. Surgery for hilar cholangiocarcinoma: an Italian experience[J]. J Hepatobiliary Pancreat Surg, 2000, 7（2）: 122-127.

[22] TSAO JI, NIMURA Y, KAMIYA J, et al. Management of hilar cholangiocarcinoma: comparison of an American and a Japanese experience[J]. Ann Surg, 2000, 232（2）: 166-174.

[23] CHENG QB, YI B, ZHANG BH, et al. Resection with total caudate lobectomy confers survival benefit in hilar cholangiocarcinoma of Bismuth type Ⅲ and Ⅳ[J]. Eur J Surg Oncol, 2012, 38（12）: 1197-1203.

[24] 李成刚，黄志强，韦立新，等. 肝门部胆管癌神经浸润特征的临床病理学分析 [J]. 世界华人消化杂志，2008，16（4）：379-384.

[25] ZhANG X F, BEAL E W, CHAKEDIS J, et al. Defining Early Recurrence of Hilar Cholangiocarcinoma After Curative-intent Surgery: A Multi-institutional Study from the US Extrahepatic Biliary Malignancy Consortium[J]. World J Surg, 2018, 42（9）: 2919-2929.

[26] GERHARDS M F, VAN GULIK T M, DE WIT L T, et al. Evaluation of morbidity and mortality after resection for hilar cholangiocarcinoma--a single center experience[J]. Surgery, 2000, 127（4）: 395-404.

[27] SHIMADA H, ENDO I, SUGITA M, et al. Hepatic resection combined with portal vein or hepatic artery reconstruction for advanced carcinoma of the hilar bile duct and gallbladder[J]. World J Surg, 2003, 27（10）: 1137-1142.

[28] HIGUCHI R, YAZAWA T, UEMURA S, et al. Surgical outcomes for perihilar cholangiocarcinoma with vascular invasion[J]. J Gastrointest Surg, 2019, 23（7）: 1443-1453.

[29] CHARNSANGAVEJ C, CHUANG V P, WALLACE S, et al. Angiographic classification of hepatic arterial collaterals[J]. Radiology, 1982, 144（3）: 485-194.

[30] NAGINO M, NIMURA Y, KAMIYA J, et al. Segmental liver resections for hilar cholangiocarcinoma[J]. Hepatogastroenterology, 1998, 45（19）: 7-13.

[31] BURKE E C, JARNAGIN W R, HOCHWALD S N, et al. Hilar Cholangiocarcinoma: patterns of spread, the importance of hepatic resection for curative operation, and a presurgical clinical staging system[J]. Ann Surg, 1998, 228（3）: 385-394.

[32] KITAGAWA Y, NAGINO M, KAMIYA J, et al. Lymph node metastasis from hilar cholangiocarcinoma: audit of 110 patients who underwent regional and paraaortic node dissection[J]. Ann Surg, 2001, 233（3）: 385-392.

[33] MEYER C G, PENN I, JAMES L. Liver transplantation for cholangiocarcinoma: results in 207 patients[J]. Transplantation, 2000, 69（8）: 1633-1637.

[34] ROSEN C B, HEIMBACH J K, GORES G J. Current status of liver transplantation for hilar cholangiocarcinoma[J]. Curr Opin Organ Transplant, 2007, 12（3）: 215-219.

[35] REA D J, HEIMBACH J K, ROSEN C B, et al. Liver transplantation with neoadjuvant chemoradiation is more effective than resection for hilar cholangioearcinonma[J]. Ann Surg, 2005, 242（3）: 451-458.

[36] DARWISH MURAD S, KIM W R, HARNOIS D M, et al. Efficacy of neoadjuvant chemora-diation followed by liver transplantation for perihilar cholangiocarcinoma at 12 US centers[J]. Gastroenterology, 2012, 143（1）: 88-98.e3; quiz e14.

[37] CROOME K P, ROSEN C B, HEIMBACH J K, et al. Is Liver transplantation appropriate for patients with potentially resectable de novo hilar cholangiocarcinoma?[J]. J Am Coll Surg, 2015, 221（1）: 130-139.

[38] National Comprehensive Cancer Network. NCCN clinical practice guidelines in oncology: hepa-tobiliary cancers, Version 1.2019[EB/OL]. [2019-08-18]. https://www.nccn.org/professionals/physician_gls/default.aspx.

[39] MANTEL H T, WESTERKAMP A C, ADAM R, et al. Strict selection alone of patients under-going liver transplantation for hilar cholangiocarcinoma is associated with improved survival[J]. PLoS One, 2016, 11（6）: e0156127.

[40] European Association for the Study of the Liver. Electronic address: easloffice@easloffice.eu. EASL clinical practice guidelines: liver transplantation[J]. J Hepatol, 2016, 64（2）: 433-485.

[41] 李斌, 姜小清, 张柏和, 等. "肝门优先"的肝门部胆管癌手术入路策略 [J]. 中国实用外科杂志, 2018, 38（3）: 84-88.

[42] REX H. Beitrage zur morphologie der saugerleber[J]. Morph Jahrb, 1888, 14: 517-616.

[43] MALL FP. A study of the structural unit of the liver[J]. Am J Anat, 1906, 5: 227-308.

[44] SEGALL HN. An experimental anatomical investigation of the blood and bile channels of the liver[J]. Surg Gynecol Obstet, 1923, 37: 152-178.

[45] EVANS HM. The development of the vascular system[J]. Manual of human embryology, 1912, 2: 570-669.

[46] ELIAS H, PETTY D. Gross anatomy of the blood vessels and ducts within the Human liver[J]. Am J Anat, 1952, 90（1）: 59-111.

[47] SCHWEIZER P, KIRSCHNER HJ, SCHITTENHELM C. Anatomy of the porta hepatis（PH）as rational basis for the hepatoporto-enterostomy（HPE）[J]. Eur J Pediatr Surg, 1999, 9（1）: 13-18.

[48] 夏穗生, 曾祥熙, 裘法祖, 等. 肝门外科解剖. 中华医学会第八届全国外科学术会议论文摘要 [M]. 上海: 上海科学技术出版社, 1963: 26.

[49] 夏穗生, 曾祥熙, 裘法祖, 等. 肝门外科解剖 [J]. 武汉医学杂志, 1964, 1（2）: 81-87.

[50] 牛丛信, 李朝龙. 第二肝门和第三肝门的范围及其临床意义 [J]. 中国临床解剖学杂志, 2006, 24（4）: 395-397.

[51] KANAMURA T, MURAKAMI G, KO S, et al. Evaluating the hilar bifurcation territory in the human liver caudate lobe to obtain critical information for delimiting reliable margins during caudate lobe surgery: anatomic study of livers with and without the external caudate notch[J]. World J Surg, 2003, 27（3）: 284-288.

[52] QIU Z Q, TAN W F, JIANG X Q, et al. Early control of short hepatic portal veins in isolated or combined hepatic caudate lobectomy[J]. Hepatobiliary Pancreat Dis Int, 2012, 11（4）: 377-382.

[53] YAN P N, TAN W F, JIANG X Q, et al. Applied anatomy of small branches of the portal vein in transverse groove of hepatic hilum[J]. Surg Radiol Anat, 2014, 36（10）: 1071-1077.

[54] 李斌, 邱智泉, 姜小清, 等. "第四肝门"在围肝门部外科的临床意义 [J]. 中国普外基础与临床杂志, 2016, 23（11）: 1308-1310.

[55] 李斌, 姜小清. "肝门"概念的解剖学发展及其临床意义 [J]. 中华肝胆外科杂志, 2018, 24（7）: 433-436.

第三节 远端胆管癌

一、远端胆管癌概述

远端胆管癌是指原发肿瘤起源于胆总管中下段的胆管恶性肿瘤（图 4-3-1），与壶腹部、十二指肠乳头部及胰头部肿瘤存在不同的生物学行为[1]。

远端胆管癌流行病学危险因素包括胆管腺瘤、胆管囊腺瘤、胆管乳头状瘤病、胆管上皮内瘤变、胆管 - 胰管汇合异常、先天性胆管囊状扩张症 / 残余囊状扩张胆管腔、原发性硬化性胆管炎、环境或职业毒素暴露、IgG4 型胆管炎等[2, 3]。

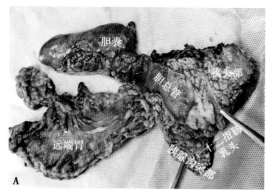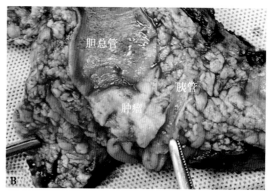

图 4-3-1 远端胆管癌手术标本

A. 胰十二指肠切除标本，甲醛溶液浸泡处理 24 小时；

B. 胆总管末端肿瘤，肿瘤横轴生长突破胆管壁侵犯至胰腺组织，肿瘤纵轴生长侵犯至壶腹部；主胰管未受侵犯。

（一）远端胆管癌的诊断要点

患者早期多无明显临床症状，进展期出现梗阻性黄疸、上腹胀痛不适、消化不良、胆管炎等症状。

实验室检查可发现总胆红素升高等肝功能指标异常。肿瘤标志物 CA19-9 敏感性高，当合并梗阻性黄疸症状时诊断特异性低[4]。实施有效胆道引流后，血清 CA19-9 仍维持高值，提示恶性梗阻性黄疸、胆管癌可能性大。实施手术等治疗方案后，动态监测 CA19-9 等肿瘤标志物含量变化对预测肿瘤复发、治疗效果等具有价值[5]。

CT、磁共振等影像学检查对远端胆管癌的诊断价值较大，可以提供如肿瘤位置与大小、血管侵犯及区域淋巴结转移等的信息。

超声内镜在远端胆管癌的鉴别诊断中具有较大的优势，且能够更好地判别肿瘤沿胆管生长范围以及侵犯肝动脉、门静脉、肠系膜上静脉、胰腺组织、十二指肠等胆管周围组织的情况。结合内镜引导下组织穿刺活检，超声内镜检查具有重要的诊断价值。

PTC/ERCP 作为有创性检查手段，对合并梗阻性黄疸患者，可同时进行胆道引流减黄。ERCP 引导下能够进行胆管腔内超声检查或组织活检，具有诊断价值[6]。对于硬化性胆管炎、缩窄型胆管炎与胆管癌的鉴别，通过 ERCP 进行胆道黏膜上皮细胞学活检有助于明确病理诊断，尽管胆管黏膜细胞刷检检出率较低。

(二)远端胆管癌的分期系统

美国癌症联合委员会的 AJCC/UICC TNM 分期(第 8 版)[7],基于病理组织学的标准、术后评价局部和远处转移的情况,对远端胆管癌进行分期。分期对肿瘤预后具有指导意义。

1. 肿瘤分期(T 分期) TX:原发肿瘤无法评估;T0:无原发肿瘤证据;Tis:原位癌;T1:肿瘤侵犯至胆管壁内,深度少于 5mm;T2:肿瘤侵犯至胆管壁内,深度为 5～12mm;T3:肿瘤侵犯至胆管壁内,深度超过 12mm;T4:肿瘤侵犯腹腔干、肠系膜上动脉和 / 或肝总动脉。

2. 淋巴分期(N 分期) 基于存在或无区域淋巴结转移。区域淋巴结包括:肝十二指肠韧带(12a, b, p, c, h 组)、肝总动脉周围(8a, p 组)、胰头部周围(13a, b 组;17a, b 组)、肠系膜上动脉根部周围淋巴结(14p, d)。NX:区域淋巴结无法评估;N1:1～3 个区域淋巴结转移;N2:4 个或以上区域淋巴结转移。

3. 远隔转移(M 分期) M0:无远隔器官转移;M1:远隔器官转移。

4. 结合 T、N 和 M 分期,远端胆管癌 AJCC/UICC TNM 分期(第 8 版)见表 4-3-1。

表 4-3-1　AJCC/UICC 远端胆管癌 TNM 分期(第 8 版)[7]

TNM 分期	肿瘤	淋巴结	远处转移
0 期	Tis	N0	M0
Ⅰ 期	T1	N0	M0
ⅡA 期	T1	N1	M0
	T2	N0	M0
ⅡB 期	T2	N1	M0
	T3	N0～1	M0
ⅢA 期	T1～3	N2	M0
ⅢB 期	T4	N0～2	M0
Ⅳ 期	T1～4	N0～2	M1

5. pTNM 病理学分期

(1) pT 分期与 T 分期对应。

(2) pN 分期与 N 分期对应:pN0,区域淋巴结阴性(切除组织淋巴结检查至少需达到 12 个以上淋巴结);如果区域淋巴结检查阴性,但检查的淋巴结数目没有达到要求,仍可归类为 pN0 分期;pN1,区域淋巴结切除标本阳性。

(3) pM 分期:pM1,镜下证实有远处转移。

参 考 文 献

[1] ETHUN C G, LOPEZ-AGUIAR A G, PAWLIK T M, et al. Distal cholangiocarcinoma and pancreas adenocarcinoma: are they really the same disease? A 13-institution study from the US Extrahepatic Biliary Malignancy Consortium and the Central Pancreas Consortium[J]. J Am Coll Surg, 2017, 224(4): 406-413.

[2] CHARBEL H, AL-KAWAS F H. Cholangiocarcinoma: epidemiology, risk factors, pathogenesis, and diagnosis[J]. Curr Gastroenterol Rep, 2011, 13(2): 182-187.

[3] HARADA K, SHIMODA S, KIMURA Y, et al. Significance of immunoglobulin G4 (IgG4)-pos-

itive cells in extrahepatic cholangiocarcinoma: molecular mechanism of IgG4 reaction in cancer tissue[J]. Hepatology，2012，56（1）：157-164.

[4] GRUNNET M，MAU-SØRENSEN M. Serum tumor markers in bile duct cancer -a review[J]. Biomarkers，2014，19（6）：437-443.

[5] LISKA V，TRESKA V，SKALICKY T，et al. Evaluation of tumor markers and their Impact on prognosis in gallbladder，bile duct and cholangiocellular carcinomas - a pilot study[J]. Anticancer Res，2017，37（4）：2003-2009.

[6] CHEN L，LU Y，WU J C，et al. Diagnostic utility of endoscopic retrograde cholangiography/ intraductal ultrasound（ERC/IDUS）in distinguishing malignant from benign bile duct obstruction[J]. Dig Dis Sci，2016，61（2）：610-617.

[7] JAMES D. BRIERLEY，MARY K，GOSPODAROWICZ，et al. UNION FOR INTERNATIONAL CANCER CONTROL（UICC）.TNM classification of malignant tumours[M]. 8th ed. New York：John Wiley & Sons，Ltd，2017：89-92.

二、远端胆管癌手术治疗的焦点问题

手术是目前治疗远端胆管癌最为积极、有效的手段[1, 2]。手术范围需根据肿瘤生长部位，多数患者需行胰十二指肠切除术，根治性手术切除范围应包括胆囊、远端肝外胆管、胰头、（远端胃大部）、十二指肠、（空肠上段）及区域淋巴结的整块切除[3]（图4-3-2）。

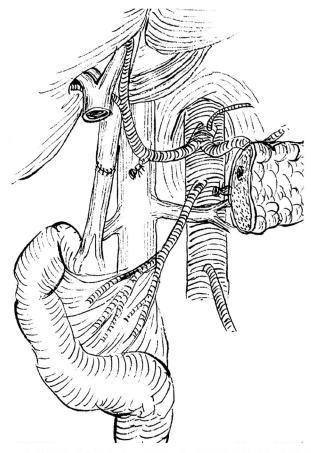

图4-3-2　远端胆管癌实施胰十二指肠切除、区域淋巴结清扫范围示意图

对于胆管腺瘤癌变或胆管上皮内瘤变等胆管腔内生长的占位性肿瘤，或肿瘤位于胰腺段外胆管区域，可根据胆管肿瘤的生长范围及胆管上下切缘范围，制订个体化根治性手术方案。如癌变胆管壁下缘尚未延伸至胰腺段胆管，可行局段性肝外胆管切除、肝十二指肠韧带及胰头后上淋巴结清扫、胆肠吻合术，并应进行术中冷冻病理明确胆管上下切缘阴性[4]，否则即应行胰十二指肠切除术。

（一）合并门静脉或肠系膜上静脉血管侵犯的手术治疗

当肿瘤超出胆管壁侵犯至胆管周围组织时，患者预后要差于肿瘤局限于胆管壁内者[5]。肿瘤侵犯门静脉/肠系膜上静脉是影响患者预后的危险因素[6-8]。门静脉受侵并非实施胰十二指肠切除术治疗方案的绝对禁忌证，可根据血管受侵的范围联合行受侵段门静脉或肠系膜上静脉血管切除、重建（图4-3-3、图4-3-4），术前应通过影像学评估制订手术规划[9]。

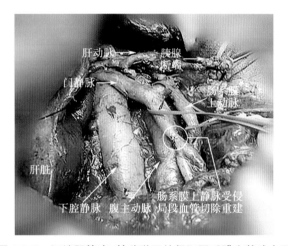

图4-3-3 远端胆管癌，转移淋巴结侵犯肠系膜上静脉主干

手术：胰十二指肠切除，肝十二指肠韧带及腹膜后淋巴结清扫，肠系膜上静脉血管受侵段切除、血管重建。

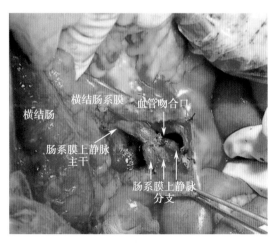

图4-3-4 远端胆管癌，转移淋巴结侵犯横结肠系膜根部及肠系膜上静脉

手术：胰十二指肠切除，肝十二指肠韧带及腹膜后淋巴结清扫，横结肠系膜根部切除，肠系膜上静脉血管受侵段切除，肠系膜上静脉远端分支整形、血管重建。

(二)远端胆管癌区域淋巴结清扫范围

淋巴结转移是影响预后的危险因素 [2, 10-12]。由于对远端胆管癌淋巴结转移规律、路径尚未清晰,编者建议根据日本 JSBS 分期,将远端胆管癌的淋巴结转移分为区域淋巴结和非区域淋巴结 [13]。区域淋巴结包括:肝十二指肠韧带(12a,b,p,c,h 组)、肝总动脉周围(8a,p 组)、胰头部周围(13a,b 组;17a,b 组)、肠系膜上动脉根部周围的淋巴结(14p,d)。非区域淋巴结包括:腹主动脉旁(16a2,b1 组)、腹腔动脉干旁(9 组)、胰体尾部下缘除肠系膜上动脉根部周围以外的淋巴结(18 组);以及其他远隔部位淋巴结。

AJCC TNM 分期第 8 版对淋巴结清扫的个数提出了具体的要求,建议应完成至少 12 枚的淋巴结清扫范围 [14]。但分期也指出,较之清扫淋巴结的数目,实施彻底的区域淋巴结清扫意义更充分。目前,对清扫淋巴结数目作强制性规定的临床意义,尚有待于更进一步的研究予以明确并支持 [14, 15]。

术前影像学检查或术中探查明确发生超出腹腔干(第 14 组)、腹主动脉旁(第 16 组)区域的淋巴结转移,扩大的淋巴清扫范围并不能改善预后 [16],不建议常规实施。

淋巴结转移并侵犯肠系膜上动脉,预示患者不良的预后,此时即便实施手术治疗仍难以达到根治性切除治疗的效果,但手术操作技术难度较高且存在一定的手术风险。综合考量,肠系膜上动脉受侵应视为实施胰十二指肠切除术的禁忌证。

(三)胰腺残端消化道合理的重建方式(胰肠吻合或胰胃吻合?)

胰十二指肠切除术(pancreaticoduodenectomy)是治疗远端胆管癌、胰头癌、十二指肠乳头癌等壶腹部周围癌的标准术式。胰十二指肠切除术后并发症发生率较高,腹腔感染、胰瘘和腹腔出血是较为严重的术后并发症 [17-21]。胰腺残端消化道重建始终是胰十二指肠切除术研究的焦点,重建方式可分为胰胃吻合及胰肠吻合两大类。

胰胃吻合术具有操作相对简单,胃壁肥厚、缝合不易撕裂,以及胃酸能够抑制胰液活性的理论优势 [22],有单中心随机对照研究发现胰胃吻合术后胃瘫等并发症发生率明显低于胰肠吻合术 [23]。但对胰胃吻合是否能够显著降低术后胰瘘的发生率,尚未得到循证医学证据的广泛支持 [23-25]。

2016 年 *Annals of surgery* 期刊发表了德国 14 个大型胰腺诊治中心开展的胰胃吻合术对比胰肠吻合术多中心、前瞻性、随机对照试验(RECOPANC, DRKS 00000767)。这项研究纳入随机选取的 440 例胰十二指肠切除术人群,比较胰胃吻合术和胰肠吻合术在术后并发症方面的差异。研究的主要终点为术后胰瘘,次要终点包括围手术期结局、随访 6 个月和 12 个月时胰腺功能和生活质量。对最终纳入研究的 320 例人群资料分析显示,术后 B/C 级瘘的总发生率为 21%,住院死亡率为 6%。多变量分析显示胰腺质地软是术后胰瘘唯一的独立危险因素。胰肠吻合术后 B/C 级胰瘘发生率与胰胃吻合术后相似(22% *vs* 20%),并无统计学差异。研究发现,虽然在术后总体并发症发生率和死亡率上两种吻合方式组没有显著性差异,但在胰胃吻合人群中术后 A/B 级胰瘘并发出血的发生率显著高于胰肠吻合术组(20% *vs* 12%)[26]。

(四)Jiang 式极简主义胰肠吻合法

胰肠吻合是应用最早、目前临床应用仍最广泛的胰腺残端处理方法。1909 年,Coffey 通过犬实验首先证明,胰管空肠吻合具有可行性 [27]。空肠血运丰富、系膜游离活动性大,便于和胰腺断端吻合,因此适用于各种胰十二指肠切除术。胰肠吻合的基本方法有端 - 侧胰管对空肠黏膜吻合及胰肠内陷式吻合,后者又包括端-端套入式胰肠吻合和端-侧套入式胰肠吻合。

端-侧胰管对空肠黏膜吻合与胰肠内陷式吻合都已在临床广泛应用,对降低术后总体胰瘘发生风险方面的价值,随机对照研究和荟萃分析研究并未支持前者优于后者[28-30]。端-侧胰管-空肠黏膜对黏膜吻合术后发生胰瘘的危险因素包括:胰管细小时对吻合技术要求高、影响了吻合口的可靠性;胰液的消化功能可能对胰肠吻合口的愈合带来不利影响;胰颈部是胰头、胰体尾部血流的分水岭[31],在胰颈部进行胰管-空肠黏膜吻合可能会因局部血运不良、影响胰肠吻合口的愈合质量;此外,由于胰腺断端只进行了主胰管与肠黏膜的吻合,可能造成胰腺断面副胰管等细小胰管遗漏于肠腔外,发生胰液肠腔外渗漏。

胰肠内陷式(套入式)吻合术是一种安全可行的胰肠重建方式,临床应用广泛[32-37]。随机对照研究(Umin000005890)表明,虽然胰肠内陷式吻合在减少术后胰瘘方面并未优于端-侧胰管-空肠黏膜对黏膜吻合术,但在软胰腺质地人群中,胰肠内陷式吻合术后胰瘘发生率显著更低[38]。

编者团队对2006—2009年实施经典胰肠套入式吻合法的147例胰十二指肠切除术病例进行了回顾性研究,结果显示,术后A/B/C级胰瘘总体发生率18.37%,术后腹腔大出血与胰瘘密切相关。这组病例中主要包括远端胆管癌、壶腹癌、十二指肠乳头癌、胰头癌,但胰头癌病例占比低于1/5(16%)[39]。与胰头癌胰管管径多较粗大、胰腺腺体较硬不同,远端胆管癌、壶腹癌、十二指肠乳头癌病例往往胰管管径细小、胰腺质地多较软。多个研究报道均表明上述两点是胰十二指肠切除术后胰瘘的高危风险因素[38,40-44],编者团队的资料分析结果亦如此[39]。采取术前胆道引流、生长抑素药物预防、胰管内支架等干预手段是否能够降低胰腺质地导致的胰瘘风险,仍存在较大争议甚或否定性结论[45-50]。对于"细胰管""软胰腺"这两个无法改变的"先天性"胰十二指肠切除术后胰瘘危险因素,采取怎样的有效措施能够规避它们带来的风险,始终是临床面临的难题。编者团队上述147例临床实践的结果也类同于文献报道,在常规采用上述措施后并未体现出显著降低术后胰瘘发生率的价值[39]。

伴随对胰十二指肠切除术胰腺残端消化道重建方式的不断探索,多年来报道可见各种不同的吻合方法。究其根本,无论吻合方式的繁与简,均未脱离胰腺残端-胃肠道通过缝合建立机械性吻合的外科原则和理念范畴。编者团队在临床实践中发现并证明,通过无张力或低张力状态下的组织粘合、而非物理缝合的方式,胰腺残端与空肠同样可达到长期稳定可靠的吻合状态。因此,编者团队对胰肠端-侧内陷式吻合方法进行简化,设计了Jiang式吻合法。其技术要点可归纳为"套入+悬吊+捆绑"(图4-3-5),即通过简单的套入及荷包腰带捆绑,使胰腺残端断面完全包埋入空肠腔内。吻合口的胰腺腺体上杜绝用针缝合,完全避免吻合口以外暴露于腹腔内的胰腺腺体有胰液外瘘(fistula or leakage);通过简单的"背带"法,使胰肠吻合口维持较低的张力(图4-3-6~图4-3-11)。

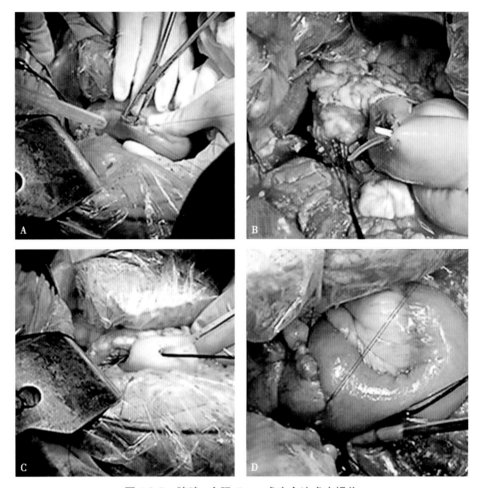

图 4-3-5 胰腺 - 空肠 Jiang 式吻合法术中操作

A. 根据胰腺残端横径,在空肠系膜对侧肠壁上纵向切开(大切口),长度与胰腺断端横径相适应,并于大切口周缘肠壁采用荷包缝合法留置 3-0 prolene 血管缝合线 1 根;

B. 空肠切口远端约 10cm 输出袢系膜对侧肠壁上,切开直径约 0.5cm 小切口,将主胰管引流管依次经空肠大切口引入、小切口引出;

C. 将预留的胰腺残端缝合线依次经空肠大切口引入、小切口引出,牵引胰腺残端套入至空肠大切口内(完成胰肠套入);

D. 自胰周上下缘周围组织分别缝合 1 针至空肠大切口旁肠壁(完成胰腺残端与空肠的"背带固定");收紧空肠大切口旁留置血管缝合线并结扎(完成胰肠捆绑)。剪除胰腺残端牵引线,将空肠小切口缝闭、固定主胰管引流管。

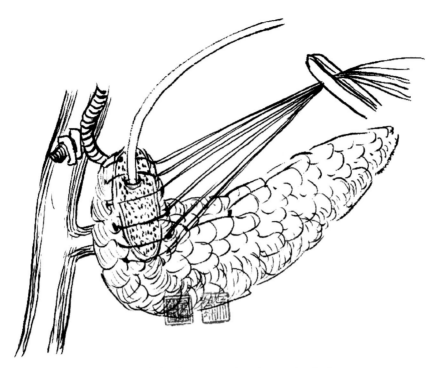

图 4-3-6　胰腺 - 空肠 Jiang 式吻合法手术图解步骤 1

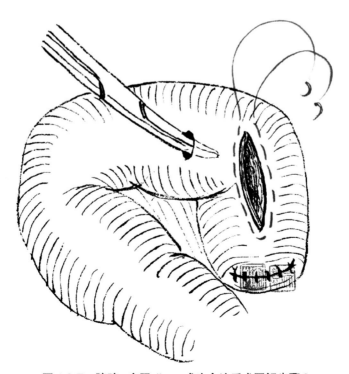

图 4-3-7　胰腺 - 空肠 Jiang 式吻合法手术图解步骤 2

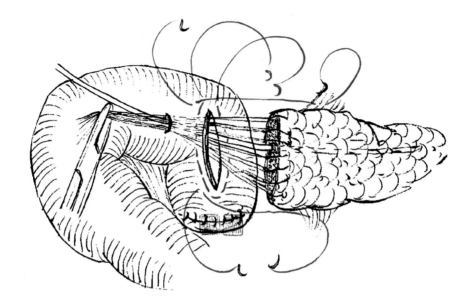

图 4-3-8　胰腺 - 空肠 Jiang 式吻合法手术图解步骤 3

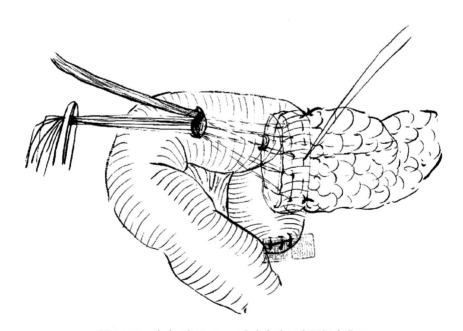

图 4-3-9　胰腺 - 空肠 Jiang 式吻合法手术图解步骤 4

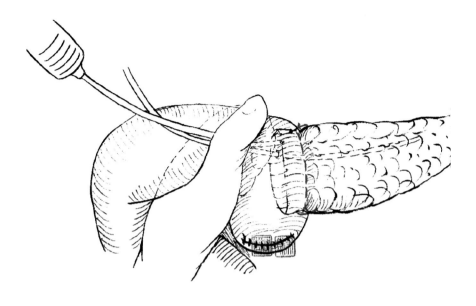

图 4-3-10　胰腺 - 空肠 Jiang 式吻合法手术图解步骤 5

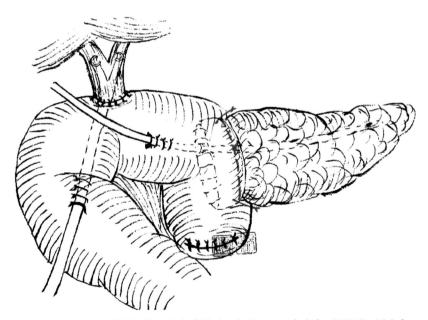

图 4-3-11　胰十二指肠切除术中完成胰腺 - 空肠 Jiang 式吻合、胆肠端 - 侧吻合

　　编者团队对 2010 年 10 月至 2015 年 12 月间实施 Jiang 式吻合的 289 例胰十二指肠切除病例的临床资料进行了回顾性总结。研究结果表明,依据国际胰腺外科研究组(ISGPS)2016 修订的胰瘘标准 [51],289 例患者术后胰瘘分级均为生化瘘(6.9%)和 B 级瘘(2.4%),未发生严重的 C 级瘘 [52]。而在 2006—2009 年编者团队实施的 147 例经典胰肠端 - 侧二层缝

合法内陷式吻合的胰十二指肠切除病例中，术后胰瘘分级以 B 级和 C 级所占比例更高（A、B、C 级瘘分别为 0.7%，10.2% 和 7.5%）[39]。如果按照 2016 胰瘘标准排除与临床（症状）的发展转归未显示密切相关的（对患者术后康复进程无影响的）生化瘘，此 289 例胰十二指肠切除患者术后总体胰瘘发生率仅为 2.4%。编者团队的大样本临床病例实践结果进一步表明，低张力状态下胰肠组织黏合状态下的吻合口安全可靠；通过改进胰肠吻合方式，能够有效规避胰管管径、胰腺质地对术后胰瘘风险的影响 [39, 52]。

总结 Jiang 式胰肠端 - 侧套入式吻合法的特点：①胰肠吻合理念的突破，证实胰腺断端与空肠组织在低张力状态下能够通过黏合达到稳定可靠生长愈合状态；②吻合操作便捷、技术难度低，完成胰肠吻合仅需 5～10min，易于临床推广应用；③适用范围广，胰腺质地软、胰管管径不再成为胰肠吻合方法的制约因素和术后胰瘘发生的高风险因素。

对胰腺质地较硬、胰管直径粗大的病例，经典胰管对空肠黏膜吻合法仍具有很好的适应证。当胰头癌肿瘤体积较大或肿瘤位于胰头颈部交界部，实施胰十二指肠切除术后，残余胰腺段可能无法获得充分游离的胰腺段，实施胰肠端 - 侧套入式吻合存在难度，此类情况采用经典的胰管对空肠黏膜吻合法完成胰肠吻合更为安全、合理。

参 考 文 献

[1] 孙立臣，张柏和，吴孟超，等. 远端胆管癌预后因素分析 [J]. 中华外科杂志，2004，42（9）：528-531.

[2] ChENG Q B，LUO X J，ZHANG B H，et al. Distal bile duct carcinoma：prognostic factors after curative surgery. A series of 112 cases[J]. Ann Surg Oncol，2007，14（3）：1212-1219.

[3] 孙立臣，张柏和，吴孟超，等. 远端胆管癌手术方式的选择 [J]. 中国实用外科杂志，2005，25（2）：89-91.

[4] ISO Y，KITA J，KATO M，et al. When hepatic-side ductal margin is positive in N + cases，additional resection of the bile duct is not necessary to render the negative hepatic-side ductal margin during surgery for extrahepatic distal bile duct carcinoma[J]. Med Sci Monit，2014，20：471-475.

[5] AHN K S，KANG K J，KANG Y N，et al. Confinement to the intrapancreatic bile duct is independently associated with a better prognosis in extrahepatic cholangiocarcinoma[J]. BMC Gastroenterol，2016，16：21.

[6] RODER J D，STEIN H J，SIEWERT J R. Carcinoma of the periampullary region：who benefits from portal vein resection?[J]. Am J Surg，1996，171（1）：170-174.

[7] KUROSAKI I，HATAKEYAMA K，MINAGAWA M，et al. Portal vein resection in surgery for cancer of biliary tract and pancreas：special reference to the relationship between the surgical outcome and site of primary tumor[J]. J Gastrointest Surg，2008，12（5）：907-918.

[8] BAHRA M，JACOB D，LANGREHR J M，et al. Carcinoma of the distal and middle bile duct：surgical results，prognostic factors，and long-term follow-up[J]. J Hepatobiliary Pancreat Surg，2008，15（5）：501-507.

[9] MIURA F，SANO K，AMANO H，et al. Evaluation of portal vein invasion of distal cholangio-carcinoma as borderline resectability[J]. J Hepatobiliary Pancreat Sci，2015，22（4）：294-300.

[10] NOJI T，MIYAMOTO M，KUBOTA K C，et al. Evaluation of extra capsular lymph node involvement in patients with extra-hepatic bile duct cancer[J]. World J Surg Oncol，2012，10：106.

[11] GUTIERREZ J C, FRANCESCHI D, KONIARIS L G. How many lymph nodes properly stage a periampullary malignancy?[J]. J Gastrointest Surg, 2008, 12（1）: 77-85.

[12] POMIANOWSKA E, WESTGAARD A, MATHISEN Ø, et al. Prognostic relevance of number and ratio of metastatic lymph nodes in resected pancreatic, ampullary, and distal bile duct carcinomas[J]. Ann Surg Oncol, 2013, 20（1）: 233-241.

[13] MIYAZAKI M, OHTSUKA M, MIYAKAWA S, et al. Classification of biliary tract cancers established by the Japanese Society of Hepato-Biliary-Pancreatic Surgery: 3（rd）English edition[J]. J Hepatobiliary Pancreat Sci, 2015, 22（3）: 181-196.

[14] JAMES D. BRIERLEY, MARY K, GOSPODAROWICZ, et al. UNION FOR INTERNATIONAL CANCER CONTROL（UICC）.TNM classification of malignant tumours[M]. 8th ed. New York: John Wiley & Sons, Ltd, 2017: 89-92.

[15] MOON A, CHOI D W, CHOI S H, et al. Validation of T stage according to depth of invasion and N stage subclassification based on number of metastatic lymph nodes for distal extrahepatic bile duct（EBD）carcinoma[J]. Medicine（Baltimore）, 2015, 94（50）: e2064.

[16] NIMURA Y. Extended surgery in bilio-pancreatic cancer: the Japanese experience[J]. Semin Oncol, 2002, 29（6 Suppl 20）: 17-22.

[17] HALLORAN C M, GHANEH P, BOSONNET L, et al. Complications of pancreatic cancer resection[J]. Dig Surg, 2002, 19（2）: 138-146.

[18] DIENER M K, KNAEBEL H P, HEUKAUFER C, et al. A systematic review and meta-analysis of pylorus-preserving versus classical pancreaticoduodenectomy for surgical treatment of periampullary and pancreatic carcinoma[J]. Ann Surg, 2007, 245（2）: 187-200.

[19] LEE J H, HWANG D W, LEE S Y, et al. Clinical features and management of pseudoaneurysmal bleeding after pancreatoduodenectomy[J]. Am Surg, 2012, 78（3）: 309-317.

[20] LU J W, DING H F, WU X N, et al. Intra-abdominal hemorrhage following 739 consecutive pancreaticoduodenectomy: risk factors and treatments[J]. J Gastroenterol Hepatol, 2019, 34（6）: 1100-1107.

[21] ZHANG G Q, LI X H, YE X J, et al. Internal versus external drainage with a pancreatic duct stent for pancreaticojejunostomy during pancreaticoduodenectomy for patients at high risk for pancreatic fistula: a comparative study[J]. Int J Surg Case Rep, 2018, 53: 358-361.

[22] WAUGH J M, CLAGETT O T. Resection of the duodenum and head of the pancreas for carcinoma: an analysis of thirty cases[J]. Surgery, 1946, 20: 224-232.

[23] BASSI C, FALCONI M, MOLINARI E, et al. Reconstruction by pancreaticojejunostomy versus pancreaticogastrostomy following pancreatectomy: results of a comparative study[J]. Ann Surg, 2005, 242（6）: 767-771.

[24] TOPAL B, FIEUWS S, AERTS R, et al. Pancreaticojejunostomy versus pancreaticogastrostomy reconstruction afterpancreaticoduodenectomy for pancreatic or periampullary tumours: a multicentre randomisedtrial[J]. Lancet Oncol, 2013, 14（7）: 655-662.

[25] CLERVEUS M, MORANDEIRA-RIVAS A, PICAZO-YESTE J, et al. Pancreaticogastrostomy versus pancreaticojejunostomy after pancreaticoduodenectomy: a systematic review and meta-analysis of randomized controlled trials[J]. J Gastrointest Surg, 2014, 18（9）: 1693-1704.

[26] KECK T, WELLNER U F, BAHRA M, et al. Pancreatogastrostomy versus pancreatojejunostomy for reconstruction after pancreatoduodenectomy（RECOPANC, DRKS 00000767）: perioperative and long-term results of a multicenter randomized controlled trial[J]. Ann Surg, 2016, 263（3）: 440-449.

[27] COFFEY R C. Pancreato-enterostomy and pancreatectomy: a preliminary report[J]. Ann Surg, 1909, 50 (6): 1238-1264.

[28] SENDA Y, SHIMIZU Y, NATSUME S, et al. Randomized clinical trial of duct-to-mucosa versus invagination pancreaticojejunostomy after pancreatoduodenectomy[J]. Br J Surg, 2018, 105 (1): 48-57.

[29] LYU Y, LI T, WANG B, et al. Selection of pancreaticojejunostomy technique after pancreaticoduodenectomy: duct-to-mucosa anastomosis is not better than invagination anastomosis: a meta-analysis[J]. Medicine (Baltimore), 2018, 97 (40): e12621.

[30] WANG W, ZHANG Z, GU C, et al. The optimal choice for pancreatic anastomosis after pancreaticoduodenectomy: A network meta-analysis of randomized control trials[J]. Int J Surg, 2018, 57: 111-116.

[31] FALCONER C W A, GRIFFITHS E. The anatomy of the blood-vessels in the region of the pancreas[J]. Br J Surg, 1950, 37 (147): 334-344.

[32] TERSIGNI R, MODINI C, ALESSANDRONI L, et al. Termino-terminal pancreatico-jejunal anastomosis using invagination after duodeno-cephalopancreatectomy[J]. G Chir, 1988, 9 (10): 734-737.

[33] NAGAKAWA T. Modified pancreatic invagination into the jejunum with a double intestinal segment--a new technique[J]. Hepatogastroenterology, 1992, 39 (1): 70-72.

[34] MARCUS S G, COHEN H, RANSON J H. Optimal management of the pancreatic remnant after pancreaticoduodenectomy[J]. Ann Surg, 1995, 221 (6): 635-645.

[35] MEYER C, ROHR S, DE MANZINI N, et al. Pancreatico-jejunal anastomosis with invagination on isolated loop after cephalic pancreatoduodenectomy[J]. Ann Ital Chir, 1997, 68 (5): 613-615.

[36] SUZUKI Y, FUJINO Y, TANIOKA Y, et al. Selection of pancreaticojejunostomy techniques according to pancreatic texture and duct size[J]. Arch Surg, 2002, 137 (9): 1044-1047.

[37] CHEN H W, LAI E C, SU S Y, et al. Modified technique of pancreaticojejunal anastomosis with invagination following pancreaticoduodenectomy: a cohort study[J]. World J Surg, 2008, 32 (12): 2695-2700.

[38] SENDA Y, SHIMIZU Y, NATSUME S, et al. Randomized clinical trial of duct-to-mucosa versus invagination pancreaticojejunostomy after pancreatoduodenectomy[J]. Br J Surg, 2018, 105 (1): 48-57.

[39] 李斌, 罗祥基, 姜小清, 等. 一种极简主义改良胰肠内陷式（Jiang 式）吻合法的临床研究 [J]. 中华肝胆外科杂志, 2017, 23 (6): 395-400.

[40] MUNGROOP T H, VAN RIJSSEN L B, VAN KLAVEREN D, et al. Alternative fistula risk score for pancreatoduodenectomy (a-FRS): design and international external validation[J]. Ann Surg, 2019, 269 (5): 937-943.

[41] CHEN C B, MCCALL N S, PUCCI M J, et al. The Combination of pancreas texture and postoperative serum amylase in predicting pancreatic fistula risk[J]. Am Surg, 2018, 84 (6): 889-896.

[42] ESHMUMINOV D, SCHNEIDER M A, TSCHUOR C, et al. Systematic review and meta-analysis of postoperative pancreatic fistula rates using the updated 2016 International Study Group Pancreatic Fistula definition in patients undergoing pancreatic resection with soft and hard pancreatic texture[J]. HPB (Oxford), 2018, 20 (11): 992-1003.

[43] PETROVA E, LAPSHYN H, BAUSCH D, et al. Risk stratification for postoperative pancreatic fistula using the pancreatic surgery registry StuDoQ|Pancreas of the German Society for General and Visceral Surgery[J]. Pancreatology, 2019, 19 (1): 17-25.

[44] SATOI S，YAMAMOTO T，MOTOI F，et al. Clinical impact of developing better practices at the institutional level on surgical outcomes after distal pancreatectomy in 1515 patients: domestic audit of the Japanese Society of Pancreatic Surgery[J]. Ann Gastroenterol Surg, 2018, 2（3）: 212-219.

[45] KAJIWARA T，SAKAMOTO Y，MOROFUJI N，et al. An analysis of risk factors for pancreatic fistula after pancreaticoduodenectomy: clinical impact of bile juice infection on day 1[J]. Langenbecks Arch Surg, 2010, 395（6）: 707-712.

[46] ANGST E，GLOOR B. Are somatostatin or its synthetic analogues helpful in reducing pancreatic fistula?[J]. Dig Surg, 2012, 29（6）: 492-493.

[47] GANS S L，VAN WESTREENEN H L，KIEWIET J J，et al. Systematic review and meta-analysis of somatostatin analogues for the treatment of pancreatic fistula[J]. Br J Surg, 2012, 99（6）: 754-760.

[48] RODER J D，STEIN H J，SIEWERT J R.，et al. Stented versus nonstented pancreaticojejunostomy after pancreatoduodenectomy: a prospective study[J]. Ann Surg, 1999, 229（1）: 41-48.

[49] POON R T，FAN S T，LO C M，et al. External drainage of pancreatic duct with a stent to reduce leakage rate of pancreaticojejunostomy after pancreaticoduodenectomy: a prospective randomized trial[J]. Ann Surg, 2007, 246（3）: 425-435.

[50] MORIYA T，CLARK C J，KIRIHARA Y，et al. Stenting and the rate of pancreatic fistula following pancreaticoduodenectomy[J]. Arch Surg, 2012, 147（1）: 35-40.

[51] BASSI C，MARCHEGIANI G，DERVENIS C，et al. The 2016 update of the International Study Group（ISGPS）definition and grading of postoperative pancreatic fistula: 11 Years After[J]. Surgery, 2017, 161（3）: 584-591.

[52] LI B，XU C，JIANG X Q，et al. An end-to-side suspender pancreaticojejunostomy: a new invagination pancreaticojejunostomy[J]. HEPATOB PANCREAT DIS, 2018, 17（2）: 163-168.

第四节　肝内胆管癌

一、肝内胆管癌概述

肝内胆管癌是指肿瘤源于肝内胆管细胞、生长于双侧肝内二级胆管分支以上部位的胆管肿瘤[1]。AJCC/UICC TNM 分期系统将胆管细胞性肝癌和混合性肝癌均归为肝内胆管癌[2]。

近些年来，对生长于左肝内或右肝内胆管、侵犯左右胆管汇合部及肝总管的围肝门部区域胆管癌，是否应归于肝门部胆管癌存在不同意见。编者认为，上述围肝门区域胆管癌的生物学行为较肝门部胆管癌更为恶性，更类似于肝内胆管癌的生物学特点，本章节将其与肝内胆管癌统一论述。

（一）不同分类 / 分型的肝内胆管癌病理生理学特点

1. 根据肝内胆管癌肿瘤大体形态学特征，经典的肝内胆管癌有三种病理类型，即肿块型、胆管周围浸润型和导管内生长型，三者具有不同的病理生物学特点。

（1）胆管周围浸润型肝内胆管癌：恶性程度极高[3]，肿瘤多无包膜、境界不清，易合并淋巴结转移（图 4-4-1）。

（2）肿块型肝内胆管癌：多见于病毒性肝炎相关型肝内胆管癌，肿瘤恶性程度低于胆管周围浸润型肝内胆管癌[4, 5]。肿块型肝内胆管癌肿瘤多位于肝脏外周区域,病灶具有较清晰的肿瘤边界或完整的包膜,当肿瘤沿末梢胆管生长至肝段胆管分支内时影像学检查可见胆管癌栓(图 4-4-2)。研究发现,肿块型肝内胆管癌肿瘤细胞多起源于小胆管或门静脉区域内具有双向分化潜能的肝脏干细胞[6]。

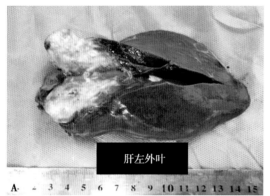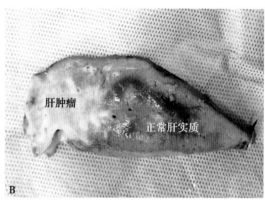

图 4-4-1　胆管周围浸润型肝内胆管癌组织标本

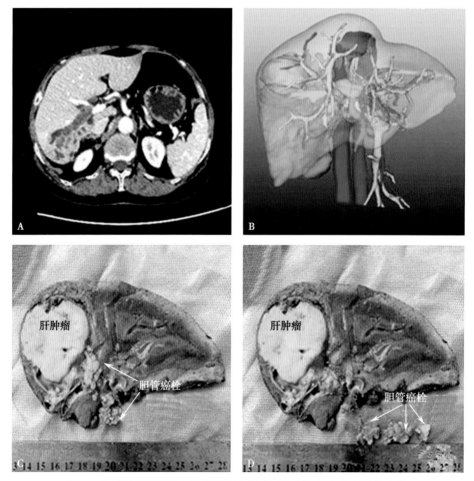

图 4-4-2　"肿块型"肝内胆管癌组织标本,肿瘤伴有瘤旁大胆管癌栓

（3）导管内生长型肝内胆管癌：恶性程度接近胆管周围浸润型肝内胆管癌，肿瘤多起源于邻近围肝门部的大胆管分支的胆管壁，肿瘤胆管腔内生长往往伴有胆管内癌栓，突破胆管壁后肿瘤可沿胆管周围生长，但肿瘤境界往往较胆管周围浸润型清晰，与肝组织界限多可区分（图4-4-3）。

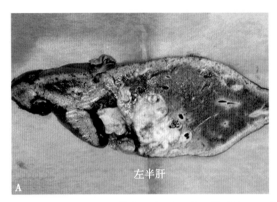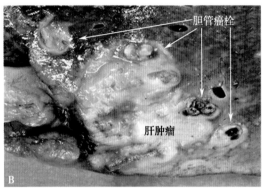

图4-4-3 导管内生长型肝内胆管癌侵犯肝门部胆管组织标本，肿瘤伴有瘤旁小胆管癌栓

2. 依据流行病学危险因素，可将肝内胆管癌分为三大类，包括：①慢性病毒性肝炎相关型肝内胆管癌；②胆管结石相关型肝内胆管癌；③肝吸虫相关型肝内胆管癌。

长期肝内胆管结石导致的胆管慢性炎症可诱发胆管黏膜上皮发生癌变[7]。肝吸虫虫体或虫卵可定植于肝内或肝门部的大胆管腔内，导致胆管黏膜癌变、肿瘤形成[8]。与病毒性肝炎相关型肝内胆管癌不同，上述二者以肿瘤胆管周围浸润生长和导管内生长型更为多见[9, 10]。研究发现，与无合并病毒性肝炎的肝内胆管癌患者相比，乙肝病毒导致的肝内胆管癌患者预后较好[4, 11-13]。

编者对上海东方肝胆外科医院1 312例肿块型肝内胆管癌病例进行回顾性研究，多因素分析表明乙型肝炎病毒感染和肝硬化是独立的有利预后因素，而合并结石是独立的不利预后因素之一。与肝硬化患者相比，非肝硬化患者的肿瘤通常体积更大，分化程度更低，更有可能发生淋巴转移、血管和肝外侵袭等影响预后的危险因素。与非肝硬化患者相比，合并肝硬化的肿瘤患者术后生存时间更长[14]。

3. 肝内胆管癌新型病理分型 近期已有研究按照肝内胆管癌细胞起源及病理特征将其分为大胆管型（bile duct subtypes）和小胆管型（cholangiolar subtypes）肝内胆管癌[6, 15, 16]。

大胆管型多见于肝内胆管结石型及肝吸虫型肝内胆管癌[6]。病毒性肝炎相关型肝内胆管癌中，小胆管型肝内胆管癌比例远高于大胆管型肝内胆管癌[5]。大胆管型肝内胆管癌的病理特点，由高大的柱状肿瘤细胞组成为主，以大腺体排列（图4-4-4），具有相对更高的 *KRAS* 基因突变率；小胆管型肝内胆管癌多由立方细胞至低柱状肿瘤细胞组成，细胞质稀少（图4-4-5）。常表达 *N-* 钙黏素，*IDH1* 或 *IDH2* 突变的频率较大胆管型更高[3]，更易生长为肿块型肿瘤[15]。

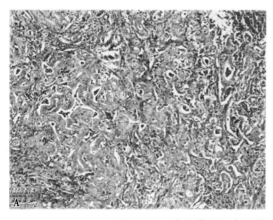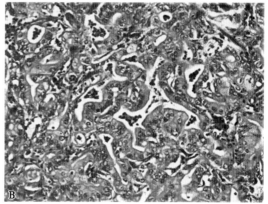

图 4-4-4 大胆管型肝内胆管癌病理组织切片扫描（HE 染色）
A. 放大倍数 ×100；
B. 放大倍数 ×200。

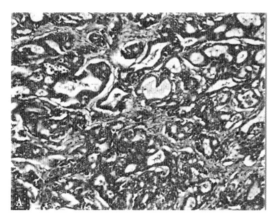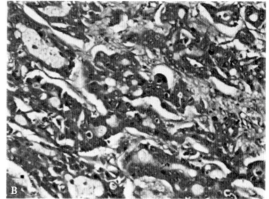

图 4-4-5 小胆管型肝内胆管癌病理组织切片扫描（HE 染色）
A. 放大倍数 ×100；
B. 放大倍数 ×200。

以胆管内或胆管周围浸润生长为主要类型的肝内胆管癌，更易发生肿瘤肝内外转移及淋巴结转移，肿瘤恶性进展较肿块型更快，导致肿瘤根治性切除率较低。此外，结石相关型肝内胆管癌具有相对更高的 *KRAS*、*HER2* 等基因信号通路异常发生率，可能是其具有更为恶性的生物学特性及治疗效果不佳的原因[16, 17]。

（二）肝内胆管癌的诊断要点

患者早期多无明显临床症状，一般有腹部不适、乏力、恶心、发热等。进展期患者可出现腹痛、体重下降、腹部包块、黄疸等症状。

影像学诊断是最有价值的临床诊断手段[18]。影像学检查提示肝脏恶性占位的患者，当无肝硬化背景、合并局段性胆管扩张、肿瘤突破肝包膜扩散和侵犯邻近器官等征象，提示肝内胆管细胞癌的可能性较大。

超声检查是影像学诊断首要的筛查手段，对明确肿瘤是否合并胆道结石、胆管扩张等具有诊断价值。应用超声造影剂能够提高诊断的准确性，超声造影显示高增强区域表明癌细胞密度增加，而低增强区域则表明存在纤维间质。因此，肝内胆管癌的影像学表现与癌细胞增殖程度和异质性相关，瘤体内不同的细胞分布对应形成差异化的造影剂对比增强模式[19]，这一现象有助于对肝内胆管癌和肝细胞肝癌作出鉴别诊断。从组织病理学上看，与富血供的肝细胞肝癌不同，胆管细胞癌多为乏血供、在彩色多普勒超声检查时表现为微弱的彩色信号。此外，出现局段性或肝叶的胆管扩张症状并排除胆管癌栓，也是肝内胆管癌与肝细胞肝癌鉴别的征象之一。

增强 CT 扫描可以提供如肿瘤位置、大小、单发或多发、是否合并胆管扩张和血管侵犯，以及有无腹腔淋巴结转移及远隔器官转移等有利的诊断信息。由于肝内胆管癌具有更多的纤维基质成分，因此，与原发性肝细胞肿瘤不同，前者通常在动脉和门静脉期相对于肝实质保持中央低衰减（有或无边缘增强），在延迟期增强最为显著，造影剂存留在肿瘤内形成典型的延迟强化表现[20]。CT 增强扫描可以清晰展现肿瘤与肝脏血管解剖结构关系，对手术方案的制订尤为重要。

磁共振成像具有优越的软组织对比度。信号强度根据肿瘤中的纤维、坏死及黏液性物质的数量不同而变化。T2 加权像见中央低信号影提示为病灶中央的纤维组织（中央瘢痕）。黏液性胆管癌在 T1 加权图像呈现极低信号而在 T2 加权图像呈现极高信号。磁共振弥散加权成像能提高胆管癌的 MRI 诊断灵敏度，对直径 <3cm 的肝内胆管癌和肝细胞肝癌能够作出有效区分[21, 22]。此外，磁共振弥散加权成像可以帮助区分胆管的良性及恶性狭窄，有助于导管周围浸润型的肝内胆管癌的诊断[23]。结合 MRCP 的无创式检查，磁共振成像能够了解胆管系统的全貌。

肝内胆管癌易发生腹腔淋巴结转移和肝外远隔器官转移，CT 和磁共振对淋巴结转移诊断的准确性有限，PET-CT 提高诊断的正确率，对术前肿瘤分期、治疗方案的选择具有意义[24]。

（三）肝内胆管癌的分期系统

依据 AJCC/UICC TNM 分期第 8 版[2]，进行分期：

1. 肿瘤分期（T 分期）　基于肿瘤数目、血管侵犯及肿瘤肝外直接侵犯等三个主要因素进行分期。

TX：原发肿瘤无法评估；T0：无原发肿瘤证据；Tis：原位癌（胆管腔内肿瘤）；T1a：肿瘤最大直径在 5cm 以内、且无血管侵犯；T1b：肿瘤最大直径超过 5cm、且无血管侵犯；T2：伴有肝内血管侵犯的单发肿瘤；合并或未合并血管侵犯的多发肿瘤；T3：肿瘤侵犯腹膜；T4：肿瘤自肝内直接侵犯至邻近肝外局部结构。

2. 淋巴分期（N 分期）　基于存在或无区域淋巴结转移进行分期。

源于左、右侧不同肝叶的胆管癌，两者的区域淋巴结的范围存在差异。肝右叶胆管癌区域淋巴结包括：肝门部（胆总管、肝动脉、门静脉、胆囊管）淋巴结，十二指肠周围淋巴结，胰周淋巴结；肝左叶胆管癌区域淋巴结：位于肝门部（胆总管、肝动脉、门静脉、胆囊管）淋巴结，肝 - 胃（韧带）内淋巴结。当发生腹腔干淋巴结转移，和 / 或腹主动脉旁和腔静脉旁淋巴结转移，归为远处转移 M1。

NX：区域淋巴结转移无法评估；N0：无区域淋巴结转移；N1：区域淋巴结转移阳性。

3. 远隔转移（M 分期）　基于肿瘤是否存在肝外远隔器官转移进行分期。M0：无远隔器官转移；M1：远处转移。

4. 结合 T、N 和 M 分期，AJCC/UICC 第 8 版分期系统将肝内胆管癌分为四期七等（表 4-4-1）。

表 4-4-1　AJCC/UICC 肝内胆管癌 TNM 分期（第 8 版)[2]

TNM 分期	肿瘤	淋巴结	远处转移
I 期	T1	N0	M0
I A 期	T1a	N0	M0
I B 期	T1b	N0	M0
II 期	T2	N0	M0
III A 期	T3	N0	M0
III B 期	T4	N0	M0
	T1～4	N1	M0
IV 期	T1～4	N1～2	M1

5. pTNM 病理学分期

（1）pT 分期与 T 分期对应。

（2）pN 分期与 N 分期对应：pN0，区域淋巴结阴性（切除组织淋巴结检查至少需达到 6 个以上淋巴结）；如果区域淋巴结检查阴性，但检查的淋巴结数目没有达到要求，仍可归类为 pN0 分期；pN1，区域淋巴结切除标本阳性。

（3）pM 分期：pM1，镜下证实有远处转移。

参 考 文 献

[1] BOSMAN F T, CARNEIRO F, HRUBAN R H, et al. WHO Classification of Tumours- Digestive System Tumours[M]. 4th ed. Lyon: International Agency for Research on Cancer, 2010: 217-224.

[2] JAMES D. BRIERLEY, MARY K, GOSPODAROWICZ, et al. UNION FOR INTERNATIONAL CANCER CONTROL（UICC）.TNM classification of malignant tumours[M]. 8th ed. New York: John Wiley & Sons, Ltd, 2017: 83-84.

[3] LIAU J Y, TSAI J H, YUAN R H, et al. Morphological subclassification of intrahepatic cholangiocarcinoma: etiological, clinicopathological, and molecular features[J]. Mod Pathol, 2014, 27（8）: 1163-1173.

[4] WU Z F, YANG N, LI D Y, et al. Characteristics of intrahepatic cholangiocarcinoma in patients with hepatitis B virus infection: clinicopathologic study of resected tumours[J]. J Viral Hepat, 2013, 20: 306-310.

[5] YU T H, YUAN R H, CHEN Y L, et al. Viral hepatitis is associated with intrahepatic cholangiocarcinoma with cholangiolar differentiation and N-cadherin expression[J]. Mod Pathol, 2011, 24: 810-819.

[6] BRAGAZZI M C, RIDOLA L, SAFARIKIA S, et al. New insights into cholangiocarcinoma: multiple stems and related cell lineages of origin[J]. Ann Gastroenterol, 2018, 31（1）: 42-55.

[7] CAI H, KONG W T, CHEN C B, et al. Cholelithiasis and the risk of intrahepatic cholangiocarcinoma: a meta-analysis of observational studies[J]. BMC Cancer, 2015, 15: 831.

[8] PRUEKSAPANICH P，PIYACHATURAWAT P，AUMPANSUB P，et al. Liver fluke-associated biliary tract cancer[J]. Gut Liver，2018，12（3）：236-245.

[9] JANG K T，HONG S M，LEE K T，et al. Intraductal papillary neoplasm of the bile duct associated with clonorchis sinensis infection[J]. Virchows Arch，2008，453：589-598.

[10] CHEN T C，NAKANUMA Y，ZEN Y，et al. Intraductal papillary neoplasia of the liver associated with hepatolithiasis[J]. Hepatology，2001，34：651-658.

[11] ZhANG L，CAI J Q，ZHAO J J，et al. Impact of hepatitis B virus infection on outcome following resection for intrahepatic cholangiocarcinoma[J]. J Surg Oncol，2010，101：233-238.

[12] ZHOU H B，WANG H，Li Y Q，et al. Hepatitis B virus infection：a favorable prognostic factor for intrahepatic cholangiocarcinoma after resection[J]. World J Gastroenterol，2011，17：1292-1303.

[13] WANG Q，LI J，LEI Z，et al. Prognosis of intrahepatic cholangiocarcinomas with HBV infection is better than those with hepatolithiasis after R0 liver resection：a propensity score matching analysis[J]. Ann Surg Oncol，2017，24（6）：1579-1587.

[14] YUAN L，LUO X，JIANG X Q，et al. Comparison of clinicopathological characteristics between cirrhotic and non-cirrhotic patients with intrahepatic cholangiocarcinoma：a large-scale retrospective study[J]. Mol Clin Oncol，2017，7（4）：615-622.

[15] KOMUTA M，GOVAERE O，VANDECAVEYE V，et al. Histological diversity in cholangiocellular carcinoma reflects the different cholangiocyte phenotypes[J]. Hepatology，2012，55（6）：1876-1888.

[16] ANDERSEN J B，SPEE B，BLECHACZ B R，et al. Genomic and genetic characterization of cholangiocarcinoma identifies therapeutic targets for tyrosine kinase inhibitors[J]. Gastroenterology，2012，142（4）：1021-1031.e15.

[17] WARDELL C P，FUJITA M，YAMADA T，et al. Genomic characterization of biliary tract cancers identifies driver genes and predisposing mutations[J]. J Hepatol，2018，68（5）：959-969.

[18] JOO I，LEE J M，YOON J H. Imaging diagnosis of intrahepatic and perihilar cholangiocarcinoma: recent advances and challenges[J]. Radiology，2018，288（1）：7-13.

[19] LIU G J，WANG W，LU M D，et al. Contrast-enhanced ultrasound for the characterization of hepatocellular carcinoma and intrahepatic cholangiocarcinoma[J]. Liver Cancer，2015，4（4）：241-252.

[20] HENNEDIGE T P，NEO W T，VENKATESH S K. Imaging of malignancies of the biliary tract-an update[J]. Cancer Imaging，2014，14：14.

[21] PARK H J，KIM Y K，PARK M J，et al. Small intrahepatic mass-forming cholangiocarcinoma：target sign on diffusion-weighted imaging for differentiation from hepatocellular carcinoma[J]. Abdom Imaging，2013，38（4）：793-801.

[22] FATTACH H E，DOHAN A，GUERRACHE Y，et al. Intrahepatic and hilar mass-forming cholangiocarcinoma：qualitative and quantitative evaluation with diffusion-weighted MR imaging[J]. Eur J Radiol，2015，84（8）：1444-1451.

[23] PARK H J，KIM S H，JANG K M，et al. The role of diffusion-weighted MR imaging for differentiating benign from malignant bile duct strictures[J]. Eur Radiol，2014，24（4）：947-958.

[24] FOWLER K J，SAAD N E，LINEHAN D. Imaging approach to hepatocellular carcinoma，cholangiocarcinoma，and metastatic colorectal cancer[J]. Surg Oncol Clin N Am，2015，24（1）：19-40.

二、肝内胆管癌治疗的焦点问题

肝内胆管癌的综合治疗包括肿瘤局部治疗(肿瘤切除、放疗、消融、局部灌注栓塞化疗)和系统治疗(全身化疗、肿瘤靶向治疗及免疫治疗),但对上述各种治疗有效性的评价,多项临床研究结果存在诸多矛盾之处,使得肝内胆管癌个体化治疗方案的指征原则和临床路径是当下临床仍未清晰的疑难问题。肝内胆管癌是高度异质性肿瘤,具有不同的发病机制和起源细胞[1],使得问题更趋于复杂,本章节将通过对肝内胆管癌临床治疗的相关研究进展作一梳理,并尝试聚焦肝内胆管癌个体化治疗策略未来研究的可行性方向进行初步探讨。

肝内胆管癌恶性程度高、易发生淋巴结及远隔部位转移,治疗复杂。需根据临床症状、肿瘤部位、影像学检查结果、病理特点、预后危险因素等综合考量。鉴于肝内胆管癌的临床治疗均需采取综合治疗方案,且根据病情、肿瘤情况实施的个体化治疗方案中采用的治疗手段不宜明确定义为主要治疗和辅助性治疗,因此本章节将肝内胆管癌的治疗分为肿瘤切除性治疗和肿瘤非切除性治疗,分别进行论述。

(一)肿瘤切除性治疗

1. 肿瘤合理化切缘的抉择 肿瘤根治性切除是肝内胆管癌预后的有利因素[2-4],但一些研究却表明 R0 切除并不能显著提高肝内胆管癌术后生存率[5-7]。2014 年的一项荟萃分析的研究结果表明,即使手术切缘已达到 R0,肝内胆管癌术后 5 年总生存率仍很少超过30%~35%,中位总体生存期仅为 28 个月左右[8]。

肝内胆管癌不同切缘宽度是否对预后有显著影响?对上海东方肝胆外科医院的一项367 例肝内胆管癌患者的手术切除资料分析表明,手术切缘(<1cm *vs* ≥1cm)与患者总生存期(overall survival,OS)无关[9]。而 2015 年的一项国际多中心研究报道,583 名接受肝内胆管癌肝切除术的患者,大范围肝切除的患者(83.5%)与局部肝切除的患者(16.5%)相比,更有可能在显微镜下呈阳性切缘;与≥1cm 无瘤切缘相比,5~9mm 无瘤切缘、1~4mm 无瘤切缘及切缘阳性与较短的无复发生存期(recurrence-free survival,RFS)呈线性正相关趋势[10],表明无瘤切缘宽度与预后存在相关性,无瘤切缘应≥1cm。2016 年的一项荟萃分析表明,R0 切缘超过 1cm 的肝内胆管癌人群预后优于切缘在 1cm 以内的肿瘤 R0 切除手术人群[11]。2017 年报道的一项国际 14 个中心对 1 142 例肝内胆管癌患者的手术资料分析显示,实施大范围肝切除与术后总生存期无关、并不会带来更好的生存预后,却会增加围手术期并发症的风险;不同肿瘤切缘宽度对患者预后存在显著影响,肝内胆管癌肿瘤切缘宽度应≥5mm[12]。

上述多项研究结果表明,由于肿瘤病理特点和生物学行为存在差异,对不同类型肝内胆管癌设计针对性的分类研究或对照研究,可能是解答手术合理化肿瘤切缘争议的关键。

2. 肝内胆管癌的肝移植治疗进展 既往的研究表明肝移植治疗胆管细胞性及混合性肝内胆管癌预后不良,术后 5 年生存率低(10%~18%)[13],肝内胆管癌并不建议作为肝移植的适应证[14-19]。

2011 年的一项单中心小样本临床研究显示,25 例局部进展期肝内胆管癌进行肝移植治疗,其中 9 例联合实施新辅助治疗方案:术前 7~12 天的短疗程立体定向放疗(总剂量40Gy),联合以氟尿嘧啶/卡培他滨、奥沙利铂或吉西他滨为基础的化疗方案;术后化疗。研究表明,联合新辅助治疗方案肝移植术后 5 年无复发生存率为 33%,肿瘤大小(≥5cm)并非预后不良的危险因素[20]。2014 年及 2016 年报道的回顾性研究发现，对定义为单一肿瘤、直径≤2cm、合并酒精性或病毒性肝硬化的早期肝内胆管癌，肝移植术后 5 年生存率分别达到 73% 和 65%[21, 22]，这样的术后生存率已接近肝细胞肝癌肝移植术后的 5 年生存率。

编者团队近些年亦尝试对进展期或复发性肝内胆管癌开展小样本肝移植临床探索性研究，采取术前对肝内肿瘤及肝十二指肠韧带淋巴结区域行大剂量、短疗程适形调强放疗、术后行个体化靶向治疗或化疗的精准治疗方案。研究发现，部分患者对治疗获得有效响应，肿瘤无进展生存期明显延长。

3. 联合淋巴结清扫术的临床意义

（1）肝内胆管癌的区域淋巴结清扫范围：肝脏的淋巴系统可分为浅系统和深系统[23, 24]。

肝淋巴循环浅系统包括 4 个途径：①肝左叶→贲门淋巴结→胃上和胃胰淋巴结→腹腔淋巴结；②肝右叶、尾状叶→肝门淋巴结→腹腔淋巴结；③肝右叶、左叶膈面→膈淋巴结→胸骨淋巴结、纵隔前后淋巴结；④肝右叶、左叶外侧→腰淋巴结。

肝淋巴循环深系统包括 2 个途径：①经肝静脉伴行淋巴管→膈淋巴结；②经门静脉伴行淋巴管→肝门淋巴结。

肝十二指肠韧带、心脏和膈肌通路是肝内胆管癌三种主要的淋巴传播途径[25]，但根据肿瘤病理生物学行为及生长位置的不同，淋巴结转移特点及路径可能存在较大差异，例如肝左叶肿瘤较肝右叶内肿瘤更易发生胃小弯侧及胰腺周缘淋巴结转移。因此，不同类型、不同生长部位的肝内胆管癌区域淋巴结的确切范围尚需要更深入的研究[26, 27]。

（2）常规实施淋巴结清扫术的必要性：肿瘤发生淋巴结转移与肝内胆管癌预后密切相关已在众多研究中得以证实[9, 28-31]，但对于实施淋巴结清扫术的价值却存在争议。目前的研究结果表明，包括 CT、MRI[32-35] 及 PET-CT[36-38] 的影像学检查仍未能显著提高肝内胆管癌术前淋巴结转移的诊断准确性。有研究发现，当肝内胆管癌发生区域淋巴结转移时，联合淋巴结清扫甚或扩大淋巴结清扫范围亦未使预后获益[39, 40]；而当肝内胆管癌无淋巴结转移时，常规实施淋巴结清扫的价值依据不足，对术前影像学检查未提示淋巴结肿大的患者实施预防性区域淋巴结清扫术，亦未显示出患者获益[41]，且还可能增加围手术期并发症的风险。

多项研究表明，乙肝相关型肝内胆管癌具有较低的淋巴结转移率[42, 43]，肿块型肝内胆管癌切除术后初期复发时发生淋巴结转移的风险较低[44]，而结石相关型肝内胆管癌发生淋巴结转移的风险相对高于病毒性肝炎相关型肝内胆管癌[42, 45]。Miwa 等将淋巴结清扫的适应证限定于非肿块型和位于肝脏周边区域、直径大于 4.5cm 的肿瘤[46]。Marubashi 等则提出，对于直径小于 5cm 的单发病灶和肝内周围型肝内胆管癌患者，可不实施系统性淋巴结清扫[47]。

虽然问题的答案尚未清晰，但根据文献研究结果我们可以明确，起源于肝内大胆管的肝内胆管癌往往表现为胆管周围浸润型或导管内生长型的病理类型特点，更易发生淋巴结转移，预后极差。这表明大胆管型肝内胆管癌易发生淋巴结转移可能是疾病全身进展迅速、病情恶化趋势状态严重的表现，外科手术作为一种肿瘤局部治疗的手段对逆转、延缓病情发展的价值有限，需要联合化疗等辅助治疗以控制疾病的整体状况。因此，对大胆管型肝内胆管癌采取肝内肿瘤根治性切除 + 区域淋巴结清扫、联合化疗的系统性治疗策略可能更为有利。基于肿瘤较高的恶性生物学特点，区域淋巴结清扫宜局限在肝十二指肠韧带、肝下下腔静脉旁及胃小弯侧的范围，追求更大范围的淋巴结清扫区域可能并不会给患者带来更多的预后获益。而对于肿瘤多起源于病毒性肝炎相关型的肿块型肝内胆管癌，其预后较好、肿瘤恶性程度较低，发生淋巴结转移的概率较低，这类肿块型肝内胆管癌的病理生物学特点可能与肝细胞肝癌相近，发生淋巴结转移可能更多是肿瘤局部进展的体现，此时根据肝十二指肠韧带淋巴结活检结果，再决定是否联合实施区域淋巴结清扫术，可能是未来有意义的临床研究方向。虽然编者团队已经在部分患者的治疗中观察到这一方案的价值，但小样本临床实践的循证医学证据尚不充分，还需要借助前瞻性临床研究给出清晰的答案。

（二）肿瘤非切除性治疗

肿瘤局部进展继发的肝衰竭是肝内胆管癌患者死亡的主要原因，相对手术切除或放疗，全身化疗方案有更高的加重患者肝衰竭的风险[8]，因此辅助治疗同样需要在权衡患者整体情况下结合肿瘤发病机制、病理生物学特点制订个体化治疗策略。

1. **经肝动脉灌注化疗和灌注栓塞化疗的价值** 长久以来，临床传统观念认为肝内胆管癌属于乏血供肿瘤，并非灌注栓塞化疗治疗的良好适应证，虽然亦有肯定灌注栓塞化疗治疗肝内胆管癌价值的研究报道，但目前大多数研究均是回顾性研究或单中心的报道，且采用评估实体瘤治疗效果的改良 RECIST 标准及 EASL 标准来评估肝脏肿瘤的灌注栓塞化疗的治疗研究均存在局限性[48,49]，使得 TACE 治疗肝内胆管癌或肝内胆管癌术后辅助应用 TACE 的价值答案仍未清晰。

对于肝内胆管癌切除术后 TACE 是否具有辅助治疗的价值，上海东方肝胆外科医院和复旦大学附属中山医院有两项均采用氟尿嘧啶、表柔比星和羟喜树碱及碘化油方案的回顾性研究。上海东方肝胆外科医院研究表明，对预后不良（列线图高分值）肝内胆管癌的患者肝切除后辅助性 TACE 可能会获益[50]。复旦大学附属中山医院的研究发现，肝切除术后辅助 TACE 能够延长 TNM Ⅱ期、Ⅲ期和Ⅳ期（AJCC/UICC TNM 分期第 7 版）肝内胆管癌的生存期，但对于 TNM Ⅰ期 R0 切除患者术后辅助 TACE 不仅未能延长生存期反而会促进肿瘤复发。作者推测此现象可能与 TACE 导致病灶缺氧、诱导局部血管生成因子、促进肿瘤复发转移等机制有关[51]。

Kuhlmann 等通过 3 个独立的前瞻性研究，对丝裂霉素灌注栓塞化疗、伊立替康洗脱珠灌注栓塞化疗的可行性、安全性和有效性进行了研究，并与奥沙利铂和吉西他滨的全身系统化疗疗效进行了回顾性比较。研究表明对肝功能正常的肝内胆管癌应用伊立替康洗脱珠灌注栓塞化疗的局部肿瘤控制和预后优于丝裂霉素 TACE，与奥沙利铂和吉西他滨的系统性化疗疗效相似[52]，但这项研究报道中并未对病例的肿瘤部位、血供情况、病理类型、合并病毒性肝炎或结石等情况进行亚层分析。如果依照上述情况进行分类研究，是否会有更有临床价值的信息得以展现，可能是肝内胆管癌个体化经肝动脉灌注化疗或灌注栓塞化疗治疗方案的一个探索方向。

2. **肿瘤消融术的治疗进展** 已有研究表明，对远离肝门部及大胆管区域、小于 3～4cm 的肝内胆管癌孤立肿瘤实施射频和微波消融，能够延长患者的生存期，是有效可行的肿瘤局部治疗方案[53-55]，这提示对位于肝脏周边部位的肿块型或小胆管型肝内胆管癌，肿瘤消融术的适应证和治疗方法可参照肝细胞肝癌消融术的方案执行。但对于大胆管型肝内胆管癌，应警惕射频和微波消融治疗效果有限但存在较高胆管损伤、胆汁瘤等并发症的风险，需审慎采用。新近临床应用的不可逆电穿孔消融术，能够击穿肿瘤细胞膜，形成纳米级孔道导致细胞凋亡，消融肿瘤组织不依赖于物理性热损伤，使治疗邻近的重要胆管或血管的肝肿瘤安全性得以提高[56]，可能会给肝内胆管癌消融术开辟新的方向。

3. 放射治疗的进展　肝内胆管癌的立体定向外放射治疗存在放射剂量与治疗反应正相关效应[57]，既往临床研究表明，全肝暴露于 40Gy 以上的辐射剂量诱发肝衰竭的风险增大，限制了外照射在大型肝肿瘤（>7cm）的治疗应用[58]。

美国德州大学 MD 安德森癌症中心（UT MD Anderson Cancer Center）在改进大型肝肿瘤患者的外照射剂量分割、图像适形规划、呼吸同步组织聚焦、CT 引导、器官保护等体系方案后[59]，对无法手术切除的肝内胆管癌开展外照射（光子或质子放疗）剂量递增的临床研究表明，通过提高外照射剂量、放疗前后联合系统性化疗，能够改善肿瘤局部控制率和总体预后。相对于手术切除，采用 80.5Gy 以上剂量对较大体积（2.2~17cm、中位大小 7.9cm）肝内胆管癌的转移淋巴结和肿瘤及其周缘区域的个体化外照射，似乎能够带来更好的预后，且并未显著增加放疗后肝衰竭的风险[57]。

编者团队在对邻近肝门部、门静脉或下腔静脉，或侵犯膈肌、胃壁的肝内胆管癌进行肿瘤及转移淋巴结进行适形外照射放疗的有限经验也表明，部分患者肿瘤得到局部控制，有病例放疗后达到了肿瘤降期并实施了肿瘤切除术（图 4-4-6）。

钇 -90（^{90}Y）微球在肝内胆管癌的内放射治疗中显示出价值[60, 61]，但其个体化应用剂量和治疗有效性的评测标准是研究的重点[62]。在对直肠癌、肺癌等进行放疗的研究发现，KRAS 突变型肿瘤比野生型的放疗效果不良，这一发现提示 KRAS 基因突变可能是肿瘤耐受放射治疗的影响因素[63]。因此，依据胆道恶性肿瘤的 KRAS 基因突变的情况进行个体化放疗可能是一研究方向。

4. 系统性治疗的进展　与肝细胞肝癌研究结果相似，上海东方肝胆外科医院和福建医科大学孟超肝胆医院的研究报道表明，乙肝相关型肝内胆管癌切除术前进行抗病毒治疗，能够显著降低术后肿瘤复发的风险[64]，表明病毒复制活跃是病毒性肝炎相关型肝内胆管癌术后复发和肝细胞肝癌共同的高风险因素，可采取类似的抗复发治疗策略。

氟尿嘧啶、吉西他滨或奥沙利铂是多个指南或共识推荐的肝内胆管癌基础全身化疗方案，但其改善患者预后的价值并未得到荟萃分析结果的支持，且与化疗患者发生肝衰竭存在相关性[8]。

Ercolani 等报道的 72 例接受肿瘤切除的肝内胆管癌患者中，有 25 例（35%）接受了基于吉西他滨的单药（18 例）、多药联合（5 例）化疗或联合放疗（2 例）的辅助性治疗方案。术后肿瘤复发的部位多位于肝内（64%）。单因素分析显示辅助性化疗对患者生存有益（化疗组与未化疗组患者 5 年总生存率分别为 65% 和 40%）。但在多因素分析中，辅助化疗未显示给患者带来更好的生存获益[65]。

2016 年美国纪念斯隆·凯特琳癌症中心（Memorial Sloan Kettering Cancer Center）发表的回顾性研究报道，对无法切除肿瘤的肝内胆管癌实施经肝动脉灌注化疗（经肝动脉药物泵连续灌注氟尿嘧啶或联合丝裂霉素 C）联合全身化疗（吉西他滨联合铂类等其他药物一线方案；氟尿嘧啶二线方案）方案预后优于仅实施全身化疗方案组（30.8 个月 vs 18.4 个月）；对合并肝门区域淋巴结转移的患者，联合化疗组仍体现出生存优势（29.6 个月 vs 15.9 个月）；8 名患者在接受联合化疗后肿瘤实现降期、实施了肿瘤根治性切除，中位总生存期达到 37 个月（10.4~92.3 个月）[66]。

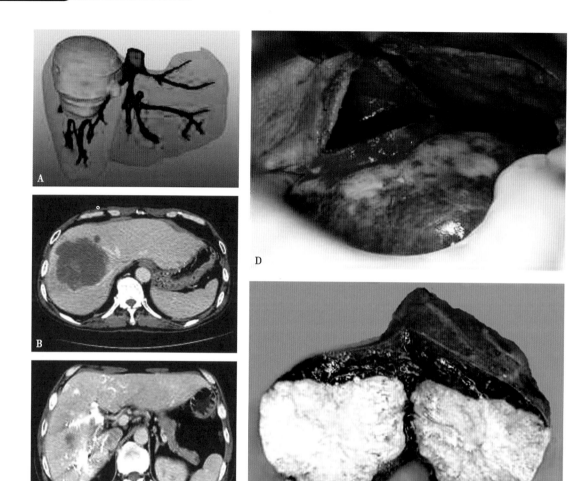

图 4-4-6 肝内胆管癌计划性肝切除(PVE + 外照射放疗 + 手术)方案

A. 乙肝病毒相关型肝内胆管癌,肝脏及肿瘤 3D 重建,右肝肿瘤伴子灶;

B. 肝脏及肿瘤 CT(门静脉期);

C. 门静脉右前支、右后支栓塞(PVE)后 CT(门静脉期);

D. PVE 术后 30 天、外放疗后 25 天实施手术方案,术中探查见右肝肿瘤侵犯膈肌,完成扩大右半肝切除联合膈肌部分切除术;

E. 肝肿瘤剖检,见放疗后瘤体广泛变性坏死。

据 BILCAP Ⅲ期随机对照临床研究数据,447 例胆道肿瘤受试者中包括 84 例肝内胆管癌手术患者(均为 R0 或 R1 切除;是否联合淋巴结清扫未作为强制入选或排除标准),统计分析表明术后卡培他滨辅助化疗对改善肝内胆管癌 R0 及 R1 切除患者预后有积极意义[67]。

肝内胆管癌是高度异质性肿瘤,虽然针对 *KRAS*、*BRAF*、*IDH1/2* 靶基因位点是相关药物研发的热点[68, 69],但上述各靶基因在肝内胆管癌患者中的阳性检出率仍较低,对于肝内胆管癌的靶向治疗仍需要更深入的研究。上海东方肝胆外科医院对 731 例肝内胆管癌的病理研究发现,结石相关型肝内胆管癌和乙肝病毒相关型肝内胆管癌的人表皮生长因子受体

2（*HER2*）基因异常表达比例分别为 21.8% 和 11.4%，而黏液蛋白核心肽（*MUC1*）的异常表达在两组分别为 57.5% 和 63.8%[45]，提示肝内胆管癌不同发生机制可能因癌基因变异情况存在差异，更增添了靶向药物筛选及研发的复杂性，寻求有效的个体化靶向治疗方案仍有待突破。

以免疫检查点抑制剂为代表的肿瘤免疫治疗正在成为肿瘤治疗的新的方向。研究表明，PD-1/PD-L1 抑制剂单药的治疗肿瘤总体有效率约为 20%~30%，以 PD-1/PD-L1 抑制剂为核心的联合治疗方案在多种肿瘤临床治疗中体现出更好的疗效。编者的临床探索性治疗表明，对肝内多发病灶合并区域淋巴结转移的病毒性肝炎相关型肝内胆管癌，给予免疫检查点抑制剂（PD-1 抑制剂）联合靶向治疗（仑伐替尼）的治疗方案取得了较好的效果，肿瘤病灶范围缩小甚至被灭活，肿瘤无进展生存期显著延长，此外有部分患者达到肿瘤降期后接受了肿瘤切除治疗（图 4-4-7）。

（三）肝内胆管癌个体化治疗策略的初步思考与实践

梳理目前肝内胆管癌相关研究的进展可以发现，肝内胆管癌"合理的切缘距离、淋巴结清扫的必要性、辅助治疗的价值"等诸多问题的答案尚不清晰。临床医学究其本质是一门实践科学，需要在不断的实践和总结中获得答案、调整前进方向。结合相关临床研究的进展，AJCC/UICC、NCCN 等多个胆管癌治疗指南或专家共识，以及编者团队多年来的实践体会，编者尝试依照以下原则制订、实施肝内胆管癌个体化治疗方案：

1. 肿瘤起源于末梢胆管分支、位于肝内外周部位的肿块型肝内胆管癌，或病毒性肝炎相关型肿块型肝内胆管癌

（1）力求以实现肿瘤切缘≥1cm 的局部性肝切除术为首要目标。当术前评估肿瘤局部性肝切除术切缘无法保证≥1cm 时，应考虑扩大肝切除范围的可行性。如术前评估实施大范围肝切除术后肝衰竭风险较高，或扩大半肝切除仍无法确保肿瘤切缘≥1cm 者，可根据肿瘤生长部位、大小、病灶数目、病灶周缘情况，个体化采取 PVE、TAE、消融、放疗、系统化疗、靶向治疗、免疫治疗等治疗策略，如肿瘤降期后再次评估手术切除治疗的可行性。因患者合并肝硬化较重、无法直接行肝肿瘤切除术者，或因肿瘤邻近肝静脉根部等导致常规手术难以实现 R0 切除者，新辅助治疗联合肝移植治疗的可行性亦值得探索。

（2）是否行淋巴结清扫术，可根据术前影像学结合术中探查、病理活检决定。

（3）如患者合并病毒性肝炎，术后应长期规律抗病毒治疗。术前乙肝肝炎病毒复制活跃者，术前即应给予三代核苷类药物快速抗病毒治疗，时间宜持续 1 周以上。

2. 肿瘤位于邻近围肝门部区域大胆管的胆管周围浸润型或导管内生长型肝内胆管癌

（1）肿瘤切除以肝段、半肝或肝三叶规则性切除为首要选择，切缘务必保证 R0 切除。

（2）强调限于肝十二指肠韧带、肝下下腔静脉旁、胃小弯等区域的淋巴结清扫，不宜一味扩大淋巴结清扫范围。

（3）无法行肝肿瘤根治性切除术者，根据肿瘤生长部位、大小、血供情况、病灶数目、病灶周缘情况，采取放疗、不可逆电穿孔消融、TAE、系统化疗、靶向治疗、免疫治疗等个体化治疗策略，如肿瘤达到降期可采取手术根治性切除治疗；对于肿瘤突出肝包膜侵犯至膈肌等周围组织的肝内胆管癌，肿瘤姑息性减瘤切除术后辅助性腹腔热灌注化疗可能是有益的探索方向（图 4-4-8）。

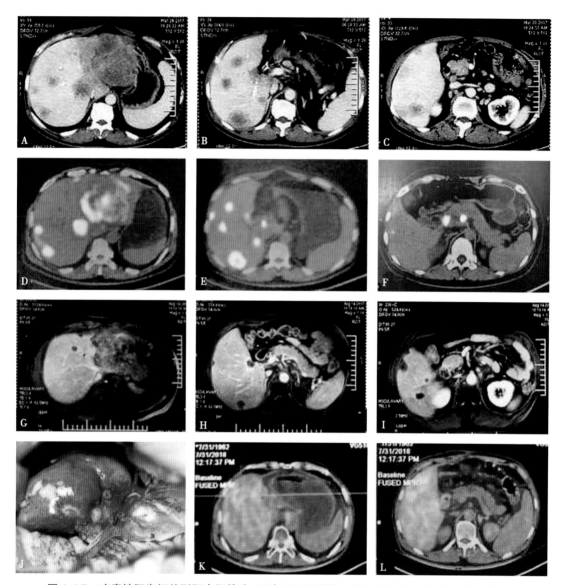

图 4-4-7　病毒性肝炎相关型肝内胆管癌，两次 TACE 联合系统化疗治疗无效、肿瘤持续进展；实施免疫治疗 + 靶向治疗 + 肝肿瘤切除方案

A、B、C. CT 显示肝左叶、肝右叶多发肿瘤病灶、胰头后淋巴结转移；

D、E、F. PET-CT 显示肝多发病灶及胰头后淋巴结 FDG 异常摄取；

G、H、I. 给予"PD-1 抑制剂联合仑伐替尼"治疗至 3 个疗程（9 周）复查 MRI，肝右叶多发肿瘤病灶缩小、坏死，肝左叶肿瘤缩小；

J. 继续 PD-1 抑制剂联合仑伐替尼治疗方案至 11 个月后，复查 MRI 发现门静脉左支矢状部癌栓，即行"左半肝切除、右肝多发肿瘤切除术（术中探查见肝脏多发肿瘤境界清晰）"；

K、L. 肝多发肿瘤切除术后 2 个月复查 PET-CT，肝切缘 FDG 无异常摄取；腹腔干周围肿大淋巴结 FDG 无异常摄取；肝内未切除小病灶较术前无体积增大；未出现肝内新发肿瘤病灶及远隔器官转移病灶。

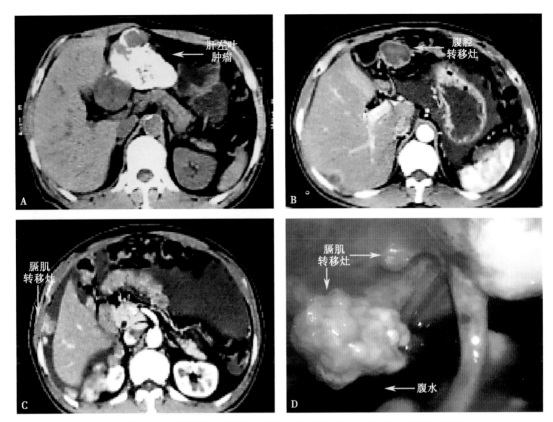

图 4-4-8 肝左外叶胆管癌术后腹腔复发转移，再次手术切除联合腹腔热灌注化疗

A. 肝左外叶胆管细胞癌，行 TAE 治疗，第一次手术前 CT；

B、C. 行左半肝切除＋胆囊切除＋肝十二指肠韧带淋巴结清扫术后 5 个月，复查 CT 提示小网膜囊转移灶、膈肌转移灶，腹腔大量腹水；

D. 再次手术探查见膈肌转移灶、腹水。

采取上述治疗策略原则的可行性及合理性，有待于更为深入的临床研究及循证医学证据予以解答。

参 考 文 献

[1] BRAGAZZI M C，RIDOLA L，SAFARIKIA S，et al. New insights into cholangiocarcinoma：multiple stems and related cell lineages of origin[J]. Ann Gastroenterol，2018，31（1）：42-55.

[2] DEOLIVEIRA M L，CUNNINGHAM S C，CAMERON J L，et al. Cholangiocarcinoma：thirty-one-year experience with 564 patients at a single institution[J]. Ann Surg，2007，245（5）：755-762.

[3] PAIK K Y，JUNG J C，HEO J S，et al. What prognostic factors are important for resected intrahepatic cholangiocarcinoma？[J]. J Gastroenterol Hepatol，2008，23（5）：766-770.

[4] FARGES O，FUKS D，LE TREUT Y P，et al. AJCC 7th edition of TNM staging accurately discriminates outcomes of patients with resectable intrahepatic cholangiocarcinoma：by the AFC-IHCC-2009 study group[J]. Cancer，2011，117（10）：2170-2177.

[5] ChOU F F, SHEEN-CHEN S M, CHEN Y S, et al. Surgical treatment of cholangiocarcinoma[J]. Hepatogastroenterology, 1997, 44(15): 760-765.

[6] ENDO I, GONEN M, YOPP A C, et al. Intrahepatic cholangiocarcinoma: rising frequency, improved survival, and determinants of outcome after resection[J]. Ann Surg, 2008, 248(1): 84-96.

[7] TAMANDL D, HERBERGER B, GRUENBERGER B, et al. Influence of hepatic resection margin on recurrence and survival in intrahepatic cholangiocarcinoma[J]. Ann Surg Oncol, 2008, 15(10): 2787-2794.

[8] MAVROS M N, ECONOMOPOULOS K P, ALEXIOU V G, et al. Treatment and prognosis for patients with intrahepatic cholangiocarcinoma: systematic review and meta-analysis[J]. JAMA Surg, 2014, 149(6): 565-574.

[9] WANG Y, LI J, SHEN F, et al. Prognostic nomogram for intrahepatic cholangiocarcinoma after partial hepatectomy[J]. J Clin Oncol, 2013, 31(9): 1188-1195.

[10] SPOLVERATO G, YAKOOB MY, KIM Y, et al. The impact of surgical margin status on long-term outcome after resection for intrahepatic cholangiocarcinoma[J]. Ann Surg Oncol, 2015, 22(12): 4020-4028.

[11] TANG H, LU W, LI B, et al. Influence of surgical margins on overall survival after resection of intrahepatic cholangiocarcinoma: a meta-analysis[J]. Medicine(Baltimore), 2016, 95(35): e4621.

[12] ZhANG X F, BAGANTE F, CHAKEDIS J, et al. Perioperative and long-term outcome for intrahepatic cholangiocarcinoma: impact of major versus minor hepatectomy[J]. J Gastrointest Surg, 2017, 21(11): 1841-1850.

[13] SAPISOCHIN G, ECHEVERRI J, CHARCO R, et al. Liver transplantation for cholangiocarcinoma: current status and new insights[J]. World J Hepatol, 2015, 7(22): 2396-2403.

[14] MEYER C G, PENN I, JAMES L. Liver transplantation for cholangiocarcinoma: results in 207 patients[J]. Transplantation, 2000, 69(8): 163-1637.

[15] WEIMANN A, VARNHOLT H, SCHLITT H J, et al. Retrospective analysis of prognostic factors after liver resection and transplantation for cholangiocellular carcinoma[J]. Br J Surg, 2000, 87(9): 1182-1187.

[16] ROBLES R, FIGUERAS J, PARRILLA P, et al. Spanish experience in liver transplantation for hilar and peripheral cholangiocarcinoma[J]. Ann Surg, 2004, 239(2): 265-271.

[17] GHALI P, MAROTTA P J, YOSHIDA E M, et al. Liver transplantation for incidental cholangiocarcinoma: analysis of the Canadian experience[J]. Liver Transpl, 2005, 11(11): 1412-1416.

[18] GROESCHL RT, TURAGA K K, GAMBLIN T C. Transplantation versus resection for patients with combined hepatocellular carcinoma-cholangiocarcinoma[J]. J Surg Oncol, 2013, 107(6): 608-612.

[19] DEOLIVEIRA M L. Liver transplantation for cholangiocarcinoma: current best practice[J]. Curr Opin Organ Transplant, 2014, 19(3): 245-252.

[20] HONG J C, JONES C M, DUFFY J P, et al. Comparative analysis of resection and liver transplantation for intrahepatic and hilar cholangiocarcinoma: a 24-year experience in a single center[J]. Arch Surg, 2011, 146(6): 683-689.

[21] SAPISOCHIN G, GASTACA M, BRUIX J, et al. "Very early" intrahepatic cholangiocarcinoma

in cirrhotic patients: should liver transplantation be reconsidered in these patients[J]. Am J Transplant, 2014, 14(3): 660-667.

[22] SAPISOCHIN G, FACCIUTO M, RUBBIA-BRANDT L, et al. Liver transplantation for "very early" intrahepatic cholangiocarcinoma: international retrospective study supporting a prospective assessment[J]. Hepatology, 2016, 64(4): 1178-1188.

[23] TRUTMANN M, SASSE D. The lymphatics of the liver[J]. Anat Embryol(Berl), 1994, 190: 201-209.

[24] OHTANI O, OHTANI Y. Lymph circulation in the liver[J]. Anat Rec(Hoboken), 2008, 291: 643-652.

[25] TSUJI T, HIRAOKA T, KANEMITSU K, et al. Lymphatic spreading pattern of intrahepatic cholangiocarcinoma[J]. Surgery, 2001, 129: 401-407.

[26] SHIMADA M, YAMASHITA Y, AISHIMA S, et al. Value of lymph node dissection during resection of intrahepatic cholangiocarcinoma[J]. Br J Cancer, 2001, 88: 1463-1466.

[27] UENISHI T, KUBO S, YAMAZAKI O, et al. Indications for surgical treatment of intrahepatic cholangiocarcinoma with lymph node metastases[J]. J Hepatobiliary Pancreat Surg, 2008, 15(4): 417-422.

[28] RIBERO D, PINNA A D, GUGLIELMI A, et al. Surgical approach for long-term survival of patients with intrahepatic cholangiocarcinoma: a multi-institutional analysis of 434 patients[J]. Arch Surg, 2012, 147(12): 1107-1113.

[29] FARGES O, FUKS D, BOLESLAWSKI E, et al. Influence of surgical margins on outcome in patients with intrahepatic cholangiocarcinoma: a multicenter study by the AFC-IHCC-2009 study group[J]. Ann Surg, 2011, 254(5): 824-830.

[30] dE JONG M C, NATHAN H, SOTIROPOULOS G C, et al. Intrahepatic cholangiocarcinoma: an international multi-institutional analysis of prognostic factors and lymph node assessment[J]. J Clin Oncol, 2011, 29(23): 3140-3145.

[31] JIANG W, ZENG Z C, TANG Z Y, et al. A prognostic scoring system based on clinical features of intrahepatic cholangiocarcinoma: the Fudan score[J]. Ann Oncol, 2011, 22(7): 1644-1652.

[32] NOJI T, KONDO S, HIRANO S, et al. CT evaluation of paraaortic lymph node metastasis in patients with biliary cancer[J]. J Gastroenterol, 2005, 40(7): 739-743.

[33] PARK M S, LEE D K, KIM M J, et al. Preoperative staging accuracy of multidetector row computed tomography for extrahepatic bile duct carcinoma[J]. J Comput Assist Tomogr, 2006, 30(3): 362-367.

[34] GROBMYER S R, WANG L, GONEN M, et al. Perihepatic lymph node assessment in patients undergoing partial hepatectomy for malignancy[J]. Ann Surg, 2006, 244: 260-264.

[35] VILGRAIN V. Staging cholangiocarcinoma by imaging studies[J]. HPB(Oxford), 2008, 10: 106-109.

[36] SEO S, HATANO E, HIGASHI T, et al. Fluorine-18 fluorodeoxyglucose positron emission tomography predicts lymph node metastasis, P-glycoprotein expression, and recurrence after resection in mass-forming intrahepatic cholangiocarcinoma[J]. Surgery, 2008, 143: 769-777.

[37] LEE S W, KIM H J, PARK J H, et al. Clinical usefulness of 18F-FDG PET-CT for patients with gallbladder cancer and cholangiocarcinoma[J]. J Gastroenterol, 2010, 45: 560-566.

[38] PARK T G, YU Y D, PARK B J, et al. Implication of lymph node metastasis detected on

18F-FDG PET/CT for surgical planning in patients with peripheral intrahepatic cholangiocarcinoma[J]. Clin Nucl Med, 2014, 39(1): 1-7.

[39] YAMAMOTO M, TAKASAKI K, YOSHIKAWA T. Lymph node metastasis in intrahepatic cholangiocarcinoma[J]. Jpn J Clin Oncol, 1999, 29: 147-150.

[40] LI D Y, ZHANG H B, YANG N, et al. Routine lymph node dissection may be not suitable for all intrahepatic cholangiocarcinoma patients: results of a monocentric series[J]. World J Gastroenterol, 2013, 19(47): 9084-9091.

[41] KIM D H, CHOI D W, CHOI S H, et al. Is there a role for systematic hepatic pedicle lymphadenectomy in intrahepatic cholangiocarcinoma? A review of 17 years of experience in a tertiary institution[J]. Surgery, 2015, 157(4): 666-675.

[42] YUAN L, LUO X, JIANG X Q, et al. Comparison of clinicopathological characteristics between cirrhotic and non-cirrhotic patients with intrahepatic cholangiocarcinoma: A large-scale retrospective study[J]. Mol Clin Oncol, 2017, 7(4): 615-622.

[43] ZhOU H B, WANG H, HU H P, et al. Hepatitis B virus infection: a favorable prognostic factor for intrahepatic cholangiocarcinoma after resection[J]. World J Gastroenterol, 2011, 17(10): 1292-1303.

[44] IIDA H, KAIBORI M, TANAKA S, et al. Low incidence of lymph node metastasis after resection of hepatitis virus-related intrahepatic cholangiocarcinoma[J]. World J Surg, 2017, 41(4): 1082-1088.

[45] WANG Q, LI J, SHEN F, et al. Prognosis of intrahepatic cholangiocarcinomas with HBV infection is better than those with hepatolithiasis after R0 liver resection: a propensity score matching analysis[J]. Ann Surg Oncol, 2017, 24(6): 1579-1587.

[46] MIWA S, MIYAGAWA S, KOBAYASHI A, et al. Predictive factors for intrahepatic cholangiocarcinoma recurrence in the liver following surgery[J]. J Gastroenterol, 2006, 41(9): 893-900.

[47] MARUBASHI S, GOTOH K, TAKAHASHI H, et al. Prediction of the postoperative prognosis of intrahepatic cholangiocarcinoma(ICC): importance of preoperatively- determined anatomic invasion level and number of tumors[J]. Dig Dis Sci, 2014, 59: 201-213.

[48] FORNER A, AYUSO C, VARELA M, et al. Evaluation of tumor response after locoregional therapies in hepatocellular carcinoma: are response evaluation criteria in solid tumors reliable?[J]. Cancer, 2009, 115(3): 616-623.

[49] HALAPPA V G, BONEKAMP S, CORONA-VILLALOBOS C P, et al. Intrahepatic cholangiocarcinoma treated with local-regional therapy: quantitative volumetric apparent diffusion coefficient maps for assessment of tumor response[J]. Radiology, 2012, 264: 285-294.

[50] LI J, WANG Q, SHEN F, et al. Adjuvant transarterial chemoembolization following liver resection for intrahepatic cholangiocarcinoma based on survival risk stratification[J]. Oncologist, 2015, 20(6): 640-647.

[51] LI T, QIN L X, ZHOU J, et al. Staging, prognostic factors and adjuvant therapy of intrahepatic cholangiocarcinoma after curative resection[J]. Liver Int, 2014, 34(6): 953-960.

[52] KUHLMANN J B, EURINGER W, SPANGENBERG H C, et al. Treatment of unresectable cholangiocarcinoma: conventional transarterial chemoembolization compared with drug eluting bead-transarterial chemoembolization and systemic chemotherapy[J]. Eur J Gastroenterol Hepatol, 2012, 24: 437-443.

[53] ZGODZINSKI W, ESPAT N J. Radiofrequency ablation for incidentally identified primary intra-hepatic cholangiocarcinoma. World J Gastroenterol.2005, 11: 5239-5240.

[54] KIM J H, WON H J, SHIN Y M, et al. Radiofrequency ablation for the treatment of primary intrahepatic cholangiocarcinoma[J]. AJR Am J Roentgenol, 2011, 196: 205-209.

[55] HAN K, KO H K, KIM K W, et al. Radiofrequency ablation in the treatment of unresectable intrahepatic cholangiocarcinoma: systematic review and meta-analysis[J]. J Vasc Interv Radiol, 2015, 26 (7): 943-948.

[56] SILK M T, WIMMER T, LEE K S, et al. Percutaneous ablation of peribiliary tumors with irre-versible electroporation[J]. J Vasc Interv Radiol, 2014, 25 (1): 112-118.

[57] TAO R, KRISHNAN S, BHOSALE P R, et al. Ablative radiotherapy doses lead to a substantial prolongation of survival in patients with inoperable intrahepatic cholangiocarcinoma: a retro-spective dose response analysis[J]. J Clin Oncol, 2016, 34: 219-226.

[58] DAWSON L A, NORMOLLE D, BALTER J M, et al. Analysis of radiation-induced liver disease using the Lyman NTCP model[J]. Int J Radiat Oncol Biol Phys, 2002, 53 (4): 810-821.

[59] CRANE C H, KOAY E J. Solutions that enable ablative radiotherapy for large liver tumors: frac-tionated dose painting, simultaneous integrated protection, motion management, and computed tomography image guidance[J]. Cancer, 2016, 122: 1974-1986.

[60] SWINBURNE N C, BIEDERMAN D M, BESA C, et al. Radioembolization for unresectable intrahepatic cholangiocarcinoma: review of safety, response evaluation criteria in solid tumors 1.1 imaging response and survival[J]. Cancer Biother Radiopharm, 2017, 32 (5): 161-168.

[61] MOSCONI C, GRAMENZI A, ASCANIO S, et al. Yttrium-90 radioembolization for unresect-able/recurrent intrahepatic cholangiocarcinoma: a survival, efficacy and safety study[J]. Br J Cancer, 2016, 115 (3): 297-302.

[62] Kim Y C, Kim Y H, Um S H, et al. Usefulness of bremsstrahlung images after intra-arterial Y-90 resin microphere radioembolization for hepatic tumors[J]. Nucl Med Mol Imaging, 2011, 45 (1): 59-67.

[63] WANG M, HAN J, MARCAR L, et al. Radiation resistance in KRAS-mutated lung cancer is enabled by stem-like properties mediated by an osteopontin-EGFR pathway[J]. Cancer Res, 2017, 77 (8): 2018-2028.

[64] LEI Z, XIA Y, SHEN F, et al. Antiviral therapy improves survival in patients with HBV infec-tion and intrahepatic cholangiocarcinoma undergoing liver resection[J]. J Hepatol, 2018, 68 (4): 655-662.

[65] ERCOLANI G, VETRONE G, GRAZI G L, et al. Intrahepatic cholangiocarcinoma: primary liver resection and aggressive multimodal treatment of recurrence significantly prolong surviv-al[J]. Ann Surg, 2010, 252 (1): 107-114.

[66] KONSTANTINIDIS I T, GROOT KOERKAMP B, DO R K, et al. Unresectable intrahepatic cholangiocarcinoma: systemic plus hepatic arterial infusion chemotherapy is associated with longer survival in comparison with systemic chemotherapy alone[J]. Cancer, 2016, 122 (5): 758-765.

[67] PRIMROSE J N, FOX R P, PALMER D H, et al. Capecitabine compared with observation in resected biliary tract cancer (BILCAP): a randomised, controlled, multicentre, phase 3 study[J]. Lancet Oncol, 2019, 20 (5): 663-673.

[68] WARDELL C P, FUJITA M, YAMADA T, et al. Genomic characterization of biliary tract cancers identifies driver genes and predisposing mutations[J]. J Hepatol, 2018, 68 (5): 959-969.

[69] NAKAMURA H, ARAI Y, TOTOKI Y, et al. Genomic spectra of biliary tract cancer[J]. Nat Genet, 2015, 47 (9): 1003-1010.

索　引